AF573370

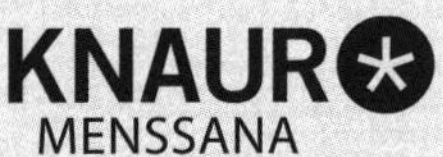
KNAUR
MENSSANA

Arnold Achmüller

DIE Alpen-APOTHEKE

Hausmittel zum Selbermachen

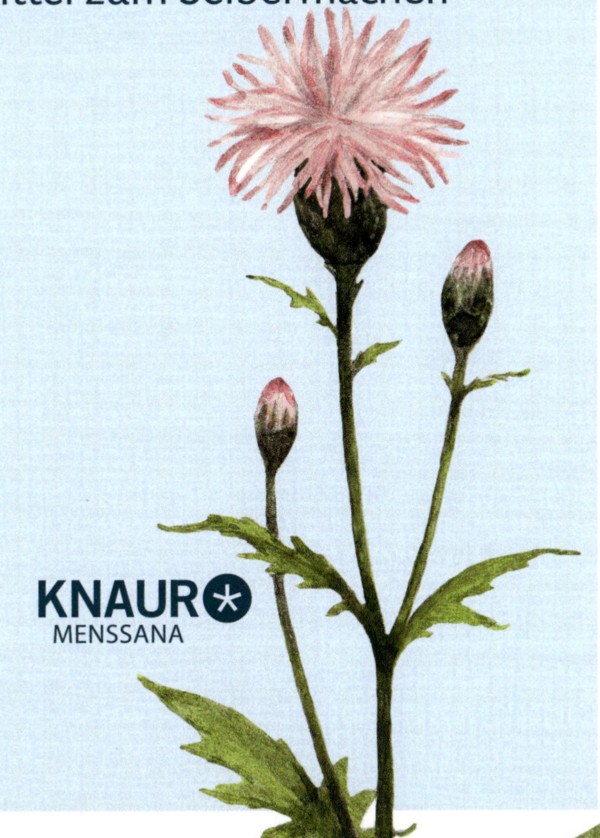

KNAUR MENSSANA

Die Angaben zu den Kräutern in diesem Buch wurden sorgfältig geprüft. Autor und Verlag lehnen jedoch jegliche Haftung für allfällige Schäden, die sich aus dem Gebrauch oder Missbrauch der hier vorgestellten Informationen ergeben, ab. Die in diesem Buch enthaltenen Ratschläge ersetzen nicht eine ärztliche Therapie.

Besuchen Sie uns im Internet:
www.mens-sana.de

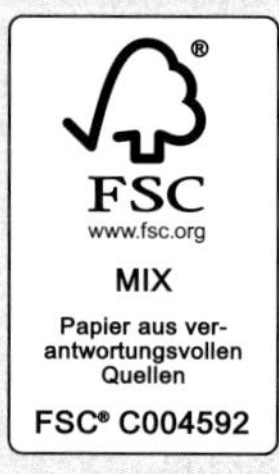

Gekürzte Ausgabe 2017 des Titels: *Wickel, Salben und Tinkturen. Das Kräuterwissen der Bauerndoktoren in den Alpen.* Edition Raetia, Bozen 2015

Ein Imprint der Verlagsgruppe Droemer Knaur GmbH & Co. KG, München.

Covergestaltung: © atelier-sanna.com, München
Coverabbildung: shutterstock.com: Sundra (Blumen), Fukuron (Alpen)
Satz: atelier-sanna.com, München
Druck und Bindung: APPL, apprinta druck, Wemding
Bildnachweis: Innenteilabbildungen: Alle Heilpflanzen, ganzseitig, sind gemeinfrei / rechtefrei, imago/imagebroker: S. 114, Claudia Sanna: S. 12, 28, 107, 183, 187, Shutterstock.com: alle übrigen

ISBN 978-3-426-65818-5

5 4 3 2 1

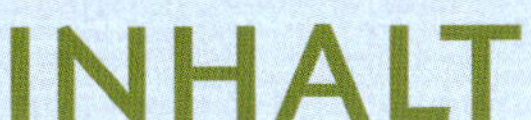

INHALT

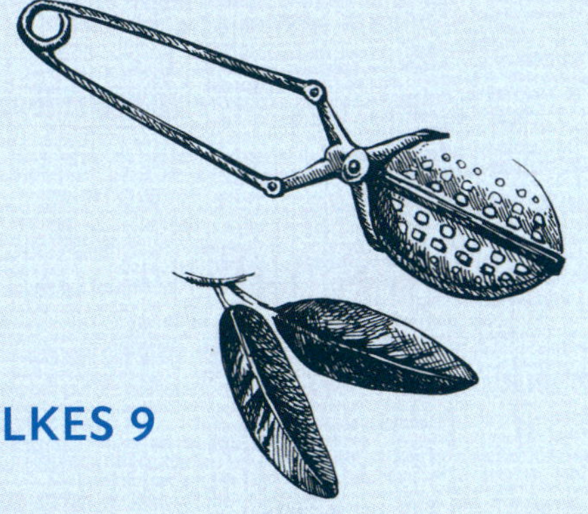

I. VOLKSMEDIZIN – DIE MEDIZIN DES VOLKES 9

II. BÄUERLICHE HEILTRADITION 17

Die Kunst der Diagnostik 21
Der Einfluss des Kosmos 24
Diät und Prävention 26
Heilendes Wasser 27
Hexen, Kurpfuscher und Betrüger 29

III. DIE VOLKSHEILER 33

Berühmte Heiler aus den Alpen 38
SÜDTIROL * Die Ragginer 38
NORDTIROL * Alois Neuner (der Kiendler) 40
STEIERMARK * Johann Reinbacher (der Höllerhansl) 43
SCHWEIZ * Johann Künzle 45
BAYERN * Amalia Hohenester 46

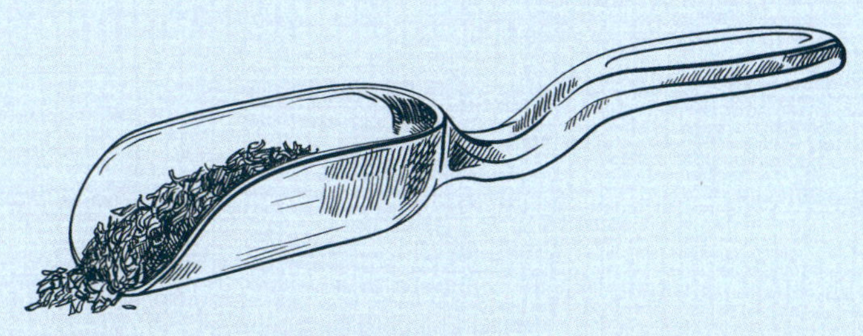

IV. KRÄUTERKUNDE IN DEN ALPENLÄNDERN 49

ATEMWEGSERKRANKUNGEN 54
Eibisch 55, Holunder 59, Malve 65, Meerrettich 69, Quendel 73, Schlüsselblume 77, Spitzwegerich 81

MUSKEL- UND GELENKBESCHWERDEN 84
Arnika 85, Beinwell 91, Wacholder 95, Wurmfarn 101

WUNDEN UND HAUTERKRANKUNGEN 105
Klette 106, Ringelblume 109, Sanikel 115

ERKRANKUNGEN DER VERDAUUNGSORGANE 118
Blutwurz 119, Edelweiß 122, Enzian 124, Heidelbeere 128, Meisterwurz 131, Minze 135

ERKRANKUNGEN VON LEBER UND GALLE 139
Löwenzahn 141, Odermennig 145, Rettich 149

BERUHIGUNG UND NERVENERKRANKUNGEN 152
Baldrian 153, Johanniskraut 157

AUGEN- UND OHRENERKRANKUNGEN 162
Augentrost 163, Hauswurz 165

ERKRANKUNGEN VON MUND- UND RACHENRAUM 168
Bibernelle 169, Brombeere 173, Salbei 177

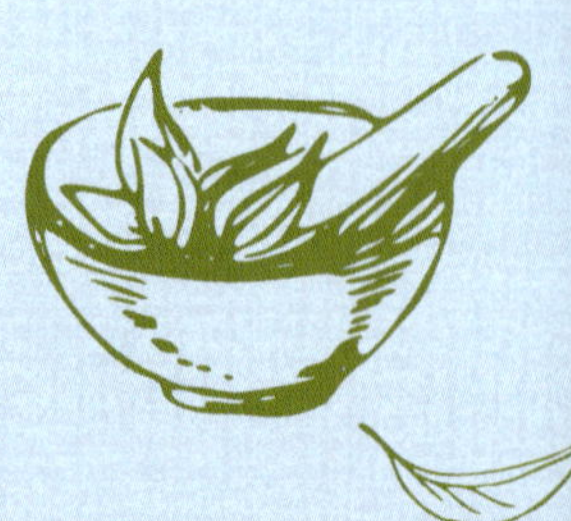

HERZ-KREISLAUF-ERKRANKUNGEN 180
Bärlauch 181, Weißdorn 185

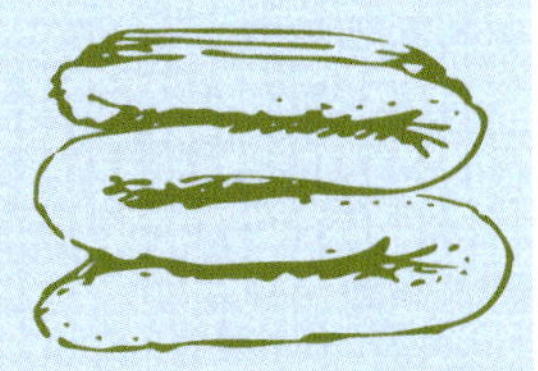

BLASEN-, NIEREN- UND PROSTATAERKRANKUNGEN 188
Ackerschachtelhalm 189, Brennnessel 195, Preiselbeere 199

FRAUENHEILKUNDE 202
Frauenmantel 203, Gänsefingerkraut 207, Himbeere 210, Schafgarbe 213

KINDERHEILKUNDE 218
Kamille 219

KINDERWUNSCH 224
Storchschnabel 225

V. TIPPS FÜR DIE PRAXIS 229

KONSERVIERUNG DER HEILKRÄUTER 230
GRUNDREZEPTE MIT HEILPFLANZEN 231

ÜBER DEN AUTOR 238

BÜCHER DES AUTORS 239

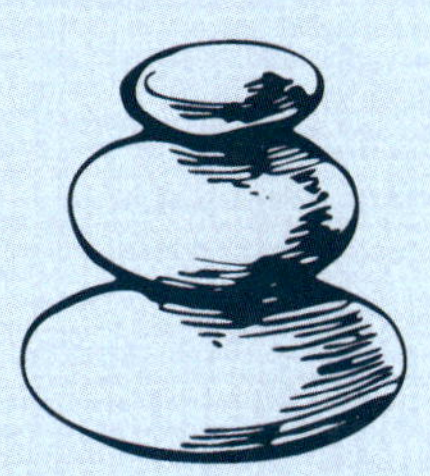

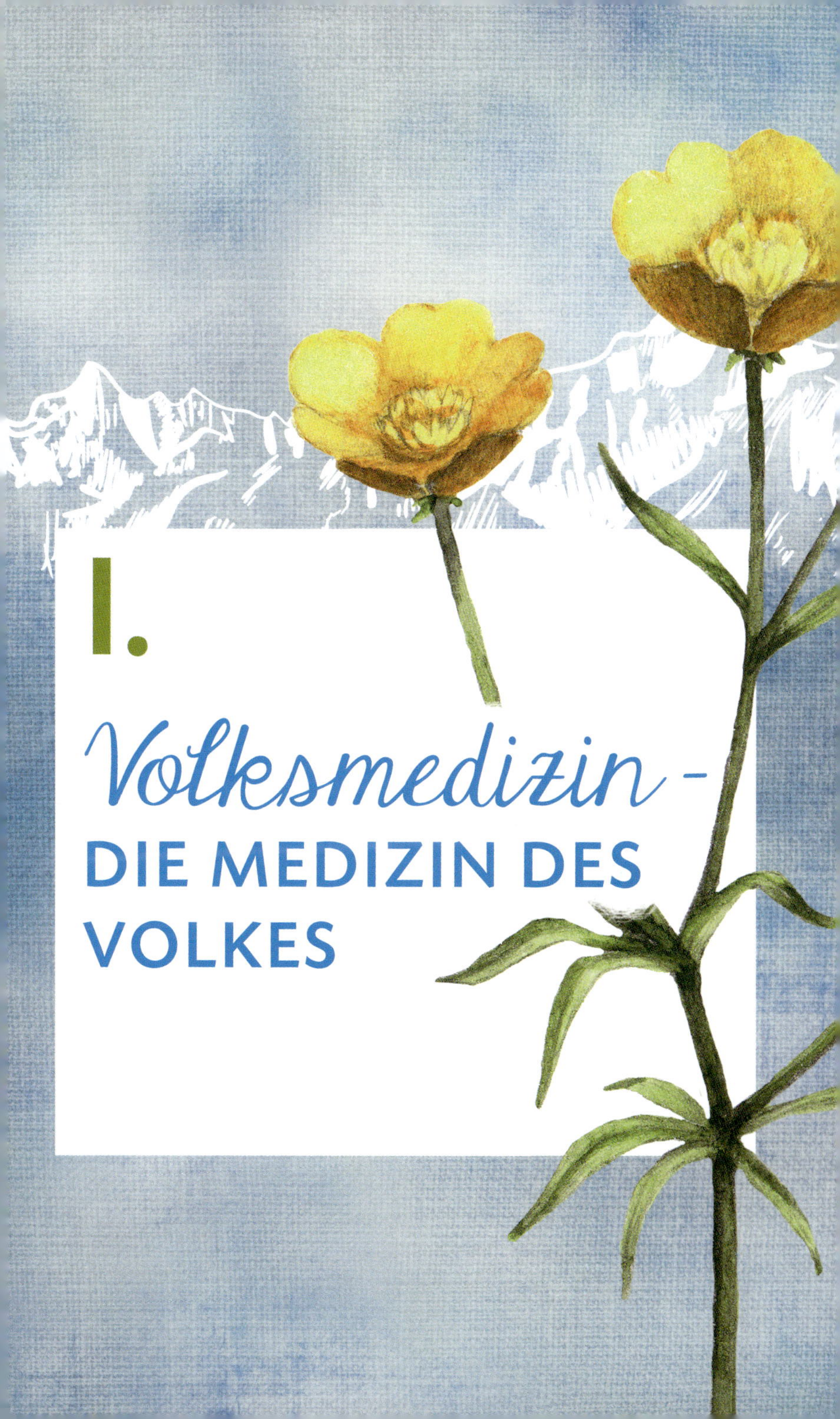

I.

Volksmedizin – DIE MEDIZIN DES VOLKES

Lass es dich nicht gereuen,
auch beim gemeinen Manne nachzufragen,
ob ein Ding zum Heilmittel geeignet sei.
Hippokrates, 4. Jahrhundert v. Chr.

Die Bewohner des Alpenraumes haben trotz unterschiedlicher Sprachen und häufig wechselnder Landschaften hinsichtlich ihrer Lebensumstände sehr viele Gemeinsamkeiten. In diesem wenig städtisch geprägten Raum sind die Wege oft lang und beschwerlich. Anders als in flachen Gebieten war man in früheren Zeiten notgedrungen auf sich selbst angewiesen und dadurch eigenständiger.

Diese mitunter sehr beschwerlichen Lebensumstände sind für die Erforschung alter Weisheiten heutzutage ein Segen. Denn vieles wurde in Ermangelung an Alternativen bewahrt, was anderorts bereits viel früher aufgegeben wurde. Deshalb ist es nicht verwunderlich, dass es vor allem entlegene Täler sind, in denen das Kräuterwissen bis ins 20. Jahrhundert bewahrt wurde.

Die Kräuterkunde ist dabei nur Teil eines ganzen medizinischen Heilverständnisses, das im Groben im gesamten Alpenraum auf denselben Grundvorstellungen beruhte und im Kern bereits seit der Antike existierte. Grundlage für die Behandlung war die Säftelehre. Hier wurde ein Gleichgewicht der vier menschlichen Säfte Blut, gelbe Galle, schwarze Galle und Schleim als Grundvoraussetzung eines gesunden Lebens gesehen. 2000 Jahre lang war die Säftelehre die zentrale Vorstellung in der Heilkunde Europas. Die Volksheilkunde des Alpenraumes war somit Teil einer traditionell europäischen Medizin. Man nennt diese Laienheilkunde heute Volksmedizin, Traditionelle Heilkunde oder Volksheilkunde und grenzt sie somit von der etablierten wissenschaftlichen Medizin, der sogenannten Schulmedizin oder auch Allopathie, ab.

In der Antike gab es noch keine Trennung zwischen Schulmedizin und Volksmedizin. Ärzte sammelten Erprobtes und Bewährtes in ihren Schriften und schafften es so, dieses Wissen zu bewahren. Im Mittelalter kam es dann zum Bruch zwischen gelehrtem und populärem Heilwissen. Das hat auch mit der christlichen Erklärung von Krankheit und Leid zu tun. Im Mittelalter herrschte nämlich die Sichtweise vor, dass Kranke durch Buße Gesundheit erlangen und Krankheit im Allgemeinen eine Strafe Gottes sei. Zusätzlich beriefen sich die Ärzte in Mitteleuropa auf Werke der berühmten antiken Gelehrten, die fast alle aus dem Mittelmeerraum stammten und dementsprechend vorwiegend mediterrane Pflanzen in ihren Werken als Heilmittel beschrieben hatten. Die einfache Bevölkerung in den Alpen und nördlich davon benutzte aber heimische Heilpflanzen, die diesen Werken oft unbekannt waren. Dieser scheinbar unbedeutende Sachverhalt scheint bis heute nicht vollständig beseitigt, werden doch auch heute heimische alpine Heilpflanzen, wie beispielsweise der Wurmfarn, mit jahrhundertelanger volksmedizinischer Tradition nicht oder nur spärlich erforscht.

Die europäische Medizin war bis ins späte Mittelalter sehr dezentral. Außer der christlichen Kirche gab es keine überregionale Kraft, die Regeln und Gebote in Bezug auf Heilung aussprechen konnte. Das änderte sich ab dem 16. Jahrhundert maßgeblich. Universitäten lenkten nun immer zentraler das Wissen um die Heilkunde, und die weltliche Autorität versuchte zunehmend – auch durch Scharlatane und Betrüger dazu veranlasst – die Heilkunst zu regulieren und nur staatlich geprüften Personen zu erlauben. Durch eine in zunehmendem Maß verbesserte medizinische Versorgung und neu entdeckte Heilmittel wurden bis dahin gebräuchliche Heilmittel aus der Schulmedizin verdrängt und nur noch in der Volksheilkunde verwendet. Des Weiteren entfernte sich die gelehrte Medizin zunehmend von der Säftelehre und konzentrierte sich stattdessen immer mehr auf die Behandlung einzelner kranker oder schmerzender Organe und Körperteile. Die Krankheit an sich wurde auf einen bestimmten Körperbereich eingegrenzt und auf anatomische Veränderungen reduziert. Die Schulmedizin verabschiedete sich so von einer ganzheitlichen Behandlung, in welcher der harmonische Zustand der vier vermeintlichen Körpersäfte des Menschen angestrebt wurde. Somit setzte sich in der Medizin zunehmend ein sogenanntes mechanistisches Weltbild durch. In diesem aufkommenden Maschinenzeitalter sah man auch den menschlichen Körper zunehmend als eine Ansammlung von maschinellen Funktionen und Bauteilen, in der der kranke Teil einfach kuriert werden muss, damit sich der Mensch wieder gesund fühlt. Diese Vorstellung wurde im Laufe des 20. Jahrhunderts durch verbesserte chirurgische Techniken und den Siegeszug der Antibiotika sogar noch verstärkt. Die Volksmedizin war aber sogar noch in dieser Zeit in der Säftelehre fest verankert – so musste es zu einer Trennung zwischen Volks- und Schulmedizin kommen.

Die Volksmedizin bekam eine stark untergeordnete Rolle, die mal belächelt, mal als zu gefährlich, jedenfalls als vernachlässigbare Anhäufung von Aberglauben und bestenfalls unwirksamen Heilmitteln abgetan wurde. Aus diesem Grund befasste sich die moderne Schulmedizin im Allgemeinen kaum mit dem medizinischen Wissen des Volkes. Dennoch gab es immer wieder Fürsprecher der Volksmedizin wie Ärzte, die erkannten, dass das volksmedizinische Wissen zunehmend verschwindet und in dieser Tradition mehr als unnütze Ratschläge stecken.

Einer der Ersten war der Rostocker Arzt Georg Friedrich Most, der 1843 die »Encyklopädie der gesammten Volksmedicin« verfasste. Auch der Botaniker Heinrich Marzell forderte bereits 1925, dass man Volksmedizin ernst nehmen und nicht pauschal für unglaubwürdig halten solle. Dies unterstrich auch der in Graz tätige Hygieniker Josef Richard Möse, der 1958 auf die Bedeutung der Volksmedizin in der Antibiotikaforschung hinwies.

Besonderes Unverständnis bereitet bis heute vielen, dass sich die Volksmedizin neben pflanzlicher, tierischer und mineralischer Produkte auch zahlreicher »magischer« Mittel, sogenannter Heilmittel aus der Volksmagie bedient. So unterteilte bereits der Medizinhistoriker Robert Jütte die Volksheilkunde in eine biologische, eine religiöse und eine magische Heilkunde.

Dass sich magische und religiöse Handlungen und Rituale in der Volksmedizin wiederfinden, hat gleich mehrere Gründe. So gehen viele dieser heutzutage als Aberglauben belächelten Anwendungen auf den Versuch zurück, Krankheit und Gesundheit zu erklären. Nennen wir beispielsweise Bakterien und Viren, die Auslöser diverser Infektionskrankheiten: Vor 200 Jahren noch waren dies Dämonen, die von einem Infizierten zum nächsten übersprangen. Diese Dämonen, die auch für andere Krankheiten und vor allem Schmerzen verantwortlich gemacht wurden, galt es zu bändigen und zu verjagen. Man personifizierte sozusagen die Krankheit. Nach dieser Vorstellung ist es nur mehr als verständlich, dass man die Krankheit beispielsweise durch Sprüche vertreiben wollte.

Zum anderen galt Heilung stets als etwas Geheimnisvolles, nicht Verständliches. Rituale scheinen diesem unverständlichen Vorgang gerechter zu werden als eine einfache Verabreichung eines Heilmittels. Auch heute besteht vielfach die Erwartungshaltung, etwas Fremdes, Exotisches müsse stärker wirksam sein als etwas Bekanntes. Während etwa die Traditionelle Chinesische Medizin in ihrem Ursprungsland eher von der ärmeren Bevölkerungsschicht angewandt wird, ist es in Europa genau umgekehrt – das Einfache, Naheliegende überzeugt einfach nicht. In dem aus dem 11. Jahrhundert stammenden Lehrgedicht aus Salerno heißt es gleichsam: »Heilmittel, die man teuer kauft, die nützen, kriegt man sie gratis, bleibt die Krankheit sitzen.«

In den Ergebnissen der noch in den Kinderschuhen steckenden Placeboforschung könnte die Lösung dieses jahrtausendealten Glaubens stecken. Placebos nennen wir heute Scheinmedikamente oder auch Handlungsweisen, die aus der Erwartungshaltung des Patienten bereits zu einem positiven Effekt führen. Es gibt auch Nocebos, bei denen eine negative Erwartungshaltung zu einer negativen Auswirkung führt. Placebo- beziehungsweise Nocebowirkungen können Scheinmedikamente, aber auch Gespräche, Rituale oder einfach nur die Farbe des verabreichten Heilmittels auslösen.

So zeigt sich heute eindeutig, dass rituelle Gesten für sich allein bereits Heilungserfolge hervorrufen können. Schmerzen können gelindert, Schwindelattacken eingedämmt und Infektionen schneller überwunden werden. Natürlich sind erfolgreiche Heilmethoden im Volk weitertradiert, verändert und auch auf andere Beschwerden übertragen worden. So ist es zu dieser Fülle an Ratschlägen aus der magischen Heilkunde gekommen, die in der heutigen aufgeklärten Welt häufig belächelt werden.

Heute verkennen wir dagegen vielfach die Tatsache, dass es sowohl Placebo- als auch Nocebowirkungen gibt, und behandeln unseren Körper, als sei er eine Maschine, der man nur ein passendes Arzneimittel einflößen muss, um die Funktionen wiederherzustellen. Dass bereits im Gespräch und in der Aufmerksamkeit, die man dem Patienten zukommen lässt, vielfach ein Teil der Heilung steckt, kommt in der durch Zeitdruck geprägten westlichen Schulmedizin oft zu kurz. Die wenigsten Therapien werden auch hinsichtlich einer psychologischen beziehungsweise ganzheitlichen Komponente durchgeführt und der menschliche Körper wird fast nur in alternativen Heilrichtungen als Ganzes betrachtet. Bei Erkrankungen, wie stressbedingtem Burnout oder Allergien, die vielfach systemischen Ursprungs sind und sich also nicht wirklich räumlich begrenzen lassen, stoßen wir mit einer rein mechanistischen Betrachtung des menschlichen Körpers an Grenzen. Neu entstehende Disziplinen wie die Psychoneuroimmunologie, in der das Zusammenspiel von Psyche und Immunsystem im Zentrum steht, sind zwar vielversprechend, stecken jedoch noch in den Kinderschuhen.

Der medizinische Fortschritt wird somit nicht vollends ausgenützt und rein auf seine »technische« Komponente reduziert. Verbunden mit einem schlechten Lebensstil, mit falscher Ernährung und wenig Bewegung kommt es dadurch trotz gesteigerter Lebenserwartung im Durchschnitt nur zu einer geringen Zunahme von Jahren, in denen Menschen gesund und vital sind.

Was im Hinblick auf Gesundheit nicht außer Acht gelassen werden sollte, ist die Abhängigkeit, die man schafft, wenn man fundamentalste Kenntnisse über einfach verfügbare Hausmittel verliert. Man gibt einen wesentlichen Teil seiner Selbstständigkeit auf. Wenn man nicht weiß, wie man sich bei kleineren gesundheitlichen Problemen, die jeden Menschen von Zeit zu Zeit erfassen, verhalten und darauf reagieren sollte, wird man, beeinflusst von Werbemaßnahmen, zum Konsumenten von Lehrmeinungen und Produkten degradiert. Ein Sprichwort im 19. Jahrhundert lautete demgemäß: »Der ist wohl am besten dran, der sich selber helfen kann.«

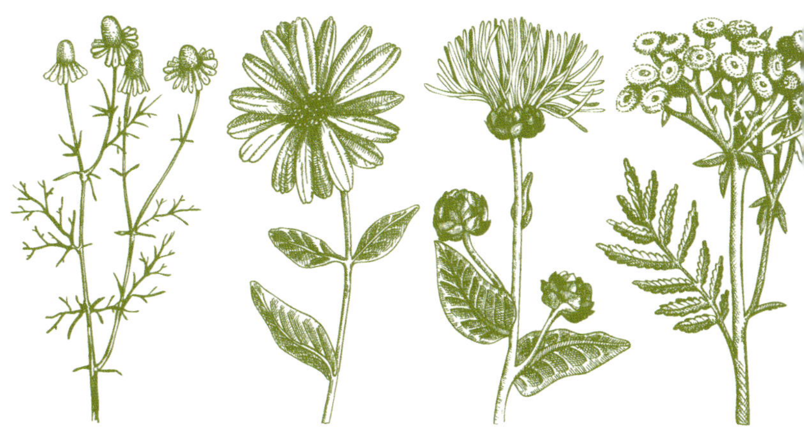

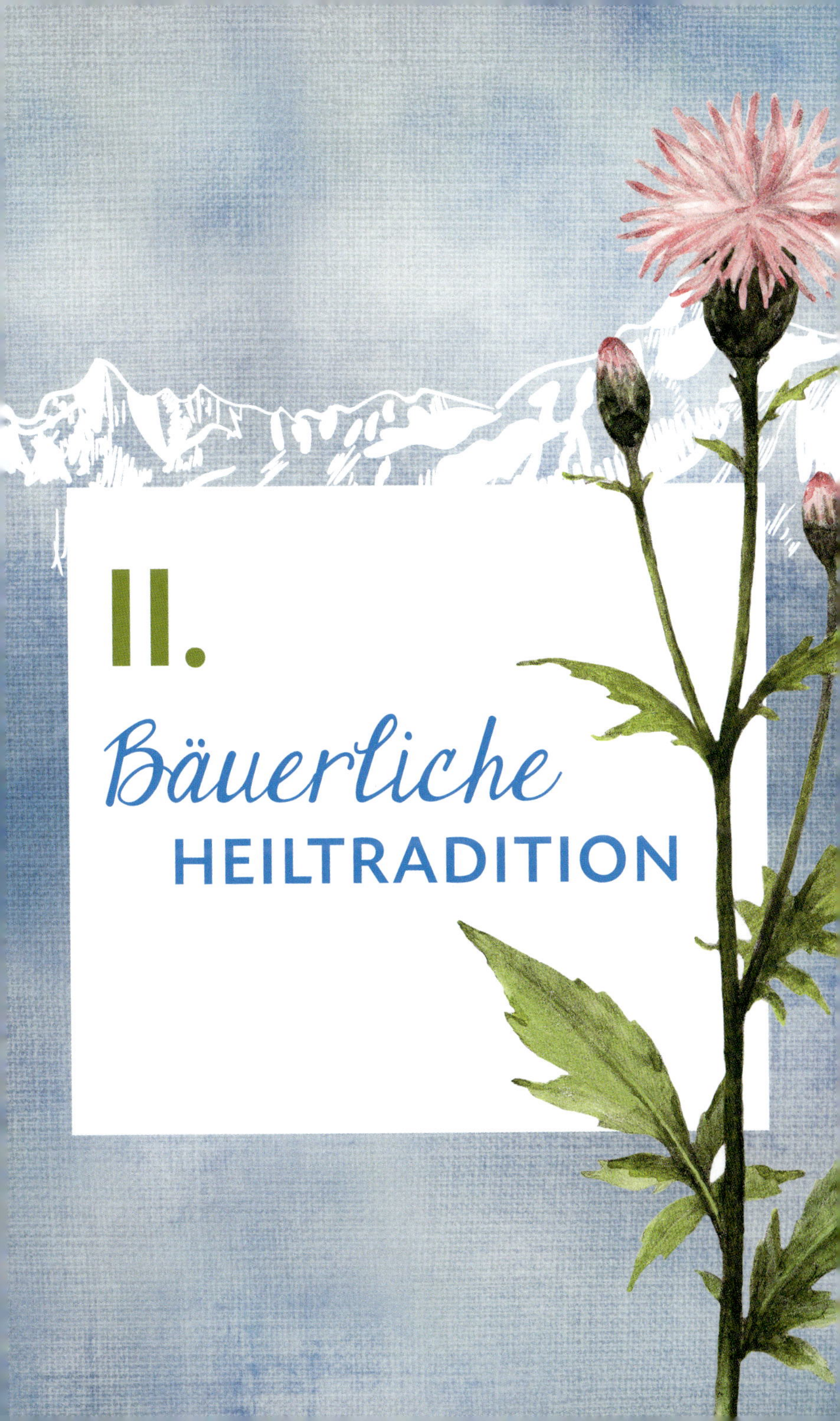

II.

Bäuerliche HEILTRADITION

Bis ins 19. Jahrhundert fanden die Geburt, die Behandlung der Kranken sowie die Altersversorgung und das Sterben im eigenen Haus statt. Die Behandlung und Pflege im Krankenhaus etablierten sich erst im letzten Jahrhundert. Da es im Alpenraum lange an universitär gelehrten Ärzten, Wundärzten und Hebammen sowie an handwerklich ausgebildeten Badern fehlte, gab es hier einen starken Sektor an Laienmedizinern. Dies waren neben der eigenen Familie in erster Linie sogenannte Bauerndoktoren, aber auch Viehdoktoren, Zahnreißer, Wanderheiler und Geistliche, die die Leidenden bzw. Kranken pflegten und behandelten.

Grundlage für ihre Tätigkeit war von der Antike bis ins vorige Jahrhundert die Humoralpathologie, die sogenannte Säftelehre. Die im antiken Griechenland entstandene und durch den römischen Arzt Galen im 2. Jahrhundert n. Chr. systematisch geordnete Säftelehre wurde bis ins späte Mittelalter als gängige Gesundheitslehre propagiert. Sie besagt, dass der Körper nur dann im Einklang – gesund – sei, wenn die vier menschlichen Säfte Blut, Schleim, gelbe und schwarze Galle im Gleichgewicht (Eukrasie) zueinander stehen. Ungleichheit (Dyskrasie), d. h. ein Überhang von einem oder mehreren dieser Säfte, ist demnach der Ausgangspunkt für Krankheit. Den vier Säften wurden auch die vier Eigenschaften warm, trocken, feucht und kalt zugeordnet. Menschen hatten je nach Charaktereigenschaft von Geburt an einen Hang zu einem bestimmten Ungleichgewicht. Ein bestehendes Ungleichgewicht wurde mit Heilmitteln, Diät oder diversen Ausleitungsverfahren wie Schwitzkuren, Aderlass, Schröpfen, Brechmitteln oder Einläufen behandelt. Dabei musste die gewählte Therapie dem jeweiligen Ungleichgewicht entgegenstehen. So musste beispielsweise zu viel Kälte mit Wärme behandelt werden, zu viel Feuchtigkeit musste getrocknet werden. Die Säftelehre war eine Medizinlehre, in der der Mensch ganzheitlich gesehen wurde, in der also nicht nur Symptome behandelt wurden.

In der Volksheilkunde hielt sich die Säftelehre teils bis ins 20. Jahrhundert. Die Ragginer, eine Familie von Bauernärzten aus

Lüsen bei Brixen in Südtirol, wandten bis 1890 die Säftelehre sowohl zur Diagnosefindung als auch zur Therapie an. Auch sie versuchten meist durch Ausleitungsverfahren wie Aderlass, Abführmittel und Brechmittel eine Verbesserung des Verhältnisses der Körpersäfte zu erreichen. Man findet bis heute zahlreiche Reste der Säftelehre in der Volksheilkunde wieder. Ohrenringe gelten noch immer als Heilmittel gegen rheumatische Erkrankungen sowie Augen- und Ohrenerkrankungen. Durch die künstliche Öffnung des Ohrringes sollten schlechte Säfte abfließen können – eine These, die bereits im alten Ägypten nachweisbar ist. Auch in der Basentherapie und in der Behauptung, Leber und Darm gehören »entgiftet« und der Körper »entschlackt«, stecken bis heute Reste der Säftelehre.

In vielen Bauernstuben sind auch heutzutage noch zahlreiche alte medizinische Bücher und Rezeptsammlungen erhalten, die den Menschen bei Krankheiten eine Hilfestellung boten. Meist wurden diese Bücher allerdings nicht von den Bauern selbst verfasst, sondern waren gekauft und von einer Generation zur nächsten weitergegeben worden. Teilweise wurden sie durch eigene Kenntnisse ergänzt. Die ursprüngliche Herkunft dieser Bücher ist heute jedenfalls meist sehr schwer festzustellen. Meist dürften diese aber aus dem 18./19. Jahrhundert stammen. Auch Nachdrucke berühmter Kräuterbücher, die es im Laufe der Zeit aus den Klosterbibliotheken in die Bauernstuben schafften, ergänzten das Kräuterwissen vieler Heilkundiger. So wurde im Jahr 1595 Christoph Gostner aus Sexten wegen Kurpfuscherei angeklagt und gab an, neben dem »Albertus Magnus Kräuterbuch« auch »Der Frauen Rosengarten« und das medizinische Nachschlagewerk »Theophrastus Paracelsus – Wund- und Arzneibuch« zu besitzen.

Eine Besonderheit in vielen dieser Bücher ist das große Feld an magischen Ratschlägen. Die enthaltenen magischen Regeln, die an genau festgeschriebenen Tagen diverse Tätigkeiten empfahlen und absonderlichste Rituale beschreiben, verweisen auf eine Zeit, in der die Aufklärung noch in den Kinderschuhen steckte. Wichtig ist in diesem Zusammenhang das 1849 verfasste Rezeptbüchlein »Das sechste und siebente Buch Mosis«, aber auch das häufig fälschlicherweise Albertus Magnus zugeschriebene Werk »Bewährte und approbierte sympathetische und natürliche ägyptische Geheimnisse für Menschen und Vieh«. Dass es sich hier nicht um heimische Volksheilkunde, sondern um das Resultat eines neuzeitlichen Aberglaubens handelt, liegt auf der Hand. Scheinen doch viele der Anwendungen nicht antiken Vorstellungen geschuldet, sondern wild zusammengewürfelt, frei nach dem Ansatz »je ausgefallener und exotischer, desto stärker wirksam«. Es war allgemeiner Volksglauben, dass diese Rezeptbücher magische Handlungen und Zauberei ermöglichten. Da bis ins späte 19. Jahrhundert nur ein Bruchteil der Bevölkerung schreiben und lesen konnte, kam es zu zahlreichen Legenden und Sagen. Dies steigerte natürlich die Ehrfurcht vor diesen Büchern und führte zu einem verstärkten Aberglauben.

Derartige Bücher schaffen es heutzutage immer wieder in die Medien, wobei oftmals vollkommen aus dem Kontext gerissen nur ein Bruchteil dessen vermittelt wird, wofür sie ursprünglich geschrieben wurden. Das Obermoar Rezeptbuch aus St. Jakob im Ahrntal in Südtirol ist ein derartiges Beispiel. Um gestohlene Wertsachen wiederzufinden, sollte man zum Beispiel ein Totenkreuz vom Grab eines jung Verstorbenen an den Ort des Diebstahls bringen und die Sachen würden wieder auftauchen.

Man darf Volksmedizin aber nicht nur auf die Anwendung von Magie reduzieren. Natürlich erregten magische Rezepte seit jeher eine größere Aufmerksamkeit und fanden infolgedessen Verbreitung. Tatsächlich waren die Mehrzahl der Behandlungen aber rationale Mittel aus der Kräuterkunde – selbst im sehr abergläubischen 17. Jahrhundert. So ist aus den Prozessakten des 1610 wegen Kurpfuscherei angeklagten Südtiroler Bauerndoktors Wolfgang Mitterhofer ersichtlich, dass bei 13 von ihm getätigten Behandlungen nur in fünf Fällen magische Amulette zum Einsatz kamen. In den anderen acht Fällen waren Ratschläge aus der Kräuterkunde Grundlage der Therapien.

DIE KUNST DER DIAGNOSTIK

Generell war die Diagnostik in der Volksheilkunde bis ins 20. Jahrhundert eher einfach gehalten. Man kannte schlichtweg nicht sehr viele unterschiedliche Beschwerden. Auch die Hingabe, mit der man sich der Therapie der verschiedenen Krankheiten widmete, war sehr unterschiedlich. So wurden vor allem Krankheiten, die die Arbeitskraft der Menschen minderten, von den Volksheilern behandelt. Denn in einer vorindustriellen Zeit war eine ausfallende Arbeitskraft mitunter existenzbedrohend für die gesamte Familie. Wunden, Gelenkserkrankungen, Fieber, ansteckende Krankheiten, Magen- und Hautprobleme galten als die problematischsten Erkrankungen. Dagegen wurden Nervenerkrankungen kaum beachtet und wohl oft auch nicht als behandelbare Krankheit angesehen.

Natürlich war die Diagnosefindung aufgrund fehlender Nachweismethoden auch vom Aberglauben vergangener Jahrhunderte geprägt. Oft galt es nur abzuklären, ob es sich um eine Strafe Gottes handelte oder ob die Krankheit von Dämonen ausgelöst wurde.

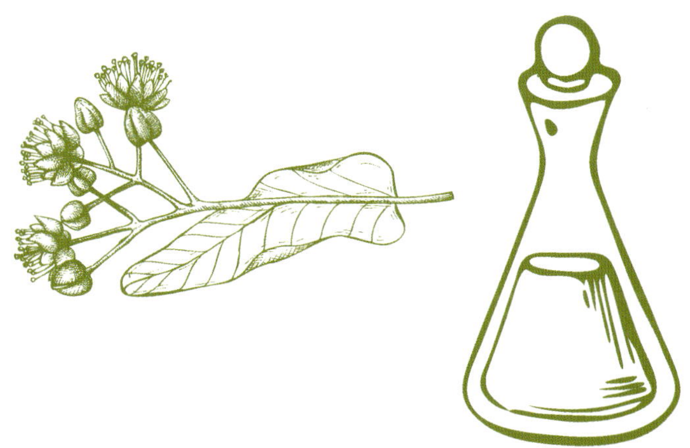

HARNSCHAU

Die Harnschau (Uroskopie) war eine von der Säftelehre abgeleitete Denkschule. Von der Antike bis weit in die Neuzeit galt die Harnschau neben der Pulsdiagnostik und allgemeiner Befindlichkeit als wichtigste Diagnosemöglichkeit. Vor allem im Mittelalter galt sie als das wichtigste diagnostische Hilfsmittel. Man vermutete, dass das durch die Säftelehre propagierte Ungleichgewicht, das letztlich zur Krankheit führt, im Harn ersichtlich wird. Der Patient musste zu diesem Zweck den Morgenurin in einem runden, durchsichtigen Harnglas sammeln und dem Heiler bringen. Dieser stellte aufgrund der Farbe, Konsistenz und möglicher Niederschläge die Diagnose.

Die oberste Schicht entsprach dem Kopfbereich, die zweite dem Brustbereich, die nächste der Bauchgegend und die unterste Schicht dem Unterleibs- und Geschlechtsbereich. Dabei galt es 20 verschiedene Farbtöne und fünf verschiedene Konzentrationsgrade zu unterscheiden. Hilfestellungen boten sogenannte Urinspiegel, mit deren Hilfe man auch festzustellen versuchte, wo im Körper das Ungleichgewicht war. Manchen »Beschauern« sagte man sogar nach, dass sie aus dem Urin Alter und Geschlecht des Patienten ablesen konnten. So existieren gleich mehrere Legenden, in denen der Arzt bzw. Volksheiler den Urin eines vermeintlich älteren Patienten als den Urin einer schwangeren jungen Frau enttarnte. Denn durch den untergejubelten Urin eines falschen Patienten sollte das Können des Heilers widerlegt und dieser bloßgestellt werden.

Als im 18. Jahrhundert zunehmend chemische Verfahren in der medizinischen Diagnostik entwickelt wurden, war dies in der Schulmedizin das Ende der Harnschau. In der Volksmedizin traf man die Harnschau aber bis ins 20. Jahrhundert an. Die Ragginer wandten im 19. Jahrhundert neben der klassischen Harnschau auch bereits einfache chemische Verfahren an. So beschreiben Asche/Schulze in ihrem Buch »Die Ragginer. 200 Jahre Volksmedizin in Südtirol« die folgende Aufzeichnung durch Sebastian Ragginer: »Wie man ein

Nierenleiden erkennt. Man nimmt ein wenig Urin in ein enges Fläschchen, hält es über eine Flamme, bis der Urin kocht, gibt dann etliche Tropfen Essigsäure dran, bildet sich dann eine weiße Wolke, so ist Eiweiß drin, also Nierenleiden.«

KÖRPERVERMESSUNG

Ein zusätzliches diagnostisches Verfahren war lange Zeit das Messen des Verhältnisses von Körpergröße zu Körperbreite. Dabei stellt man sich vor, dass ein Mensch, der krank ist, auch äußerlich das »rechte Maß« verloren hat. Nach Plinius dem Älteren (23–79 n. Chr.) sei dies für einen gesunden Menschen »die Länge des Menschen vom Scheitel bis zum Fuß gleich der Breite, gemessen mit ausgebreiteten Armen über der Brust von Hand zu Hand«. Auch das Bild des sogenannten vitruvianischen Menschen von Leonardo da Vinci, das um 1490 entstand, beschreibt im Grunde dieses bereits in der Antike vorherrschende Bild der idealen Verhältnisse. Je größer der Unterschied zwischen den beiden Maßen, desto kränker der Patient bzw. desto weiter fortgeschritten war die Krankheit. Auch Hildegard von Bingen (1098–1179) beschrieb im 12. Jahrhundert diese Art der Diagnostik. Beispielsweise untersuchte man hiermit bei Patienten mit Tuberkulose (Schwindsucht), die durch starke Abmagerung und Verfall gekennzeichnet waren, wie weit die Krankheit bereits fortgeschritten war.

Diese Sichtweise war noch lange im gesamten Alpenraum bei Bauernärzten anzutreffen. Der Spanner Peter aus Haslach im Mühlviertel in Oberösterreich soll noch im 20. Jahrhundert Krankheiten diagnostiziert haben, indem er mit seinen Fingern den Körper ausmaß. Und in Redewendungen, wie »das rechte Maß«, »maßlos sein« und »Maß und Ziel verloren«, findet man Reste dieser Praxis bis heute.

PULSDIAGNOSTIK

Eine weitere bereits in der Antike bekannte Methode war die Pulsdiagnostik. Hier versuchte man aufgrund der Art des Pulses auf ein eventuelles Ungleichgewicht bzw. eine Erkrankung im Körper zu schließen. Anders als bei der Harnschau, bei welcher der Zustand der Körpersäfte untersucht wurde, galt es, mittels der Pulsdiagnostik ein mögliches Ungleichgewicht des Energieflusses zu entdecken.

Beginnend mit der Beschreibung des Blutkreislaufs durch William Harvey 1628, verabschiedete sich die Schulmedizin in den darauffolgenden Jahrhunderten nicht nur von der Säftelehre, sondern zunehmend auch von der Pulsdiagnostik. Doch in der Volksheilkunde überlebte auch diese Art der Diagnostik einige Jahrhunderte länger. So bediente sich laut Bernd Mader der in Kleinpreding in der Steiermark tätige Bauernarzt Müllerhansl noch im 18. Jahrhundert neben der Harnschau der Pulsdiagnostik.

DER EINFLUSS DES KOSMOS

Die Zeit spielt in der Volksheilkunde und im Speziellen in der Kräuterheilkunde eine überaus wichtige Rolle. Das beginnt bereits beim Sammeln der Heilpflanzen. Hier wird traditionellerweise auf die Tageszeit und auf den richtigen Jahreszeitpunkt geachtet. Heilpflanzen werden eher am Morgen oder vormittags bis zur Mittagszeit gesammelt. Giftpflanzen und Pflanzen, denen man magische Wirkungen zuschreibt, wie beispielweise dem Farnsamen, werden dagegen eher nachts gesammelt.

Zahlreiche Untersuchungen bestätigen, dass der Zeitpunkt die Qualität der gesammelten Heilpflanzen maßgeblich beeinflusst. Pflanzen enthalten natürlich je nach Jahreszeit und Ort unterschiedliche Wirkstoffkonzentrationen. Beispielsweise konnte in einer Arbeit von Josef Richard Möse bei Spitzwegerich eine höhere Wirkstoffkonzentration für den Frühsommer nachgewiesen werden.

In den restlichen Monaten und vor allem im Herbst war diese schwächer ausgeprägt.

Während die Sonne eher beim Sammeln der Heilkräuter eine Rolle spielte, war der Mond in der Therapie der Krankheiten sehr bedeutsam. Manche Krankheiten, besonders jene, bei denen man etwas verringern bzw. zum Verschwinden bringen wollte, mussten bei abnehmendem Mond behandelt werden. Zu diesen typischen Leiden zählen beispielsweise Warzen, Kropf, Nierensteine und Geschwülste.

Ein Rezept des Zillertaler Bauerndoktors Kiendler gegen Nierensteine lautete dementsprechend: »Einen guten Brandwein, darin 4 bis 5 Knoblauchzehen einen Tag und eine Nacht, ehe der Mond neu wird, gut verschlossen. 1 Stunde bis 1,5 Stunden vor Neumond iss den Knoblauch und trink den Brandwein, iss darauf 10 oder 12 Wacholderbeeren, das mache alle Neumonde, faste darauf 4 Stunden.« Die Behandlung von Krankheiten, die wie Tuberkulose (Schwindsucht) zu Abmagerung und Auszehrung führen, sollte dagegen nur bei zunehmendem Mond den gewünschten Erfolg bringen. Auch Entbindungen sollen bei zunehmendem Mond unproblematischer verlaufen. Dabei weiß man, dass bereits in der Antike Mond und Sternenbilder maßgeblich für weltliche Begebenheiten verantwortlich gemacht worden waren. Auch der berühmte Arzt Paracelsus (1493–1541) schenkte dem Mond große Beachtung. Er nannte die Anziehungskraft des Mondes sogar als eine Grundlage für Krankheiten. Nach Paracelsus gibt es sogenannte *lunatici*. Das sind Menschen, die äußerst stark vom Mond beeinflusst werden und all ihre Krankheiten im Grunde durch den Einfluss des Mondes bekommen.

DIÄT UND PRÄVENTION

In einer Zeit, als es noch keine sozialen Auffangnetze gab und ein guter Gesundheitszustand Grundlage für die täglich zu verrichtenden Pflichten war, ging man vorsichtiger mit sich um. Dementsprechend hatte auch in der Volksheilkunde der Alpen die Vorbeugung von Krankheiten beziehungsweise der Erhalt der Gesundheit einen sehr hohen Stellenwert. Dabei versuchte man, entsprechend der Säftelehre, durch eine Ausgewogenheit in der Lebensführung ein Ungleichgewicht zu verhindern. Dass dies auch in unserem Heilverständnis für ein gesundes Leben unabdingbar ist, steht außer Zweifel.

Früher fügte man Ratschläge zu Reimen, die in einer Zeit von weitverbreitetem Analphabetismus als Lehrmittel dienten. Reime kann man sich gut merken und weitergeben und so erreichten diese auch Bevölkerungsschichten, in denen niemand lesen konnte. Bis heute gibt es zahlreiche Sprüche, die sich vor allem mit dem richtigen Essverhalten, den Ruhephasen und der richtigen Kleidung beschäftigen: Vor dem Essen merk die Regel, wasch die Hände, putz die Nägel. / Halte Maß in Speis und Trank, so wirst du alt und selten krank. / Wer trinkt ohne Durst und isst ohne Hunger, stirbt als Junger. / Nach dem Essen sollst du ruh'n oder tausend Schritte tun. / Iss warm und trink kalt, so wirst du 100 Jahre alt. / Rotwein ist für alte Knaben eine von den besten Gaben. / Den Kopf halt kalt, die Füße warm, das macht den besten Doktor arm. / Licht und Luft in deinem Haus treiben die Krankheit zur Tür hinaus.

Insbesondere die Diät war fester Bestandteil vieler Krankenbehandlungen, diente aber auch der Vorsorge. So wird etwa in einer medizinischen Schrift der Ragginer zur Therapie der Wassersucht, also Ödemen, der Verzicht auf Milch, Branntwein, Obst und Mehlspeisen angeraten. Bei Magenbeschwerden sollten Wein, Essig, feste Speisen und Milch gemieden werden. Zur Prävention gehörte auch der Theriak. Der Theriak war ein Kräuterwein, der im antiken Griechenland entstanden war. Man glaubte, durch den Theriak Vergiftungen im Essen – besonders Herrscher hatten Angst davor – zu entgehen. Im Mittelalter wurde daraus ein lebensverlängernder Trank, der öffentlich überwacht von Apothekern gebraut wurde. Die Zusammensetzung des Theriaks hat sich im Laufe der Jahrhunderte stark verändert und deshalb gibt es hierfür zahlreiche Rezepte.

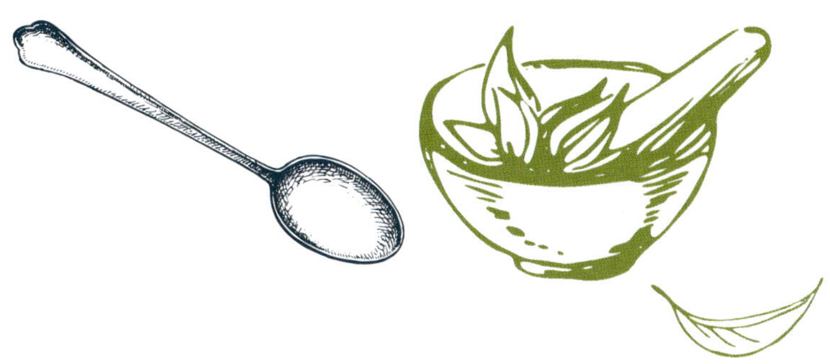

HEILENDES WASSER

Das Baden gehört zu den ältesten Heiltraditionen. Besonders dem fließenden Wasser wurde seit jeher die Fähigkeit zugesprochen, Krankheiten hinwegzuschwemmen. Schon der griechische Arzt Hippokrates hat über das Wasser geschrieben, es könne über den Kopf gegossen den Schlaf fördern sowie Augen- und Ohrenschmerzen heilen. Auch in der Volksheilkunde des Alpenraumes behielt Wasser diese Bedeutung. Johann Ragginer empfahl noch 2000 Jahre später bei Tollwut das Eintauchen des ganzen Körpers in fließendes Wasser. Und auch bei Ohrenschmerzen, Zahnschmerzen sowie Augenerkrankungen sollten die jeweiligen Körperteile gewaschen werden.

Im Mittelalter waren neben Spitälern auch öffentliche und private Badanstalten für die Behandlung von Kranken zuständig. Neben der Körperhygiene wurden diese, vor allem wenn es sich um sogenannte Heilwässer handelte, bei spezifischen Krankheiten aufgesucht. So gab es Quellen für Magenleiden, rheumatische Erkrankungen, Unfruchtbarkeit, Hauterkrankungen und Tuberkulose.

Bauernbäder und heilsame Quellen haben im Alpenraum eine sehr lange Tradition. Das Brennerbad wurde bereits im Jahr 1400 erstmals erwähnt. Eines der ältesten noch bestehenden Bauernbäder ist das Karlbad in Kärnten. Seit dem 17. Jahrhundert existiert das Badehaus im Kärntner Nockgebiet. Man sucht es mittlerweile seit circa 400 Jahren bei rheumatischen Erkrankungen auf.

Einer der Ersten, der sich speziell mit den Bädern und Heilquellen im Alpenraum befasste, war Paracelsus. Er hielt sehr viel auf das Wasser und sah in diesem ein überaus starkes Heilmittel.

Im 19. Jahrhundert begann für die Bäder im Alpenraum ein Umbruch. Zum einen war die Wassertherapie bzw. die sogenannte Hydrotherapie ein sehr starker Schwerpunkt in der medizinischen Forschung. Bis heute leben viele dieser Erfahrungen in den Empfehlungen von Sebastian Kneipp (1821–1897) und dem schlesischen Bauern Vincenz Prießnitz (1799–1851) fort. Doch andererseits begann in dieser Zeit der Untergang der Bäderkultur im Alpenraum. Der Nutzen von mineralischem Wasser wurde nämlich zusehends von der Wissenschaft angezweifelt. Daran konnten auch die Wassertherapien von Sebastian Kneipp nichts ändern. Im 20. Jahrhundert schloss ein Bad nach dem anderen, darunter auch ehemals berühmte Bäder wie das Bad in Altprags in Südtirol, das bereits im Mittelalter als eines der wichtigsten Bäder Tirols gegolten hatte.

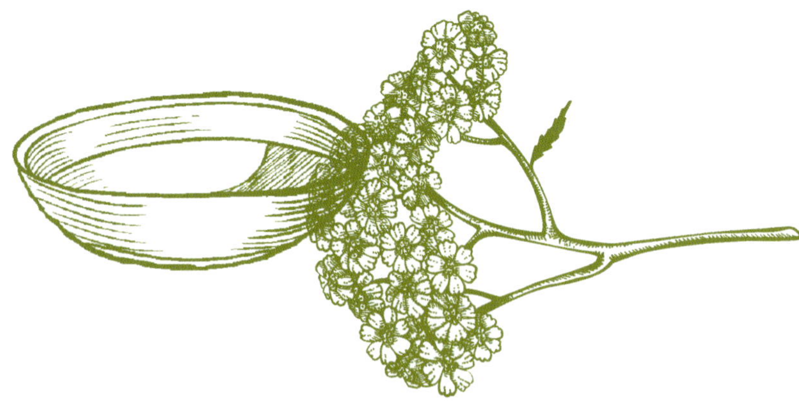

HEXEN, KURPFUSCHER UND BETRÜGER

Bauernärzte, Hebammen und Kräuterfrauen spielten in der Gesellschaft immer schon eine zwiespältige Rolle. Zum einen waren sie wegen ihres Wissens und ihrer Hilfe in Notsituationen hoch angesehen. Zum anderen sah man in ihren Fähigkeiten auch immer magische Handlungen und fürchtete sie deshalb. Eine Heilung durch Sprüche und Berührungen als schwarze Magie und Schadenzauber aufzufassen, war durchaus üblich. Immer wieder kamen diese Menschen in den Ruf der Hexerei, weil ein Großteil der Bevölkerung sich Heilerfolge nicht rational erklären konnte. Viele Bauernärzte besaßen auch Bücher, welche die einfache Bevölkerung nicht verstand und deshalb oft als Zauberbücher ansah. Schnell ahnte man, dass hier etwas nicht mit rechten Dingen zugehen konnte. In Zeiten der Hexenverfolgung kamen deshalb gerade Heiler schnell in den Verdacht der Hexerei. In Hexenprozessen wurden Beschuldigte auch hinsichtlich volksmedizinischer Praktiken angeklagt. So ist aus dem Tiroler Raum bekannt, dass Beschuldigte direkt nach Heilsprüchen befragt worden waren. Auch aus Oberösterreich sind hierzu zahlreiche Beispiele bekannt. So wurde etwa Wolf Langemann aus Kirchdorf in Oberösterreich unter anderem angeklagt, weil er ein bekannter Heiler war, und 1648 zum Tode verurteilt. Die Aufzeichnungen seiner Hausdurchsuchung nennen neben magischen Fundstücken eine Eichenmistel, Farnsamen, Teufelsabbiss, Eberwurz und eine weiße Haselrute. Er sollte damit laut Anklageschrift in der Lage gewesen sein, Schätze zu finden, Geister zu bannen, Wetter zu vertreiben, Blut zu stillen sowie Krampfanfälle, Fieber und Besessenheit zu heilen.

Maria Wuchinetz aus Gambsgassenberg in der Untersteiermark wurde 1673 der Zauberei bezichtigt und starb an den Folgen der Folter. Man hatte bei ihr in einer Truhe größere Mengen zusammengebundener getrockneter Wurzeln und alte Salben gefunden und so den Verdacht, den man gegenüber dieser Frau hegte, bestätigt geglaubt.

Die Tochter des berühmten Südtiroler Bauerndoktors Sebastian Ragginer, der ebenfalls als der Kaneider Hexenmeister in die Sagenwelt einging, wurde sogar noch im 20. Jahrhundert als Ragginer Hexe beschimpft.

Anders als in Zeiten der Hexenverfolgung war es in den letzten zwei Jahrhunderten eher die Angst vor Scharlatanen und die Konkurrenz des sich auch im ländlichen Raum immer stärker etablierenden Ärztestandes, der Bauernärzte und Volksheiler vor Gericht brachte.

Grund für die Anklagen bei Gericht war der Tatbestand der Kurpfuscherei. Bereits unter Maria Theresia wurde im Herrschaftsgebiet der Habsburger 1770 hierzu die Grundlage hergestellt und infolgedessen die Ausübung der Heilkunst nur mehr Ärzten gestattet. Vor 1770 wurden Laienmediziner nur dann gerichtlich belangt, wenn Patienten zu Schaden kamen. Im »Franziszeischen Strafgesetzbuch« von 1803 wurde erstmals der Tatbestand der Kurpfuscherei erwähnt und der unbefugte Handel damit unter Strafe gestellt.

Bauernärzte kamen demnach besonders ab 1803 immer wieder in Konflikt mit dem Strafgesetzbuch. Die Ankläger waren meist die Bader und Chirurgen, später auch Ärzte, die im Einzugsgebiet des betreffenden Bauerndoktors tätig waren. Die Motive waren dabei neben tatsächlichen Fehlbehandlungen auch finanzielle Einbußen der offiziellen Ärzte. Im gemeinen Volk wurden Anzeigen jedenfalls meist abgelehnt und die öffentliche Meinung war meist zugunsten des Bauernarztes. So wurde der Höllerhansl aus der Steiermark von der vor dem Gerichtsgebäude wartenden Menge sogar auf Händen getragen, als er den Gerichtssaal verließ.

Das Ansehen der Bauernärzte erlebte trotzdem in der gelehrten Wissenschaft und der Schulmedizin eine starke Demontage. In der Literatur des 19. und 20. Jahrhunderts wird etwa nicht zwischen echten Bauernärzten und tatsächlichen Betrügern, die meist durchs Land zogen und auf Jahrmärkten ihr Wissen anboten, hinsichtlich Kurpfuscherei unterschieden. Gerade Bücher wie »Curpfuscher in Alt-Wien«, die um 1900 entstanden, vermitteln dem Leser ein Bild des als Kurpfuscher und Quacksalber verunglimpften Bauernarztes. Es ist kein Zufall, dass diese Demontage gerade in den ersten Jahrzehnten des 20. Jahrhunderts ihren Höhepunkt erlangte. Die Jahrhundertwende war nämlich von einem sich schnell wandelnden medizinischen Verständnis geprägt. Erste wirksame Arzneimittel waren verfügbar und neue diagnostische und chirurgische Methoden kamen auf. Man versuchte sich vom alten, als verstaubt wahrgenommenen Wissen zu trennen. Dies änderte sich erst Mitte des 20. Jahrhunderts, als man erkannte, dass die Volksmedizin und ihre berühmten Heiler weniger Konkurrenz als Bereicherung für das medizinische Establishment darstellen.

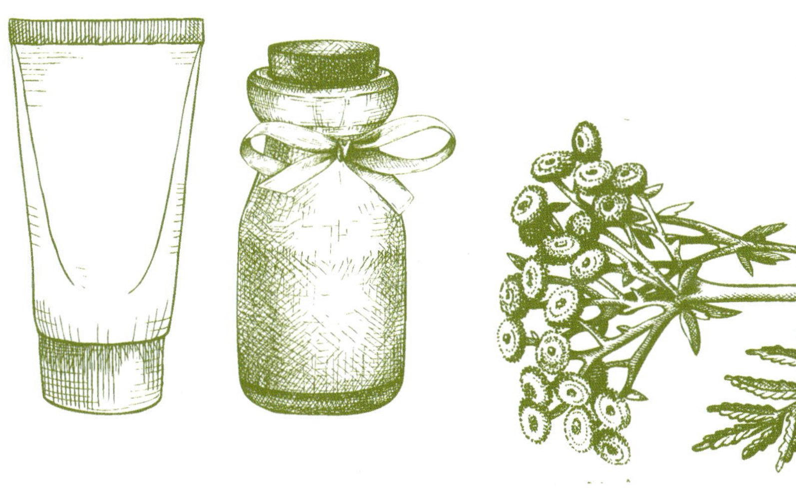

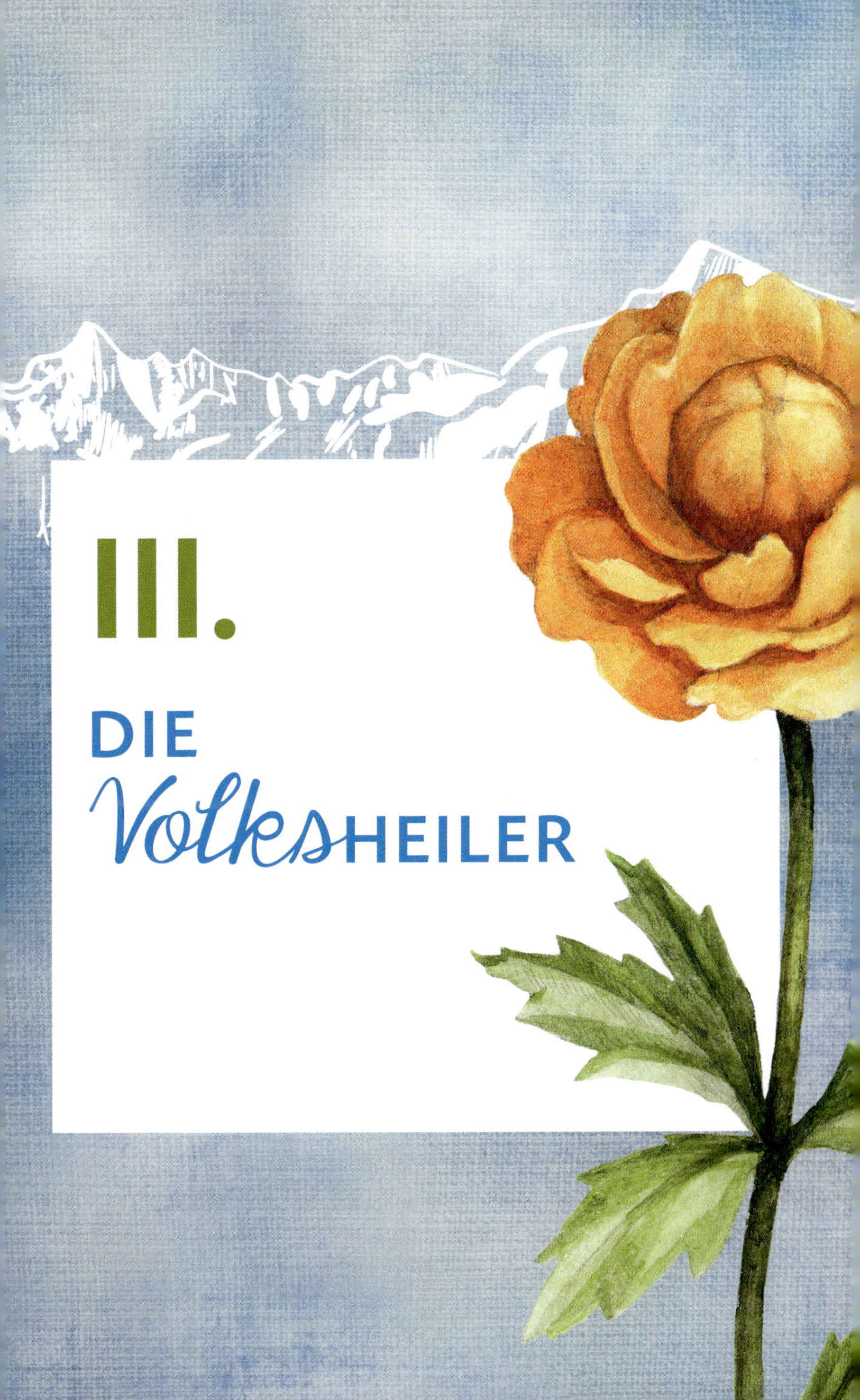

III.

DIE *Volks*HEILER

Da die medizinische Versorgung abseits der großen Städte sehr lange unzureichend war, waren die Bewohner der Alpentäler auf sogenannte Laienmediziner angewiesen. Diese waren Personen aus der näheren Umgebung, die zwar meist keine offizielle medizinische Ausbildung genossen hatten, sich aber trotzdem mit den Jahren medizinische Kenntnisse aneigneten, die denen ihrer Mitbürger überlegen waren. Diese Volksheiler waren meist Bauern, Hebammen oder Geistliche, weniger häufig übten sie Handwerksberufe wie Müller oder Schmied aus.

Diese Laienmediziner hatten keine universitäre Ausbildung, sondern erwarben ihre Kenntnisse meist im familiaren Bereich von Vater, Mutter oder von den Großeltern, manche lernten auch bei einem älteren Bauernarzt oder als Wundarzt beim Militär. Einige wenige eigneten sich ihr Wissen über Bücher an. Andere, wie der Kiendler, waren ursprünglich Viehdoktoren, wurden aber mit den Jahren immer öfter bei menschlichen Beschwerden aufgesucht. Nach außen wurde das Heilwissen jedenfalls meist streng geheim gehalten.

Das Einzugsgebiet der Patienten beschränkte sich meist auf jene Dörfer, die zu Fuß erreichbar waren, wobei sich dies mit zunehmender Mobilität ab der zweiten Hälfte des 19. Jahrhunderts stark änderte. Die Patienten kamen in den überwiegenden Fällen zum Heiler nach Hause. Im 19. Jahrhundert waren dies etwa 20 Kilometer Wegstrecke, welche die Mehrheit der Bevölkerung an einem Tag hin und zurück schaffen musste. Aus dieser Zeit gibt es auch Zahlen zu den tätigen Bauernärzten, die verdeutlichen, dass wohl der Großteil der Alpenbewohner zumindest theoretisch Zugang zu einem dieser Heiler hatte. Laut der »Medizinisch-statistischen Topographie des Herzogtums Steiermark«, verfasst von Matthias Macher, gab es 1860 in der Steiermark 56 Männer und 21 Frauen, die sich als Bauernärzte betätigten; so käme ein Bauerndoktor auf 10 000 Einwohner. Laut Johann Jakob Staffler (1783–1868) kam in Tirol 1839 ein Bauernarzt auf 22 000 Einwohner, wobei hier nur jene gezählt wurden, die diese Tätigkeit als Haupteinnahmequelle ausübten.

Ein Besuch bei einem Bauernarzt war im 19. Jahrhundert im Vergleich zu einer Behandlung bei einem promovierten Arzt deutlich billiger. Ein Arztbesuch kostete beispielsweise 1820 in Brixen 2,2 Gulden. Für einen Knecht war dies ein Vielfaches seines Tageslohnes (etwa zwölf Kreuzer). Ein Kilogramm Weizen kostete im Vergleichszeitraum etwa zwei Kreuzer, also ein Hundertstel einer ärztlichen Behandlung. Viele Bauernärzte wurden sogar meist nur mit Naturalien bezahlt. So bezeugen beispielsweise die Aufzeichnungen vom Südtiroler Bauerndoktor Johann Ragginer aus dem 19. Jahrhundert, dass er häufig mit Mais, Tabak, Buchweizen und Hafer bezahlt wurde. Vielfach, so besagt der Volksglauben bis heute, macht Geld eine Behandlung sogar unwirksam. Viele nahmen nur eine Spende, andere wenige waren auf die Einnahmen angewiesen, um ihre eigene Familie zu versorgen. Einzelne wie Amalia Hohenester in Mariabrunn bei Dachau kamen durch ihre Tätigkeit auch zu einem ansehnlichen Besitz.

So unterschiedlich die Charaktere der Bauernärzte in den verschiedenen Gegenden des Alpenraumes auch waren, können doch gleich mehrere Eigenschaften festgestellt werden, die vielen dieser Heiler zu eigen waren:

EIN GROSSER WISSENSDURST: Viele berühmte Bauerndoktoren waren sehr gebildet, bereits in der Schulzeit Musterschüler, schrieben selbst Rezepte auf und sammelten medizinische Bücher.

NÄCHSTENLIEBE: Bauernärzte halfen ihren Mitbürgern in Notsituationen und taten dies oft sogar unentgeltlich. Es bestand das Gebot, keinen Hilfesuchenden abzuweisen. Dazu gehörte natürlich eine große Menschenliebe. Die wenigsten heilten aus wirtschaftlichen Gründen, etwa um ihre Familien zu versorgen, sondern taten dies neben ihrer regulären Arbeit als Bauer, Müller oder Schmied. Einige verlangten oft sogar nur ein Gebet für ihre Familie. Der Kiendler soll bedürftige Patienten darüber hinaus sogar kostenlos verköstigt haben. Das Gebot der Nächstenliebe war sicher auch ein Grund, weshalb sich viele Geistliche der Heilkunde widmeten.

EINFACH VERFÜGBARE HEILMITTEL UND LEICHT VERSTÄNDLICHE RATSCHLÄGE: Die Volksheiler kamen aus dem gleichen gesellschaftlichen Milieu wie der Großteil ihrer Patienten. Dies machte insofern einen großen Unterschied zur etablierten Medizin, als dass die Diagnosen und die auferlegten Ratschläge in einer leicht verständlichen Sprache mitgeteilt wurden. Die Patienten konnten sich, auch weil Krankheiten oft sehr oberflächlich zu großen Krankheitsbildern zusammengefasst worden waren, leicht etwas darunter vorstellen. Zusätzlich waren die verordneten Heilmittel meist bekannte Pflanzen, wodurch insgesamt die Einhaltung von Empfehlungen beim Patienten, die sogenannte Compliance, maßgeblich gefördert wurde.

GEHEIMHALTUNG: Die meisten Bauerndoktoren gaben ihre Rezepte nicht preis. Heute sind es meist von Nachfahren gefundene und veröffentlichte Rezeptbüchlein oder Gerichtsakten, in denen Zeugen detailliert ihre Behandlungen zu Protokoll gaben, die uns einen Einblick in das Wissen dieser Menschen geben. Manche Bauerndoktoren hielten ihr Wissen sogar in einer Geheimschrift fest. Für die Geheimhaltung gibt es mehrere Gründe. Zum einen wollte man das eigene Wissen natürlich schützen, hatte man es sich doch meist über Jahre angeeignet. Zum anderen besteht sogar teilweise bis heute der Glaube, dass der Heiler die Fähigkeit, andere zu heilen, verliert, wenn er sein Wissen weitergibt.

STARKE FRÖMMIGKEIT: Viele Bauernärzte waren im Vergleich zu ihren Mitbürgern außergewöhnlich gläubig. Der Höllerhansl aus der Steiermark errichtete auf seinem Anwesen sogar einen Nachbau von Lourdes und vom Ölberg. Dementsprechend galt bei vielen das Gebet als wichtiger Bestandteil der Heilung. Aber auch von den Patienten wurden ein fester Glaube und Vertrauen in Gott und in die eigenen Fähigkeiten erwartet.

AUSSTRAHLUNG: Berühmten Heilern sagt man sehr oft eine besondere Ausstrahlung nach. Dass dies bei einer Behandlung von Vorteil ist, steht außer Frage, denn je größer der Einfluss auf die Erwartungshaltung ist, desto höher ist auch die Wahrscheinlichkeit einer erfolgreichen Therapie. Manche Bauernärzte wirkten bereits durch ihr Äußeres sehr eindrucksvoll. Der Kiendler trug beispielsweise immer eine Tiroler Tracht, hatte einen langen Bart und eine stolze, furchteinflößende Statur.

Das Tätigkeitsfeld der Bauernärzte war sehr unterschiedlich. Einige – so wie die Ragginer – boten neben dem Ziehen von Zähnen, kleineren Eingriffen, der Versorgung von Wunden und Brüchen auch die Diagnose innerer Krankheiten an. Andere dagegen waren sehr spezialisiert. So gab es Bauernärzte, die nur äußere Leiden wie Wunden und Brüche behandelten. Diese nannte man *Beinbruchheiler*, im Salzburger Flachgau auch »Boandlrichter« und in der Steiermark auch einfach nur »Beinarzt«. Oft hatten sie ihre Kenntnisse beim Militär erlernt. Manche Sage berichtet davon, wie Beinbruchheiler Brüche heilten, ohne sie auch nur anzufassen.

Eine weitere Gruppe an Heilern, die sich in ihrer Tätigkeit spezialisiert hatten, waren die *Blutstiller*. Diese sind im gesamten Alpenraum bis heute anzutreffen. Besonders häufig werden diese in der Steiermark, in Tirol, Oberösterreich und Vorarlberg erwähnt. Die Blutstiller arbeiten vor allem mit Besprechungen, wobei man sich erzählt, dass ein Blutstiller nicht einmal in der Nähe der blutenden Wunde zu sein braucht. Wird er um Heilung gebeten, versiegt der Blutfluss, obwohl er weit entfernt ist.

Eine spezielle Art von Bauerndoktor waren auch die sogenannten *Anheber*, auch Anbraucher und Wender genannt. Sie gebrauchten nicht unbedingt Heilmittel, sondern heilten mit Besprechungen, Kreuzzeichen, Gebeten und Berührungen. Sie behandelten meist Hautkrankheiten, Fieber und Schmerzen. Anschließend gab es nicht selten den Ratschlag zum Umhängen eines Amulettes.

BERÜHMTE HEILER AUS DEN ALPEN

SÜDTIROL

Südtirol gehört zu jenen Regionen des Alpenraumes, in denen besonders viel gesammelt und bewahrt wurde. Gerade während des Faschismus und in den Nachkriegsjahren sammelten Volkskundler – wohl aus Angst, das kulturelle Erbe vollends zu verlieren – volksmedizinische Ratschläge und Therapiemöglichkeiten. Und weil Südtirol lange Zeit medizinisch unterversorgt war, hielt sich bis ins 20. Jahrhundert ein besonders starker Laiensektor.

DIE RAGGINER AUS LÜSEN

In Lüsen in Südtirol waren es gleich drei Generationen an Bauernärzten, die von 1780 bis 1899 die heimische Bevölkerung medizinisch versorgten. Es waren dies Joseph Ragginer, Johann Ragginer und Sebastian Ragginer. Sie lebten am Kleinkaneider Hof in Lüsen bei Brixen und fertigten drei Schriften an, die uns bis heute einen tiefen Einblick in die Volksmedizin des südlichen Alpenraumes geben. Asche/Schulze verarbeiteten diese in ihrem Buch »Die Ragginer. 200 Jahre Volksmedizin in Südtirol«. Der Nachlass mit vielen medizinischen Geräten dieser Bauerndoktoren findet sich heute im Volkskundemuseum in Dietenheim bei Bruneck in Südtirol.

JOSEPH RAGGINER (1782–?) war der erste nachweislich tätige Bauerndoktor am Kleinkaneider Hof in Lüsen. Er war der Sohn von Joseph Ragginer sen., der 1780 in den Kaneiderhof in Lüsen eingeheiratet hatte. Joseph ging 1812 als Bader und Feldscher in der Armee Napoleons nach Russland. Hier erlernte er wohl seine medizinischen Kenntnisse, denn eine medizinische Ausbildung an einer Universität ist nicht nachweisbar. Da es in dieser kleinen Gemeinde keine Hebamme und keinen Arzt gab, beschäftigte er sich nach seiner Rückkehr zunehmend mit der medizinischen Versorgung der Bewohner. Die erste Handschrift »Pastor Bonus« mit vielerlei Rezepten entstand in dieser Zeit. Er betätigte sich vor allem als Chirurg und als Tierarzt. Grundlage seiner Behandlung war die Säftelehre (Humoralpathologie). Somit versuchte er neben der Verabreichung von Heilmitteln aus mineralischen, tierischen und pflanzlichen Bestandteilen mittels Aderlass, Diät sowie Brech- und Abführmitteln ein Gleichgewicht der Säfte herzustellen. Das genaue Todesdatum von Joseph Ragginer ist heute nicht mehr feststellbar.

Sein jüngerer Bruder **JOHANN RAGGINER** (1799–1873) führte jedenfalls diese Tätigkeit fort, als er im Jahr 1820 den Hof übernahm. Er führte genau Buch über die von ihm eingesetzten Medikamente und Behandlungen und lässt so einen tiefen Einblick in die Volksmedizin seiner Zeit zu. In seinen tagebuchähnlichen Aufzeichnungen finden sich nämlich zahlreiche Rezepte für Mensch und Tier. Dabei reichte das Spektrum der angebotenen Hilfestellungen von der Versorgung von Wunden über innere Erkrankungen bis hin zu Zahnextraktionen. Er behandelte wie sein Bruder gemäß der Säftelehre. Da seine Einnahmen mit der ärztlichen Tätigkeit stark anstiegen, kam die Familie zu einem beträchtlichen Vermögen.

Als Johann Ragginer 1873 starb, übernahm sein Sohn **SEBASTIAN** (1830–1899) den Hof und führte auch die medizinischen Tätigkeiten weiter, wobei er chirurgisch sehr bewandert war. Seine Frau Anna Bodner war Hebamme und so ergänzten sie sich auch im Hinblick auf die ärztliche Tätigkeit in Lüsen. Sebastian Ragginer betätigte sich auch als Wanderhändler und bot auf diversen Jahrmärkten in ganz Südtirol seine selbst hergestellten Salben, Heilwasser und Heilöle dar. Er ordinierte unter anderem in nahe gelegenen Gaststuben, wie jener im Hotel Stremitzer in Brixen. Er kam so von St. Michael in Eppan bis nach Innsbruck und von Meran bis Toblach jeweils an wichtigen Jahrmarkttagen. Er schickte Heilmittel auch per Post, wie der Briefverkehr mit einem Herrn Peter Pallhuber aus Antholz belegt. Seine Diagnosen stellte er unter anderem anhand der Harnschau. Im Laufe der Jahre baute er den Hof aus und bot auch Wasserkuren an, die in dieser Zeit sehr gefragt waren. Da Sebastian Ragginer auch medizinische Bücher sammelte – viele, die die heimische Bevölkerung nicht verstand –, kam er in den Ruf eines Hexenmeisters. Eine Sage besagt sogar, dass Sebastian Ragginer erst ruhig sterben konnte, als er wusste, dass seine Bücher vernichtet waren. Es entstanden zahlreiche Sagen und Geschichten, die dies bis heute belegen. Der Ruf blieb auch noch an seiner Tochter Maria haften. Vor allem von Kindern wurde sie als »Gineider Hexe« verunglimpft. Nach einer gescheiterten Ehe lebte sie bis ins hohe Alter zurückgezogen auf dem Hof. Mit ihr endete die Tradition dieser Bauernarztfamilie.

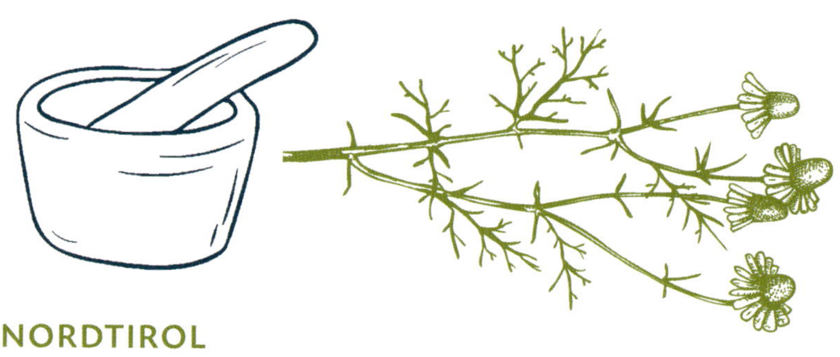

NORDTIROL

Die Tiroler Bauernärzte galten im Allgemeinen als eher raue Zeitgenossen, ihre Therapien waren meist grob. Von manchen Autoren wird dies auf den Umstand zurückgeführt, dass die heimische Bevölkerung indirekt nach solchen Behandlungen verlangte. Nur wenn es bei der Therapie »drunter und drüber« ging, so etliche Kritiker, war er ein guter »Doktor«.

Im gesamten Alpenraum waren sogenannte Tiroler Ölträger, die meist aus dem Zillertal oder Osttirol stammten, unterwegs. Um 1800 sollen sich allein aus dem Zillertal 500 Personen regelmäßig auf den Weg gemacht haben. Sie verkauften vor allem Steinöl, aber auch andere Öle wie Skorpionöl aus Südtirol und Wacholderöl sowie diverse Brech- und Abführmittel, Salben und Pflaster.

ALOIS NEUNER – DER KIENDLER AUS DEM ZILLERTAL

Alois Neuner lebte in Schwendau bei Hippach im Zillertal. Der Kiendler, wie man ihn auch nannte, war eine sehr eindrucksvolle Erscheinung und ein sehr traditionsbewusster Tiroler Bauer. Er trug meist Tracht, einen langen Bart und galt als begeisterter Patriot. Er wurde 1861 im Tiroler Oberland geboren und zog in jungen Jahren zum Graberwirt, einem ebenfalls bekannten Bauerndoktor in Hippach. Dabei spezialisierte sich Neuner auf die Tierheilkunde und machte sich bald auch in der Behandlung menschlicher Beschwerden einen Namen. Im Laufe seines Lebens erlangte er weit über das Zillertal hinaus Bekanntheit und galt als einer der berühmtesten Bauerndoktoren seiner Zeit. Er war vor allem ein sehr derber Zeitgenosse und seine Behandlungsmethoden waren sehr grob – seine Methoden oft sogar als sogenannte Rosskur gefürchtet. So schlug er etwa einem Patienten, der an Rückenschmerzen litt, kräftig auf den Rücken, um die Schmerzen zu kurieren. Die Menschen suchten ihn aber trotzdem zahlreich auf und vertrauten ihm ihre Leidensgeschichten an.

Einer seiner ersten Patienten war laut Berta Margreiter (2006) eine Bäuerin, die an »Schweinerotlauf« erkrankt war. Der Kiendler riet ihr, ganz nach volksmedizinischer Tradition und dem Analogiegedanken, ungesalzenes Schweinefett als Umschlag und einen Tee, den er sonst Schweinen für diese Art der Erkrankung verabreichte. Als die Bäuerin sich von der Erkrankung erholt hatte, sprach sich das natürlich herum und sorgte für die nächsten Patienten. Besonders gut verstand er sich im Einrenken von Gelenken und in der Behandlung von Knochenbrüchen. Er diagnostizierte aber auch erfolgreich innere Leiden mithilfe der Harnschau. Dies steigerte sich derart, dass im Zug ins Zillertal vormittags meist nur Hilfesuchende zum Kiendlerbauern fuhren. So nannte man diesen – ähnlich dem »Flascherlzug«, der in der Steiermark nach Stainz zum Höllerhansl führte – den »Kiendlerzug«.

Menschen, die arm waren bzw. nicht viel besaßen, wurden vom Kiendler gratis behandelt, meist sogar mit Essen versorgt. Seine oft drastischen Behandlungen endeten mit den Abschiedsworten: »Entweder folgen oder varröckn!« (Entweder folgen oder verrecken). Als er einen Jungen, der nicht mehr sprechen konnte, im Wald an einen Baum band, an der Kehle packte und ihm vortäuschte, er bringe ihn jetzt mit einer Axt um, da er ja sowieso nicht sprechen könne, wurde er trotz erfolgreicher Therapie – der Bub begann nämlich tatsächlich zu schreien und bat um Gnade – vom Fügener Arzt angezeigt. Nachdem der Gerichtsarzt bestätigen konnte, dass der Bub durch den Schock geheilt worden war, wurde der Kiendler freigesprochen.

Vom Kiendler gibt es auch zahlreiche Anekdoten, die nicht unmittelbar mit seinen medizinischen Leistungen zu tun haben. Eine davon soll nicht unerwähnt bleiben: Als der Kiendler die Frau eines deutschen Generals, der es gesundheitlich sehr schlecht ging, in Bad Ischl aufsuchte und erfolgreich kurierte, sprach sich dies in der Aristokratie herum. Infolgedessen wurde auch der deutsche Kaiser wegen der ihm nachgesagten bodenständigen und unbändigen Art auf ihn aufmerksam. So traf sich der deutsche Kaiser in einem Park unerkannt mit dem Kiendler und als er fragte, ob er nicht wisse, wer er sei, antwortete der Kiendler, er könne nicht jeden »Dahergelaufenen« kennen. Als man dies dem deutschen Kaiser übersetzte, brach dieser in Gelächter aus und gab sich zu erkennen. Darauf antwortete ihm der Kiendler, schlagfertig wie er war: »Und i bin der Kaiser von China« – ein Ausspruch, den man bis heute als Redewendung in Tirol immer wieder vernimmt und der auf diese ursprünglich weitverbreitete Anekdote zurückzuführen ist.

Der Kiendler starb am 18. Juli 1934. Das Wissen und das Können führten sein Sohn Gottfried und sein Enkel fort, sodass auch im 20. Jahrhundert das Zillertal und das Tiroler Unterland von seinem volksmedizinischen Wissen profitierten.

STEIERMARK

Die Steiermark gehört neben Nord- und Südtirol zu jenen Regionen, in denen dank zahlreicher Autoren wie Bernd Mader, Johann Schleich und Elfriede Grabner in den letzten 100 Jahren besonders viel gesammelt wurde und dadurch viel erhalten geblieben ist. Der Höllerhansl aus Stainz gilt bis heute über die Steiermark hinaus als Stereotyp eines Bauerndoktors.

JOHANN REINBACHER – DER HÖLLERHANSL AUS STAINZ

Johann Reinbacher alias der Höllerhansl war einer der berühmtesten Bauernärzte der Steiermark, der Anfang des 20. Jahrhunderts auch international für Aufsehen sorgte. Er lebte und wirkte im weststeirischen Stainz. Geboren wurde er am 8. Dezember 1866 in Dörfl bei Bad Gams. Er übersiedelte dann nach Rachling bei Stainz, da seine Eltern das dortige Anwesen Höller erworben hatten. Seine medizinischen Kenntnisse erwarb er sich von seinem Vater, der ihn in der Materie der Volksheilkunde unterrichtete. Berühmt wurde er durch zwei Prozesse, die sehr emotional geführt wurden und in einer generellen Diskussion endeten, ob er ein Kurpfuscher/Betrüger oder ein Wunderheiler sei. In der Folge wurde er regelrecht von Patienten gestürmt und in den 20er Jahren soll er sogar bis zu 500 Patienten pro Tag behandelt haben. Zwischen 1925 und 1930 wurden auf den von Graz nach Stainz verkehrenden Zügen sogar nummerierte Karten ausgegeben, um dem Besucheransturm Herr zu werden und diesen zu reglementieren. Auch beim Höllerhansl treffen wir auf ein altes Kräuterbuch, das ihm von seinem Vater Josef Reinbacher vererbt worden war. Dieses Buch vermittelte ihm ein reiches volksmedizinisches Wissen, dessen er sich bediente. So erwarb er in seiner näheren Umgebung einen ansehnlichen Bekanntheitsgrad.

Zur Diagnose verwendete er die Harnschau, zur Therapie die Kräuterheilkunde und das Beten. Der Zug von Graz nach Stainz wurde von den Einheimischen auch »Flascherlzug« genannt, da so viele mit ihren Urinflaschen nach Stainz fuhren. Beim Höllerhansl eingetroffen, wurden diese Flaschen von ihm kräftig geschüttelt und anhand des Schaums konnte auf die Erkrankung geschlossen werden. Dabei stützte er sich auf die Säftelehre des Mittelalters und konnte je nach Farbe und Konzentration eine Diagnose stellen. Jeden Tag zwischen sechs Uhr früh und sieben am Abend empfing er seine Patienten am Eingang seines Mostkellers und analysierte die mitgebrachten Fläschchen. Dabei stellte er sehr einfach gehaltene Diagnosen, nämlich ob es sich bei den Beschwerden um schlechtes Blut, Lungenerkrankungen, sauren Schleim im Magen oder auch Windverstopfung handelte. Seine Heilmittel bezog er auch von der Bergliesl oder Kräuterliesl. Es war dies **ELISABETH STRAMETZ** (1879–1959), die in der Umgebung von Stainz um den Rosenkogel eine weitbekannte Kräutersammlerin und Botengängerin war.

1921 wurde Johann Reinbacher in Graz wegen Kurpfuscherei verurteilt, von der draußen wartenden Menge allerdings jubelnd begrüßt und auf den Schultern getragen. Das Urteil, eine Geldstrafe, war sehr bescheiden gewählt. Johann Reinbacher starb 1935.

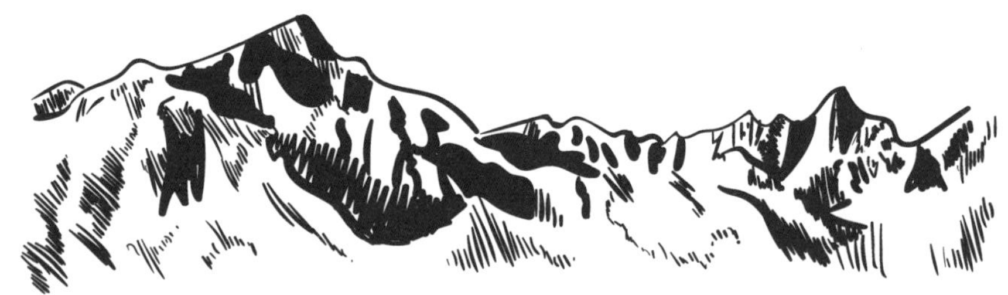

SCHWEIZ

Die Schweiz brachte nicht nur einen der einflussreichsten Ärzte der traditionellen europäischen Heilkunde, nämlich Paracelsus, der 1493 in Einsiedeln geboren wurde, hervor, sondern war auch die Heimat des berühmten Kräuterpfarrers Künzle. Johann Künzle war einer der bekanntesten Kräuterkundigen des 20. Jahrhunderts. Er war sogar der Grund einer Volksinitiative im Kanton Graubünden, die erreichte, dass er als Laienmediziner in einem legalen Rahmen Patienten behandeln konnte.

JOHANN KÜNZLE – KRÄUTERPFARRER KÜNZLE

Johann Künzle wurde 1857 in Hinterespen in Heiligkreuz geboren. Er interessierte sich bereits sehr früh für Pflanzen und wurde besonders im Kollegium Einsiedeln von seinem Professor in die Pflanzenkunde eingeweiht. Nach seiner Priesterweihe in St. Gallen stieg mit den Jahren der Zulauf an Personen, die neben spirituellem Beistand vor allem sein Heilwissen schätzten. 1918 bekam er schließlich die Ehrenbürgerschaft von Wangs, da durch sein Wirken niemand in der Gemeinde an der Spanischen Grippe gestorben war. Seine Quellen waren unter anderem die im 12. Jahrhundert von Hildegard von Bingen verfassten Schriften. Seine Heilmittel waren meist heimische Heilpflanzen aus der traditionellen Volksheilkunde. So soll er unter anderem einem Bauern mit Fußbädern aus Farnwurzel »Nervenkopfschmerzen« geheilt haben.

Auch Johann Künzle bewegte sich in einem juristischen Graubereich, da es ihm eigentlich nicht gestattet war, Menschen zu behandeln. So wurde er bereits vom Wangser Arzt beim Bischof angezeigt. Da dieser aber nichts dagegen unternahm, konnte sich Künzle in Zizers niederlassen und sich in seiner Heilpraxis weiterhin der Kräuterkunde widmen. Als es auch hier in der Folge zu einer Anzeige und einer Verurteilung kam, wehrten sich die Patienten und erreichten in einer Volksinitiative in Graubünden, dass Künzle schließlich ohne weitere Hindernisse in seiner Praxis Patienten behandeln konnte. Johann Künzle starb 1945 im Alter von 87 Jahren. Er ist einer der bekanntesten Heiler aus der Schweiz und bis heute bereichern seine Bücher wie »Chrut und Uchrut« die Heiltradition des Alpenraumes.

BAYERN

In Bayern waren sich bereits im 19. Jahrhundert mehrere Personen des einzigartigen volksmedizinischen Heilwissens bewusst. So gelten die Werke von Max Höfler und Gottfried Lammert bis heute als Standardliteratur in der Erforschung der traditionellen europäischen Heilkunde. In Bayern lebte und wirkte mit Amalia Hohenester aber auch eine der umstrittensten Volksheilerinnen des 19. Jahrhunderts.

AMALIA HOHENESTER – WUNDERDOKTORIN VON DEISENHOFEN

Amalia (auch Amalie) Hohenester wurde 1827 in der Nähe von München geboren. Ihr volksheilkundliches Wissen hatte sie von ihrem Großvater, ebenfalls einem Volksheiler, der sie bereits mit 8 Jahren zum Sammeln von Heilkräutern schickte. Aber auch von ihrer Mutter weiß man, dass sie sich als Heilerin betätigte und wegen Abtreibungen aktenkundig war. Amalia Hohenester genoss eine Erziehung in einem Kloster, weshalb sie später ihr Wissen auch aus Büchern erweiterte. Sie war besonders in und um München als Heilerin berühmt. Anfangs praktizierte sie in Deisenhofen, später erwarb sie das Heilbad in Mariabrunn bei Dachau und verhalf diesem Kurort durch ihre Heilkünste zu einem regelrechten Aufschwung. Sie hatte einen ungemein großen Andrang an Patienten, wobei zahlreiche Adelige und berühmte Persönlichkeiten unter ihnen zu finden waren. So sollen unter anderem Kaiserin Sissi von Österreich-Ungarn, der Baron von Rothschild und die Königin von Schweden zu ihren Patienten gezählt haben. Als diagnostische Methode bediente auch sie sich der klassischen Harnschau. Zur Therapie gebrauchte sie Diät, Wasserkuren und Kräutertees. Sie kam mehrfach wegen Kurpfuscherei vor Gericht und gilt bis heute als sehr umstrittene Volksheilerin. Sie hatte im Laufe der Jahre Mariabrunn zu einem regelrechten Heilbetrieb aufgebaut, in dem bis zu 90 Angestellte beschäftigt waren, um beispielsweise die Patienten bezüglich der Symptome zu befragen. Und als Amalia Hohenester 1878 starb, hatte sie es, auch wenn sie mittellose Menschen gratis behandelt haben soll, zu einem ansehnlichen Vermögen gebracht.

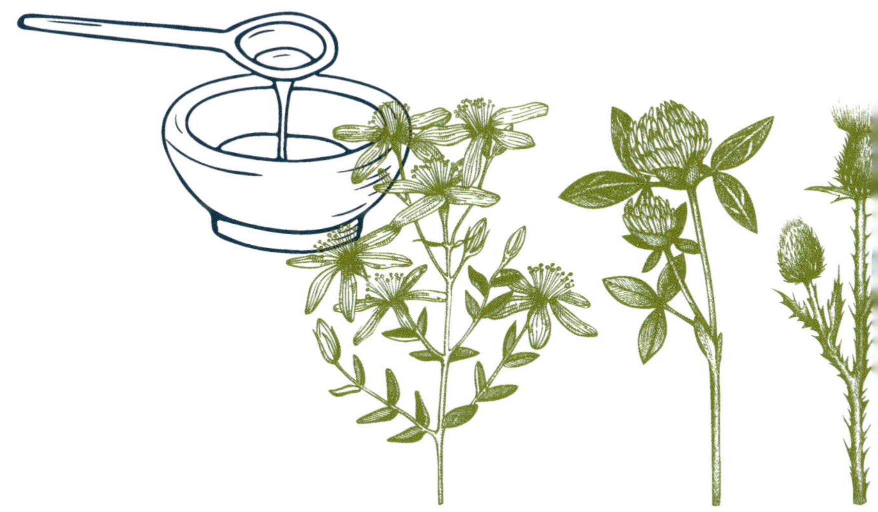

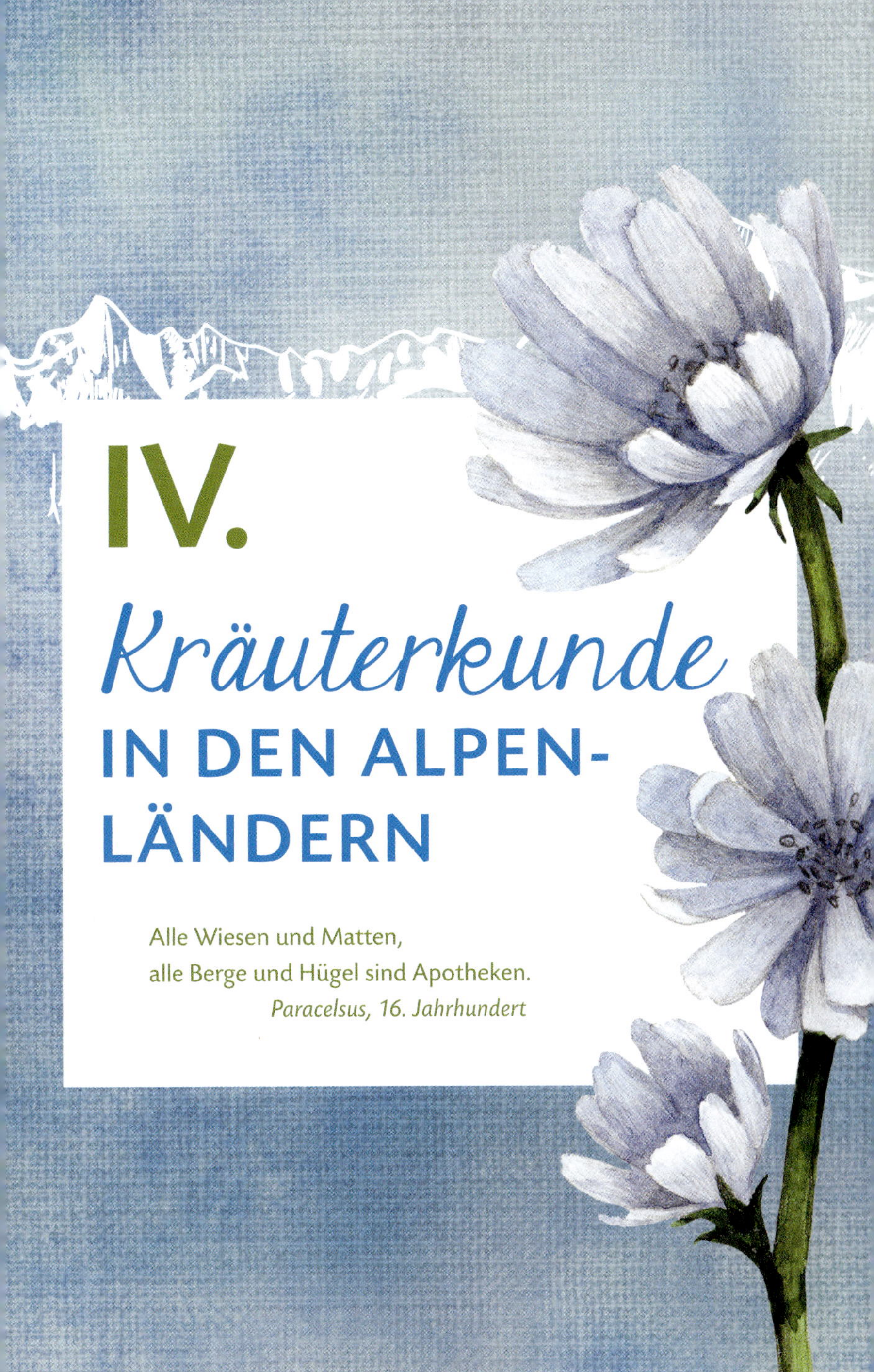

IV.

Kräuterkunde IN DEN ALPEN-LÄNDERN

Alle Wiesen und Matten,
alle Berge und Hügel sind Apotheken.

Paracelsus, 16. Jahrhundert

Die Heilpflanzen sind die wichtigsten Heilmittel der traditionellen europäischen Heilkunde. Und gerade im Alpenraum wird die Kräuterkunde bis heute stark gepflegt. Noch immer werden hier nachweislich mehr als 400 verschiedene Heilpflanzenarten verwendet. Darunter gibt es Pflanzen wie Johanniskraut, Wacholder oder Spitzwegerich, die von der Schweiz bis ins Mariazeller Land eine wichtige Rolle in der Kräuterkunde spielen. Aber es gibt auch Pflanzen, die, wie etwa der Echte Speik in Kärnten, eine sehr regionale Bedeutung haben, oder Heilpflanzen, wie die Klebrige Schlüsselblume (Blauer Speik), die sogar nur in einigen wenigen Tälern des Alpenhauptkammes verwendet werden.

Eingesetzt werden jedenfalls hauptsächlich einheimische Arten, deren Einsatz von einer Generation auf die nächste weitergegeben wurde und oft tausendfach erprobt worden war. Daneben werden wichtige Heilpflanzen wie Ringelblume, Liebstöckel oder auch Kamille heute wie zu Großmutters Zeiten in vielen Gärten angebaut. In Salzburg wurde die nicht winterharte Meerzwiebel, die gerne zur Wundsalbe verarbeitet wurde, im 20. Jahrhundert von Bauern sogar in Töpfen gezogen. Exotische, kälteempfindliche Arten wie Ingwer und Kalmus konnten bereits vor Jahrhunderten über Wanderhändler oder in Apotheken zugekauft werden.

Die Volksheilkunde kennt verschiedene Zubereitungsformen und Möglichkeiten der Applikation von Heilpflanzen, die sich von jenen in der Schulmedizin etwas unterscheiden. Dabei handelt es sich um Zubereitungen mit langer Tradition, die sich teilweise seit Jahrhunderten nicht maßgeblich verändert haben. Mit einfachen, schnell verfügbaren und vor allem in den meisten Haushalten vorrätigen Zutaten wurden Heilpflanzen auf diese Weise verarbeitet und haltbar gemacht.

Die wichtigste und häufigste Art der Anwendung ist sicherlich der Tee. Handelt es sich beim Ausgangsmaterial um Blüten, Blätter oder Kraut, so lässt man den Tee 5 Minuten in aufgekochtem Wasser ziehen. Verwendet man Wurzel, Rinde oder auch Früchte, so wird der Tee am besten kurz aufgekocht oder circa 10 bis 15 Minuten in aufgekochtem Wasser ziehen gelassen. Daneben gibt es noch die Möglichkeit zur Herstellung eines Kaltwasserauszuges, eines sogenannten Mazerates. Hierbei wird das Ausgangsmaterial einige Stunden in kaltem Wasser angesetzt und vor dem Trinken etwas erwärmt. Der Kaltwasserauszug wird vor allem bei Pflanzen wie Malve und Eibisch, die einen hohen Schleimstoffgehalt aufweisen, empfohlen.

Der Tee, das Mazerat oder der alkoholische Auszug kann auch äußerlich als Umschlag, Badezusatz oder Wickel verwendet werden. Diese kommen vor allem bei Hauterkrankungen sowie bei Muskel- und Gelenkschmerzen zum Einsatz.

Aus den getrockneten Pflanzen werden auch Kräuterkissen hergestellt. Hierzu werden traditionellerweise Lavendel, Heublumen, Melisse und Kirschkerne verwendet.

In der Volksheilkunde wird bei einigen Pflanzen, wie Isländisch Moss oder Gänsefingerkraut, ausdrücklich die Abkochung in Milch empfohlen. Dabei ist anzunehmen, dass sich in der Milch auch fettlösliche Inhaltstoffe besser lösen. Dies kann bei manchen Heilpflanzen durchaus sinnvoll sein und die Wirkung verstärken.

Der alkoholische Auszug, der Kräuterschnaps, der Likör oder auch die Tinktur werden vor allem bei Problemen im Magen-Darm-Trakt, bei fiebrigen Erkrankungen und Schmerzen angeraten. Besonders Enzian-, Arnika- oder Kampferschnaps gehören bis heute zum Inventar vieler alpenländischer Hausapotheken.

Der Weinauszug ist ein Relikt aus früheren Zeiten. Vor allem im Mittelalter waren Kräuterweine als Allheilmittel und zur Prophylaxe äußerst populär. Das hatte auch damit zu tun, dass der Wein, der mit Wasser verdünnt wurde, als sicherer Durstlöscher und nicht nur als Genussmittel galt. Trinkwasser war nämlich vor allem in den flacheren Gebieten häufig verunreinigt und Auslöser von Seuchen. Derselbe Grund liegt im Bierauszug, bei dem man Heilpflanzen in Bier einlegte und auf diese Weise eine Heilwirkung erwartete.

Die selbst hergestellte Salbe ist in vielen Haushalten bis heute ein hochgeschätztes Heilmittel mit meist langer Tradition. Früher wurden Salben mit tierischen Fetten, meist Schweine-, Gänse- oder auch Murmeltierfett hergestellt. Im 20. Jahrhundert wurden diese dann, wegen der verbesserten Haltbarkeit und leichten Verarbeitung, von Vaseline (Melkfett) verdrängt. Da es sich hierbei aber um ein Erdölprodukt handelt, wird Vaseline seit den 90er Jahren immer kritischer gesehen und deshalb scheinen heute Salben aus pflanzlichen Ölen (wie z. B. Oliven-, Jojoba- oder Mandelöl) in der Kombination mit Bienenwachs ökologischer.

Eine Applikationsart, die früher eine hohe Bedeutung hatte, in den letzten Jahrzehnten aber zunehmend verschwand, ist das »Pflaster«. Dabei handelt es sich nicht um ein Heftpflaster modernen Verständnisses, sondern um einen Teig aus Baumharz (meist Lärchenharz), Heilkräutern und etwas Mehl, der auf die schmerzenden Stellen oder auch auf Entzündungen gelegt wurde. Man beließ ihn so lange auf der erkrankten Stelle, bis er sich allein wieder ablöste.

Säfte und Sirupe werden vor allem bei Atemwegserkrankungen oder einfach nur als Genussmittel verwendet. Säfte werden etwa aus Frischpflanzen in Form von Presssäften zubereitet. Diese sind aber nicht lang haltbar. Sirupe werden aus Früchten oder Blüten unter Zugabe von Zucker hergestellt. Meist dienen sie zur Fiebersenkung (Preiselbeersaft) oder einfach nur zur Durstlöschung.

Schichtsirupe sind vorwiegend Heilmittel gegen Husten und Halsschmerzen. Man schichtet hier das Pflanzenmaterial abwechselnd mit Zucker in ein Marmeladeglas und gibt es je nach Ausgangsmaterial einen Tag (Meerrettichwurzel, Zwiebel) oder bis zu mehrere Wochen (Spitzwegerich, Fichtenwipfel) in den Kühlschrank. Aufgrund der osmotischen Kräfte entzieht der Zucker dem Pflanzenmaterial Wasser und vor allem wasserlösliche Inhaltstoffe, wodurch ein mit pflanzlichen Wirkstoffen angereicherter Sirup entsteht. Als es noch keinen Kühlschrank gab, wurden diese Gläser etwa 20 cm tief in der Erde vergraben.

Aus einer Zeit, in der es noch keine Tabletten gab, stammt der Gebrauch von Küchlein und von Pillen. Küchlein hatte bereits Hildegard von Bingen in ihren Rezepturen gleich mehrfach erwähnt.

Dabei wurden Heilpflanzen in Backwaren eingebacken und gegessen. Pillen wurden mit Zucker und Mehlteig geformt.

Auch Öl- und Essigauszüge spielen in der Volksheilkunde eine Rolle. Einen besonderen Stellenwert besitzt dabei das Johanniskrautöl, das seit Jahrhunderten fester Bestandteil mitteleuropäischer Heiltraditionen ist.

Meist wegen ihres aromatischen Geruches werden Pflanzen wie Wacholder, Meisterwurz oder auch Baldrian geräuchert. Früher sagte man diesem Rauch eine krankheits- und dämonenabwehrende Wirkung nach. Inwieweit tatsächlich Krankheitserreger damit reduziert werden können, kann wegen unzureichender Untersuchungen nicht kommentiert werden. Einer mit ätherischen Ölen angereicherten Luft konnte ein keimhemmender Effekt aber unter Laborbedingungen nachgewiesen werden. Eine andere oft geräucherte Pflanze ist der Huflattich. Seine Blätter werden bereits in der Antike als schleimlösend beschrieben und bis heute im Alpenraum bei Husten geräuchert. Mit Räucherungen kann auch die Dosierung ansonsten stark giftiger Pflanzen, beispielsweise des Bilsenkrautes, besser kontrolliert werden. Man fächerte hierzu bei Zahnschmerzen – wie bereits im alten Babylon beschrieben – den Rauch an die betroffene Stelle und erwartete sich dadurch eine Schmerzlinderung.

Aus heutiger Sicht nicht mehr nachvollziehbar und wohl eher dem alchimistischen Gedankengut früherer Jahrhunderte geschuldet ist die Anwendung von Asche aus diversen Heilpflanzen. Bereits bei Hildegard von Bingen kann man diese Art der Verarbeitung lesen. Auch bei vielen Bauerndoktoren, wie etwa beim Kiendler aus dem Zillertal oder bei den Ragginern aus Lüsen in Südtirol, erfährt man von der Heilwirkung der Asche aus Schlehdorn und Wermut.

Die Heilpflanzen werden im Folgenden kategorisiert. Die Reihung der Anwendungsbereiche innerhalb der Pflanzenporträts entspricht der Priorität des therapeutischen Gebrauchs in der alpinen Kräuterkunde. Die empfohlenen Tagesdosierungen beziehen sich auf Erwachsene.

ATEMWEGSERKRANKUNGEN

Husten, Schnupfen und Halsschmerzen gehören besonders in den kalten Monaten zu den typischen Alltagsbeschwerden vieler Menschen. Und gerade in diesem Anwendungsgebiet bietet die heimische Kräuterkunde zahlreiche therapeutische Möglichkeiten. Fast scheint es, als seien in der rauen Umgebung der Alpen besonders viele Heilmittel auf natürliche Weise vorhanden. Spitzwegerich, Holunder, Quendel, Königskerze, Isländisch Moos oder Brunnenkresse sind nur einige wenige von etwa zweihundert Heilpflanzen, die im Alpenraum für Krankheiten der Atemwege verwendet werden.

Im Bereich der Volksmagie gehörte es bis ins 20. Jahrhundert in weiten Gebieten zum festen Ritual, am Palmsonntag drei Palmkätzchen der Salweide zu schlucken, um das ganze Jahr vor Fieber geschützt zu sein. Die Weide, im Speziellen die Weidenrinde, wirkt nämlich fiebersenkend und schmerzstillend. Durch dieses Ritual versuchte man sich prophylaktisch diese heilenden Eigenschaften zunutze zu machen.

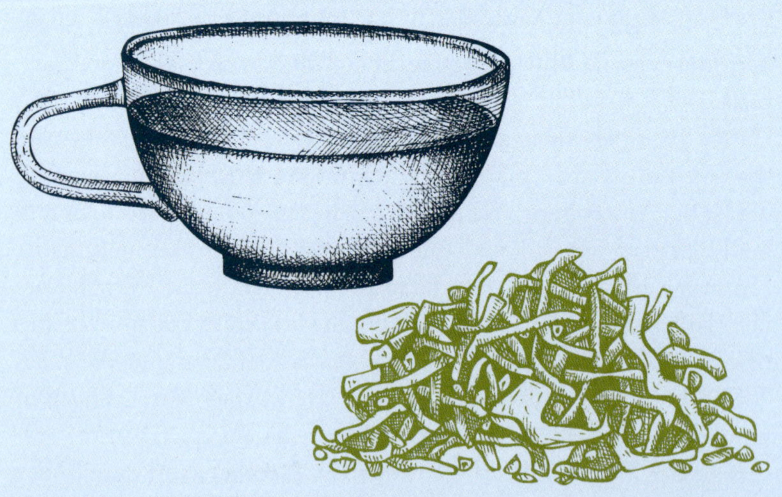

Eibisch
HILFT BEI HUSTENREIZ

ALTHAEA OFFICINALIS
Auch bekannt unter: Samtpappel

Im antiken Griechenland war Eibisch unter dem Namen *polyalthes* bekannt, was so viel wie »vielheilend« bedeutet. Er ist dementsprechend eine sehr alte Heilpflanze und wurde bereits vor etwa 2300 Jahren durch Theophrastos von Eresos als Hustenmittel beschrieben, wobei dies bis heute das zentrale Einsatzgebiet der Pflanze geblieben ist. Wegen seiner großen Blüten gehört Eibisch zum festen Bestandteil vieler Bauerngärten.

ALPINE VOLKSMEDIZIN

In der Volksheilkunde wird der Tee aus den oberirdischen Teilen der Pflanze und der Wurzel in ähnlicher Weise verwendet.

Husten, Bronchitis, Asthma, Halsschmerzen, Heiserkeit sowie Kehlkopfentzündung werden häufig mit Eibisch behandelt. Der Südtiroler Bauernarzt Johann Ragginer verabreichte ihn besonders bei fiebrigen Erkrankungen mit Husten, so wie dies bereits 600 Jahre früher von Hildegard von Bingen empfohlen worden war. Eibisch wird daneben auch besonders gerne bei Sodbrennen, Magengeschwüren, Durchfall und Dickdarmentzündung verwendet. Der Tee der Wurzel wird darüber hinaus auch bei Zahnfleischentzündungen sowie als Mund- und Gurgellösung bei Beschwerden im Mundraum als sinnvoll beschrieben.

Ähnlich der Malve wird Eibisch aber auch sehr stark bei Hauterkrankungen empfohlen. Ausschläge, schlecht heilende Wunden, Geschwüre, Furunkel, Abszesse, Ekzeme und Neurodermitis werden besonders oft erwähnt. Bereits Paracelsus hatte

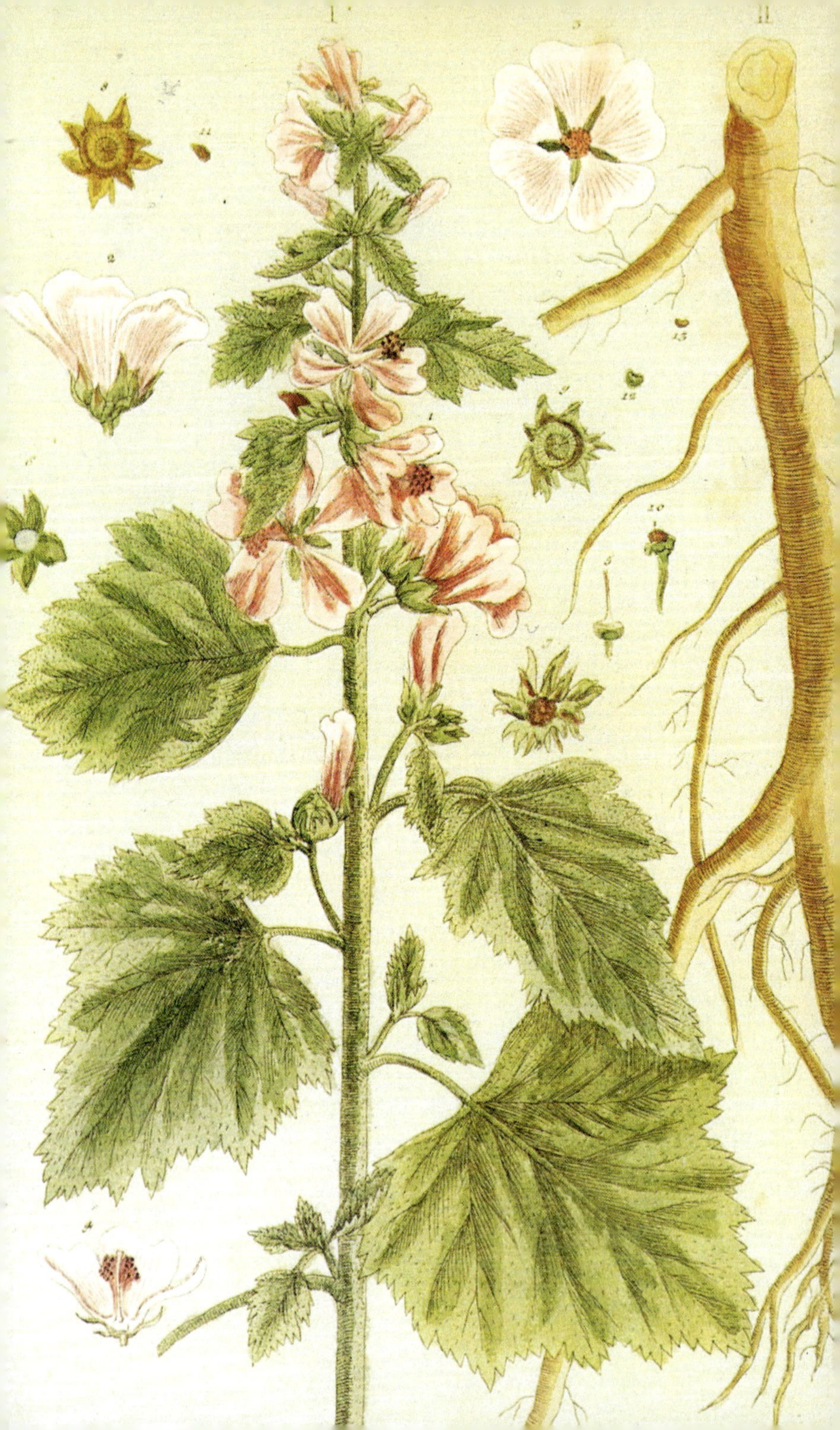

Eibisch als Heilmittel bei Abszessen beschrieben und der Kiendler empfahl in einer Rezeptur Eibischwurzel, unter anderem mit Kümmel und Mastix, für langes Haar.

Ein Schnapsansatz beziehungsweise eine Salbe wird in verschiedenen Gegenden des Alpenraumes bei Gelenkschwellungen und Knochenbrüchen angeraten.

AUS DER FORSCHUNG

Hauptverantwortlich für die Wirkung sind die Schleimstoffe. Diese sind in der Wurzel bis zu 35 %, in den Blättern bis zu 10 % enthalten. Dementsprechend wirken Zubereitungen aus der Wurzel sehr viel stärker reizlindernd auf irritierte Schleimhäute als jene aus den Blättern. Für die Schleimstoffe konnte daneben auch ein entzündungshemmender Effekt nachgewiesen werden. Bei Entzündungen im Mundraum wirken Eibischzubereitungen ebenfalls stark reizmildernd. Sinnvoll ist auch ein warmer Umschlag aus Eibischtee bei Furunkeln, denn er bringt diese leichter zur Reife.

TAGESDOSIERUNG: 3-mal täglich 2 Teelöffel (2 g) der Wurzel beziehungsweise 2 Teelöffel (1,5 g) der getrockneten Blätter. Aus den Blättern sollte am besten ein Heißwasserauszug hergestellt werden. Die Wurzeln sollten einige Stunden in kaltem Wasser angesetzt und vor dem Trinken leicht erwärmt werden. Um hier eine bakterielle Kontamination zu vermeiden, muss der Kaltwasserauszug allerdings innerhalb weniger Stunden aufgebraucht werden.
VORSICHT: Keine Einschränkungen bekannt.
SAMMELZEITPUNKT: Die Blätter werden im Juni, die Wurzeln dagegen erst im Oktober gesammelt.
Eibischwurzeln und -blätter sind auch über Apotheken erhältlich.

Abb.: Die in der Eibischpflanze enthaltenen Schleimstoffe hüllen gereizte Schleimhäute ein und lindern somit Hustenreiz und Irritationen des Mund- und Rachenraums.

ZUM SELBERMACHEN:
TEEMISCHUNG BEI NEURODERMITIS

ZUTATEN: 40 g Eibischwurzel; 30 g Zinnkraut; 30 g Storchschnabel.

ZUBEREITUNG: 2 Esslöffel der Teemischung 15 Minuten in 200 ml kochendem Wasser ziehen lassen und anschließend mehrmals täglich warm auf die zu behandelnde Stelle auflegen.

ZUM SELBERMACHEN:
EIBISCHSIRUP GEGEN REIZHUSTEN

ZUTATEN: 20 g Eibischwurzel; 20 ml 96%iger Alkohol; 250 ml Wasser; 250 g Zucker.

ZUBEREITUNG: Die Eibischwurzeln mit dem Alkohol und dem Wasser unter mehrmaligem Umrühren einige Stunden ziehen lassen. Dann abfiltrieren und die gewonnene Lösung mit dem Zucker einkochen.
Im Kühlschrank gelagert, ist der Sirup etwa 6 Monate lang haltbar. Eibischsirup eignet sich mehrmals täglich teelöffelweise bei trockenem Reizhusten.

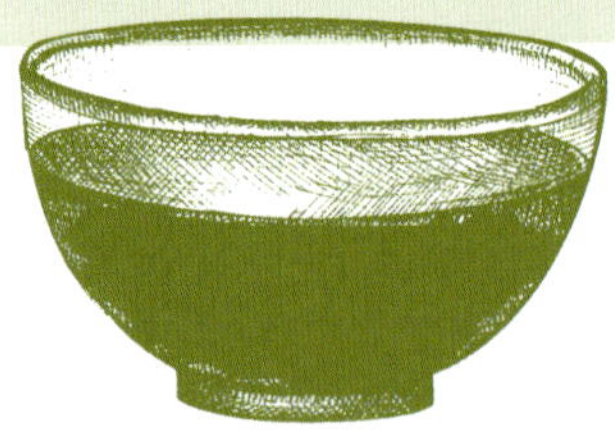

Holunder
DAS FIEBERMITTEL

SAMBUCUS NIGRA
Auch bekannt unter: Holler, Schwarzholder

Holunder wird bis heute kultisch verehrt und medizinisch hochgeschätzt. Dies hat eine lange Tradition. Bereits in der germanischen Mythologie wurde Holunder der Erdgöttin Hel (Holle) zugeordnet. Hel, die in Zusammenhang steht mit der durch das Märchen bekannteren Frau Holle – in Teilen des Alpenraumes hieß Hel auch Perchta –, war die Göttin des Todes, der Wiedergeburt, der Fruchtbarkeit und der Ehe. Der Holunder galt als möglicher Übergang ins »Hollenreich« (Unterwelt), das im Christentum zur Hölle umgedeutet wurde. Der Glauben an Frau Holle ist verschwunden, aber bis ins 20. Jahrhundert zog man aus Ehrfurcht und Wertschätzung vor diesem Strauch den Hut.

Als vermeintlicher Übergang zur Unterwelt war Holunder natürlich für sogenannte Verpfropfungsrituale der Volksmagie, bei welchen eine Krankheit abgegeben bzw. abgestreift werden sollte, prädestiniert. Bereits in der Antike war dies offenbar der Fall, beschreibt doch Plinius, dass man Masern vertreiben kann, indem man mit einem Holunderzweig auf die betroffenen Stellen schlägt. So ist es nachvollziehbar, dass es auch im Alpenraum derart viele Verpfropfungsrituale mit Holunder gibt.

Als Amulett wurden im oberösterreichischen Alpenvorland Holunderzweige abwechselnd mit Meerrettichscheiben den Kindern als Schutz gegen Fraisen (kindliche Krampfanfälle) um den Hals gebunden.

Aber nicht nur in der Volksmagie steht Holunder im Zentrum vieler Heilversuche. Bereits im 4. Jahrhundert vor Christus hatte Hippokrates Holunder als Heilmittel beschrieben und auch bei den Kräuterkundigen des Mittelalters war dieser beliebt. Hildegard von

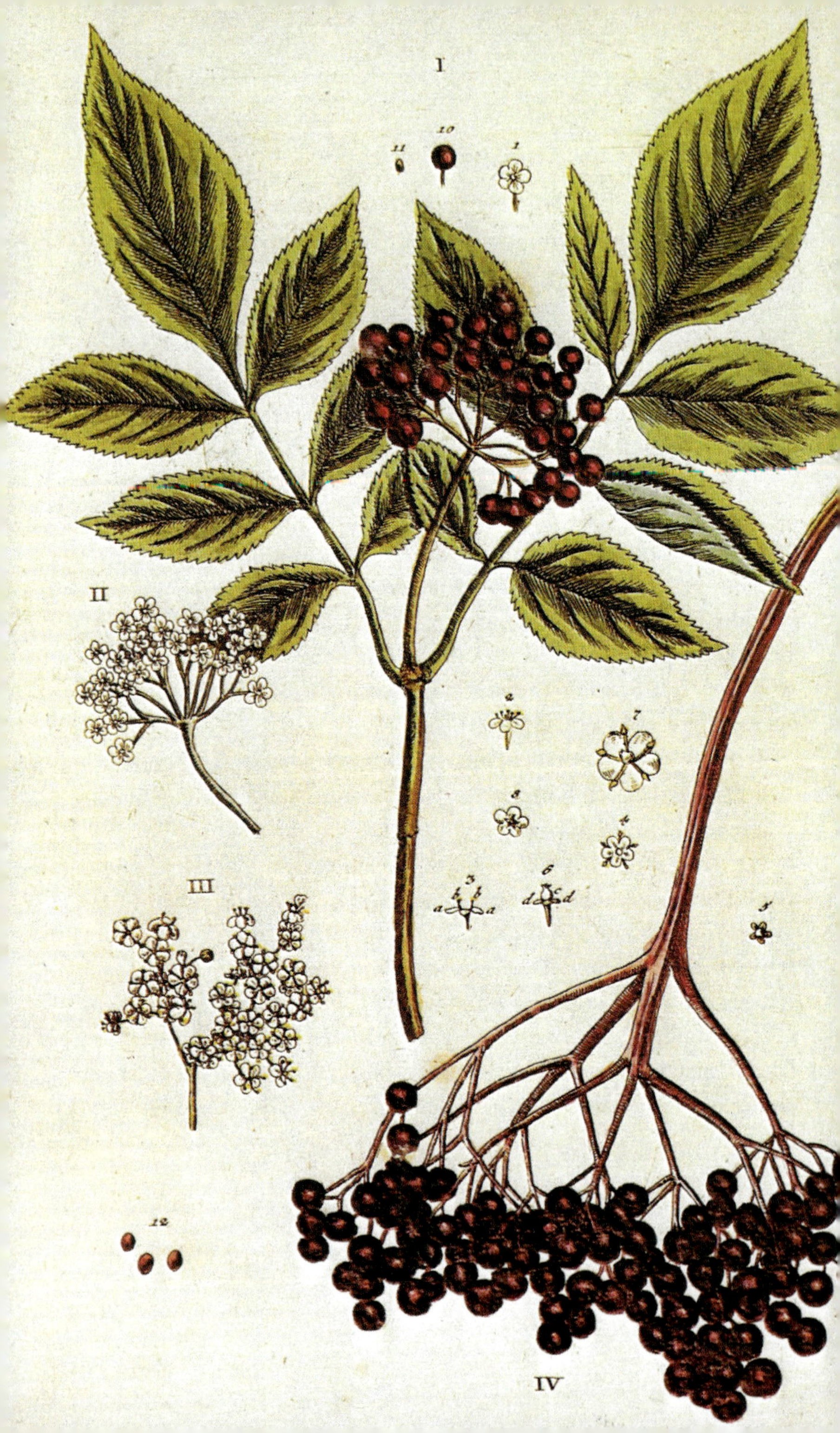
I
11
10
1
II
a
7
8
4
III
3
6
5
12
IV

Bingen erwähnte beispielsweise die Blätter bei Gelbsucht und die Früchte in Wein als erwärmendes Getränk.

Besonders die abführend wirkende Holunderrinde und die Wurzel waren beliebte Heilmittel der Säftelehre und dementsprechend häufig verwendete Arzneimittel der alpinen Bauerndoktoren. Frische Blätter gelten als Insektenvertreibungsmittel, weshalb die Tiere mit den Blättern eingerieben werden, damit diese vor Bremsen sicher sind. Im Kärntner Nockgebiet steckte man sich Holunderblüten an den Hut, um Fliegen zu vertreiben. Und als Abkochung helfen diese auch als Insektenschutzmittel im Garten.

ALPINE VOLKSMEDIZIN

Holunder ist bis heute eines der wichtigsten Heilmittel der alpinen Volksmedizin, wobei von den Wurzeln bis zur Blüte alles verwendet wird. Schon der bayrische Volkskundler Max Höfler beschrieb Holunder als »die lebendige Hausapotheke des deutschen Einödbauern«.

Das Hauptanwendungsgebiet des Holunders liegt im Bereich der Atemwege und der Fiebersenkung. Ein Tee aus den Blüten oder der Saft aus den Früchten wird bei Fieber, Husten, Keuchhusten, Bronchitis, Heiserkeit, Halsschmerzen, Angina, Schnupfen, Erkältung und Grippe empfohlen. Besonders der Holunderblütentee gilt als schweißtreibend. Äußerlich werden vor allem die Blätter als Umschlag oder als Salbe bei Verbrennungen, Wunden, Hautausschlag, Geschwüren, Sonnenbrand, Venenentzündung, Abszessen und bei Ekzemen aufgetragen. Im Salzburger Flachgau wird auch die Abkochung der Rinde als Sitzbad bei Hämorrhoiden angeraten.

Abb.: Die Volksheilkunde verwendet jeden Pflanzenteil des Holunders zu Heilzwecken. Besonders geschätzt werden die Blüten wegen ihrer schweißtreibenden und fiebersenkenden Wirkung.

Die Blätter werden in der Volksheilkunde, wie bereits bei Dioskurides beschrieben, bei Rheuma, Prellungen, Verstauchungen und vor allem bei Kopfschmerzen aufgelegt. Bei Bandscheibenleiden werden diese in Südtirol als warmer Umschlag empfohlen.

Die Früchte und das daraus mit Zucker hergestellte Gelee gelten innerlich genossen als nützlich bei Gelbsucht, Verstopfung und – wie auch bei den Ragginern beschrieben – bei Würmern. Die getrockneten Früchte werden bei Durchfall empfohlen. Die Rinde gilt bis heute als Abführmittel und wird bei Verstopfung gekaut. Auch der Wurzel wird eine abführende Wirkung nachgesagt.

AUS DER FORSCHUNG

In der Pflanzenheilkunde werden vor allem die Blüten bei fieberhaften Erkrankungen und zur Schweißtreibung verwendet. Holunderblüten enthalten als relevante Inhaltsstoffe Flavonoide, Hydroxyzimtsäurederivate, Schleimstoffe, ätherisches Öl und Gerbstoffe. Vor allem die Flavonoide und die Hydroxyzimtsäurederivate dürften für die seit Jahrtausenden beschriebene Anwendung bei Erkältungen verantwortlich sein. Man geht davon aus, dass durch Holunderblüten die Erregbarkeit der Schweißdrüsen erhöht wird und dies bei gleichzeitiger Bettruhe zur Senkung des Fiebers beiträgt. Holunderblüten wirken zudem schleimlösend, weshalb deren Verwendung bei Husten nützlich sein kann. Es gibt auch Hinweise, dass die Blüten abwehrkräftesteigernd wirken. Somit scheinen die in der Volksheilkunde genannten Anwendungen bei Atemwegserkrankungen als durchaus sinnvoll. Wegen der sehr guten Verträglichkeit eignet sich der Holunderblütentee auch bei Erkältungskrankheiten bei Kindern.

Die Holunderbeeren enthalten Flavonoidglykoside, Anthocyane und Vitamine (z. B. Vitamin C). Die für die rote Färbung verantwortlichen Anthocyane wirken antioxidativ, entfalten also zellschützende Effekte, indem Radikale abgefangen werden.

In der Holunderrinde und in der Wurzel sind es die Glykoside, die abführend wirken. Aufgrund besser verträglicher Alternativen gilt die Anwendung der Rinde und der Wurzel bei Verstopfung heutzutage jedoch als nicht mehr empfehlenswert. Bisher fehlen Untersuchungen, inwieweit Holunderblätter – wie bereits seit mehr als 2.000 Jahren beschrieben – äußerlich schmerzstillend wirken.

TAGESDOSIERUNG: 4- bis 6-mal täglich 2 Teelöffel (2 g) der getrockneten Blüten oder 1 Teelöffel (1,5 g) der getrockneten Früchte pro Tasse als Tee.
VORSICHT: Frische Früchte können Übelkeit, Erbrechen und Durchfall verursachen.
SAMMELZEITPUNKT: Die Blütenstände werden von Mai bis Juli gesammelt. Die vollreifen Früchte werden von August bis September gesammelt.
Holunderblüten und -früchte sind auch über Apotheken erhältlich.

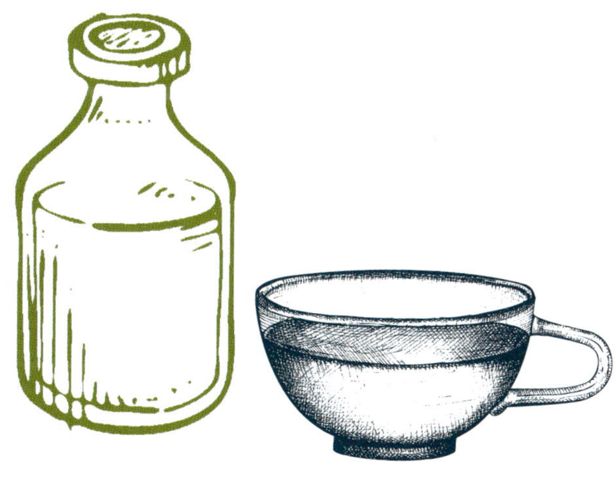

ZUM SELBERMACHEN: FIEBERSENKENDER TEE

ZUTATEN: 40 g Holunderblüten; 40 g Lindenblüten; 20 g Mädesüßblüten.

ZUBEREITUNG: 3- bis 4-mal täglich eine Tasse Tee trinken. Pro Tasse 1 Esslöffel der Teemischung verwenden. Hilft bei fieberhaften Erkältungskrankheiten.

ZUM SELBERMACHEN: HOLUNDERBEERSIRUP BEI ERKÄLTUNG

ZUTATEN: 2 kg frische Holunderbeeren; 1 l Wasser; 1,5 kg Zucker; 1 Vanilleschote.

ZUBEREITUNG: Die Früchte von den Dolden ablösen und waschen. Mit der Vanilleschote in einen Topf geben, die Früchte etwas zerdrücken, das Wasser hinzugeben und das Ganze 20 Minuten leicht aufkochen lassen. Dann die gewonnene Lösung durch ein Tuch abfiltrieren – Achtung, die Lösung ist stark färbend –, den Zucker hinzugeben und nochmals kurz aufkochen, bis sich der Zucker vollständig gelöst hat. Den gewonnenen Sirup noch heiß in Flaschen abfüllen und an einem kühlen, dunklen Ort lagern.
Der Sirup ist 6 Monate haltbar und eignet sich warm getrunken besonders in der kalten Jahreszeit zur Vorbeugung und Behandlung von Erkältungskrankheiten.

Malve
BERUHIGT GEREIZTE SCHLEIMHÄUTE

MALVA SYLVESTRIS
Auch bekannt unter: Käsepappel, Saupappel

Die Früchte der Malve ähneln einem Käselaib, weshalb diese Pflanze auch zu ihrem deutschen Namen »Käsepappel« kam. Der Name »Pappel« kommt vom früheren Gebrauch, die Früchte gekocht als Kleinkindernahrung (Pappe) zu verwenden. Nach einer christlichen Legende sollen die Früchte der Malve von Jesus, als er noch ein Kind war, in kleine goldene Brötchen verwandelt worden sein, um damit echtes Brot kaufen zu können. Mancherorts werden die Früchte bis heute als Nahrungsmittel verwendet.

ALPINE VOLKSMEDIZIN

Malve wird im Alpenraum innerlich besonders bei gereizten Schleimhäuten verwendet. Besonders bei trockenen Hustenattacken, Halsschmerzen und Heiserkeit wirkt Malventee oft wahre Wunder.

Darüber hinaus haben Zubereitungen aus Malve auch im Verdauungstrakt äußerst positive Wirkungen. Ob Sodbrennen, Gastritis oder Magenschmerzen: In der Volksmedizin wird zu einem Tee oder einem Kaltwasserauszug aus Malve geraten. Dabei ist die Ursache dieser Anwendung in einem einhüllenden Effekt der in den Blättern und Blüten enthaltenen Schleimstoffe zu suchen. Diese beruhigen die irritierten Stellen und führen zu einem Nachlassen der Symptome.

Interessanterweise wird der Malve in der Volksmedizin, im Gegensatz zur Schulmedizin, eine ausgesprochen gute Wirkung auf die

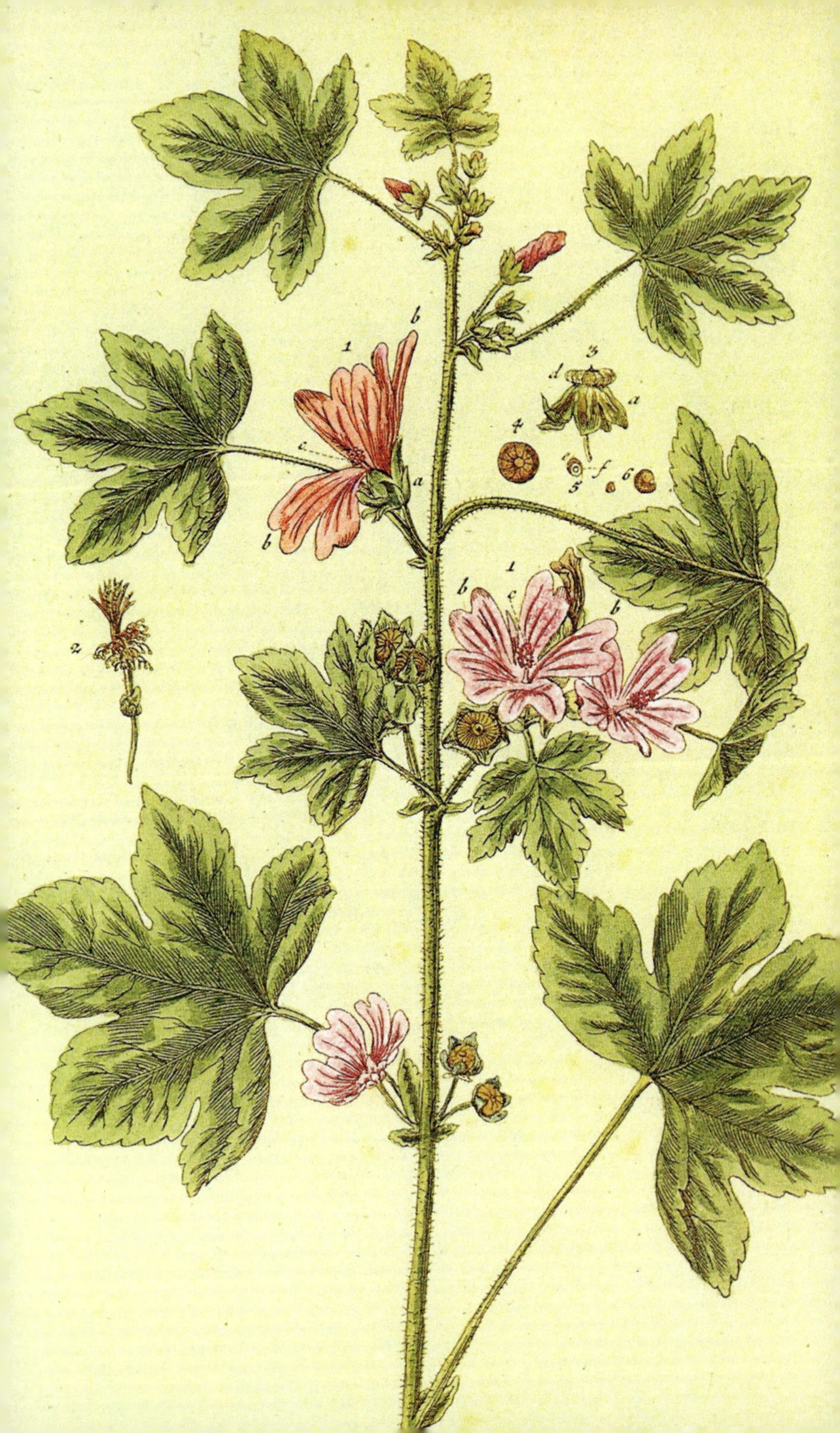

b
1
3
d
a
c
4
e
f
5
6
a
b
2
1
b
e
b

Haut nachgesagt. So finden sich ein Kalt- oder Warmwasserauszug aus den Blüten und Blättern der Malve – empfohlen als Umschlag oder Waschung – äußerlich bei Ekzemen, Hämorrhoiden, Hautausschlägen, Fußpilz, Nagelbettentzündungen, Abszessen, Furunkeln, braunen Hautflecken, Wundliegen und bei Milchschorf. Man sagt Käsepappeltee als Umschlag auch eine ausgezeichnete Wirkung bei Ekzemen nach. Interessant ist die Tatsache, dass Malve in der Antike als geburtserleichternde Heilpflanze angesehen wurde, und der Tee galt als ideal für Frauen im Wochenbett.

AUS DER FORSCHUNG

Hauptverantwortlich für die beruhigende Wirkung gereizter Schleimhäute sind die Schleimstoffe. Sowohl in den Blättern als auch in den Blüten sind diese bis zu 10 % enthalten. Sie hüllen freigelegte irritierte Schleimhäute regelrecht ein. Die sogenannten Anthocyane, die den Blüten die leuchtend violette Färbung verleihen, besitzen die Eigenschaft, zellschädigende Radikale zu neutralisieren. Zusammen mit den ebenfalls in den Blättern und Blüten vorkommenden Gerbstoffen können dadurch entzündliche Prozesse an der Haut schneller abheilen.

TAGESDOSIERUNG: 3-mal täglich 2 Teelöffel (2 g) der getrockneten Blätter und Blüten als Tee.
VORSICHT: Keine Einschränkungen bekannt.
SAMMELZEITPUNKT: Die Blüten und Blätter werden von Juni bis August gesammelt.
Malvenblüten und -blätter sind auch über Apotheken erhältlich.

Abb.: Mit den Malvenblüten lässt sich nicht nur ein reizlindernder Tee herstellen, sondern auch Stoff auf natürliche Weise rotviolett färben.

ZUM SELBERMACHEN:
ERKÄLTUNGSTEE

ZUTATEN: 20 g Malvenblüten und -blätter; 20 g Lindenblüten; 20 g Quendel; 20 g Himbeerblätter; 20 g Schafgarbenkraut.

ZUBEREITUNG: 3- bis 4-mal täglich eine Tasse Tee trinken. Pro Tasse 1 Esslöffel der Teemischung verwenden.

ZUM SELBERMACHEN:
UMSCHLAG BEI HAUTAUSSCHLÄGEN

ZUTATEN: 20 g Malvenblüten; 20 g Walnussblätter; 20 g Eichenrinde; 20 g Kamillenblüten.

ZUBEREITUNG: 2 Esslöffel der Teemischung 15 Minuten in 200 ml kochendem Wasser ziehen lassen und anschließend mehrmals täglich warm auf die zu behandelnde Stelle auflegen.

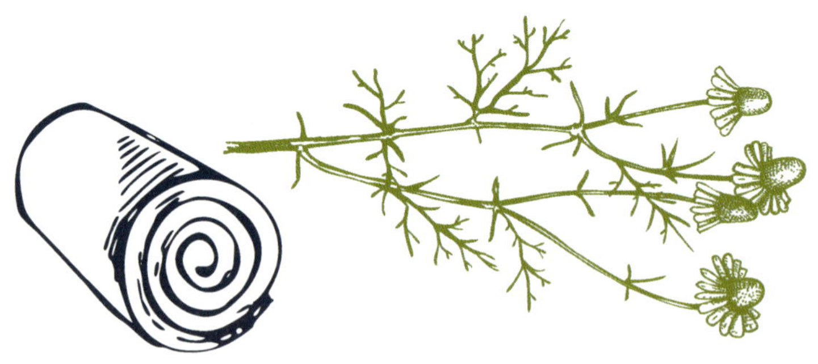

Meerrettich

DAS PFLANZLICHE ANTIBIOTIKUM

ARMORACIA RUSTICANA

Auch bekannt unter: Kren

»Radieschen sind mit Blei aufzuwiegen, Rettich mit Silber, doch Meerrettich ist sein Gewicht in Gold wert« lautete ein antiker Orakelspruch aus Delphi.

Wie dieser Orakelspruch verdeutlicht, war Meerrettich bei den alten Kulturen des Mittelmeerraumes äußerst beliebt. Die enthaltenen Senföle wirken nämlich vor allem im Bereich der Atemwege und bei Harnwegserkrankungen antibakteriell und machten Meerrettich zu einer sehr wertvollen Heilpflanze. Auch Hildegard von Bingen empfahl bei Lungenbeschwerden Meerrettich in warmem Wein oder warmem Wasser.

Die Herkunft des deutschen Namens gibt Rätsel auf. Einerseits könnte sich Meerrettich auf das Meer beziehen. Dafür spricht, dass der lateinisch-keltische Name *armoracia* übersetzt so viel wie »nahe am Meer wachsend« heißt. Dies geschah wohl nicht zuletzt deshalb, weil man die Vitamin-C-haltige Meerrettichwurzel auch längere Zeit lagern kann und sich diese als Proviant in der Schifffahrt seit Jahrtausenden bewährte, um sicher vor Skorbut, einer Vitamin-C-Mangelkrankheit, zu sein. Andererseits könnte der deutsche Name auch vom althochdeutschen Wort »Mähre«, das so viel wie »Pferd« bedeutet, abgeleitet sein. Auch der englische Name »Horseradish« bezieht sich auf das Pferd.

Im Alpenraum ist der Meerrettich ein wichtiger Bestandteil der christlichen Osterrituale und vieler traditioneller Gerichte. Dabei hat diese christliche Tradition Gemeinsamkeiten mit dem jüdischen Pessach-Fest. Hier gehört Meerrettich neben Koriander, Lattich, Nessel und Andorn zu den traditionell bitteren Kräutern, die zu diesem Fest auf den sogenannten Sederteller kommen.

Mit Meerrettich bereitete man auch Pflaster zur Reiztherapie, bei der versucht wurde, durch Reizungen der Haut und künstlich hervorgerufene Öffnungen schlechte Säfte aus dem Körper auszuleiten.

ALPINE VOLKSMEDIZIN

Aufgrund günstiger Wirkungen bei Atemwegserkrankungen wird Meerrettich bei Asthma, Husten, Bronchitis, Schnupfen, Heiserkeit und bei Halsschmerzen entweder als Sirup oder gerieben eingenommen. Meerrettich wird dabei immer frisch verwendet. Der Sirup wird meist in Form eines Schichtsirups hergestellt, oder die Wurzel wird ausgehöhlt, mit Zucker gefüllt und über Nacht stehen gelassen.

Meerrettich wird auch bei Infekten der Harnwege verwendet. Zusätzlich sagt man dem Verzehr der Wurzel eine Erhöhung der Harnmenge nach, weshalb Meerrettich auch bei Nierenleiden angeraten wird. Besonders dem Saft wird bei regelmäßigem Konsum ein günstiger Effekt bei Magenkrämpfen zugesprochen. Bei Verdauungsschwäche, schwachem Appetit und bei Würmern wird der häufige Verzehr von frischem Meerrettich angeraten.

Im Alpenraum wird Meerrettichsaft, der Auszug mit Milch oder besonders oft auch der Auszug mit Essig bei Sommersprossen, Leberflecken (Hyperpigmentierung), Pilzerkrankungen, Schuppen, Akne, Warzen und bei Frostbeulen verwendet.

AUS DER FORSCHUNG

Im Meerrettich sind es die scharf schmeckenden Senfölderivate, die für die positiven Wirkungen verantwortlich sind. Diese werden durch Enzyme in Isothiocyanate umgewandelt, in Atemwege und Harnwege transportiert und dort an die Atemluft und an den Harn abgegeben. Durch diesen Ausscheidungsprozess kommen die antibiotisch wirksamen Verbindungen genau dorthin, wo man sie bei Husten und Harnwegsinfekten haben möchte. Es zeigte sich, dass Zubereitungen aus frischer Meerrettichwurzel grampositive als auch gramnegative Keime sowie Viren (auch Influenzaviren) und Pilze hemmen. Es werden sogar sogenannte Problemkeime wie *Staphylococcus aureus* und *Pseudomonas aeruginosa* wirksam bekämpft, die heute Resistenzen gegen viele Antibiotika entwickelt haben. Unter Laborbedingungen wirkten die Senfölderivate zudem hemmend auf das Wachstum von Krebszellen. Beim Trocknen werden die Senfölderivate allerdings in flüchtige Senföle gespalten und dadurch unwirksam.

TAGESDOSIERUNG: 20 g der frischen Wurzel.
VORSICHT: Bei Magen- und Darmgeschwüren sowie bei Nierenentzündung darf Meerrettich nicht verwendet werden, da es hier zu zusätzlichen Reizungen kommen kann.
SAMMELZEITPUNKT: Die Wurzel wird im Herbst oder im Frühling gesammelt. Meerrettich ist auch über den Lebensmittelhandel erhältlich.

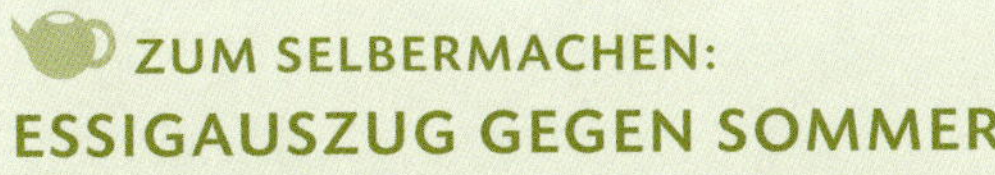

ZUM SELBERMACHEN:

ESSIGAUSZUG GEGEN SOMMERSPROSSEN UND HYPERPIGMENTIERUNG

ZUTATEN: 30 g Meerrettichwurzel; 100 ml Weinessig.

ZUBEREITUNG: Den frisch geriebenen Meerrettich mit dem Essig übergießen und fest verschlossen für etwa 2 Wochen an einen dunklen Ort stellen. Anschließend abfiltrieren und in eine saubere Flasche füllen.
Die Haltbarkeit liegt bei 1 Jahr. Der Essigauszug sollte täglich auf die Hyperpigmentierung aufgetragen werden.

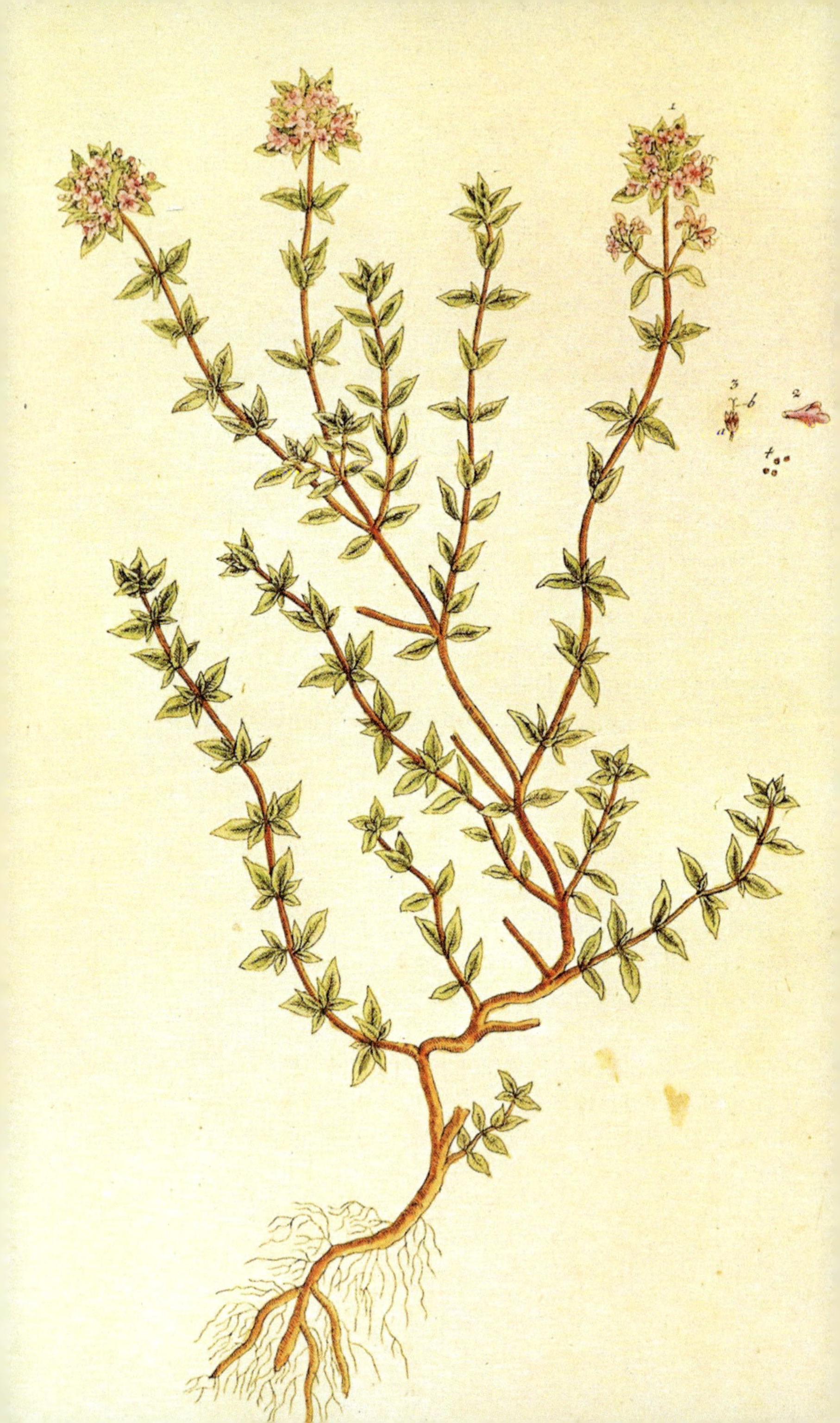
1
3
b
2
a
4

Quendel
DAS HUSTENMITTEL FÜR KINDER

THYMUS SERPYLLUM

Auch bekannt unter: Jungfernzucht, Feldquendel, Kundlkraut, Kuttelkraut, Zwendel

Quendel ist eine der beliebtesten Heilpflanzen des Alpenraumes. Aufgrund ihres aromatischen Geruches wird diese mit dem Thymian eng verwandte Heilpflanze bereits seit Jahrtausenden hochgeschätzt. Ähnlich wie Thymian im Mittelmeerraum wird Quendel im Alpenraum mit Liebe und Fruchtbarkeit in Verbindung gebracht.

Quendel wird auch gerne in der Bienenzucht verwendet. Bienenstöcke werden mit Quendel geräuchert, um die Varroamilbe zu bekämpfen. Außerdem wird der Bienenkorb mit Quendel ausgerieben, damit sich die Bienen nach dem Ausschwärmen wieder leichter einfangen lassen.

ALPINE VOLKSMEDIZIN

Quendeltee und auch der Sirup eignen sich hervorragend zur Behandlung von Husten, Bronchitis und als Inhalation bei Schnupfen. Besonders in der Kinderheilkunde hat sich Quendel neben Thymian als krampflösendes Hustenmittel bewährt.

Quendeltee wird gerne bei Menstruationsbeschwerden getrunken, da er Unterleibskrämpfe bessert. In den Wechseljahren wird Quendel gerne als Badezusatz verwendet. Auch 3 bis 4 Wochen vor der Geburt soll er, als Tee oder als Badezusatz, die Gebärmutter kräftigen und die Geburt dadurch erleichtern.

Abb.: Quendel wird häufig in der Kinderheilkunde verwendet. Krampfartige Hustenattacken können mit dem Kraut schnell gelindert werden.

Als Waschung oder Umschlag wird Quendel bei Hautausschlägen, die auch allergisch bedingt sein können, sowie bei Wunden, Erfrierungen, Akne, Neurodermitis und Geschwüren empfohlen.

In der Volksheilkunde wird Quendel sehr verbreitet bei schmerzenden Beinen, Quetschungen, rheumatischen Gelenkschmerzen sowie bei Kopf- und Zahnschmerzen als Tee und als alkoholische Einreibung angeraten. Quendel gilt als eine stärkende Heilpflanze und wird im Alpenraum deshalb bei Muskelschwund, für schwache Kinder, zur Stärkung der Muskeln und Knochen sowie bei Rachitis verwendet. Weil Quendel als kräftigend gilt, empfiehlt man ihn auch als Fußbad bei müden und schmerzenden Füßen.

Eine vielfach vergessene Anwendung ist jene bei Nervosität, Schlafstörungen, leidvollen Gedanken und zur Stärkung der Nerven. Auch hier gilt Quendel besonders bei Kindern als beruhigender Tee. Erwähnenswert sei an dieser Stelle, dass bereits die römischen Soldaten Thymiantee gegen Schwermut und Alpträume getrunken haben sollen.

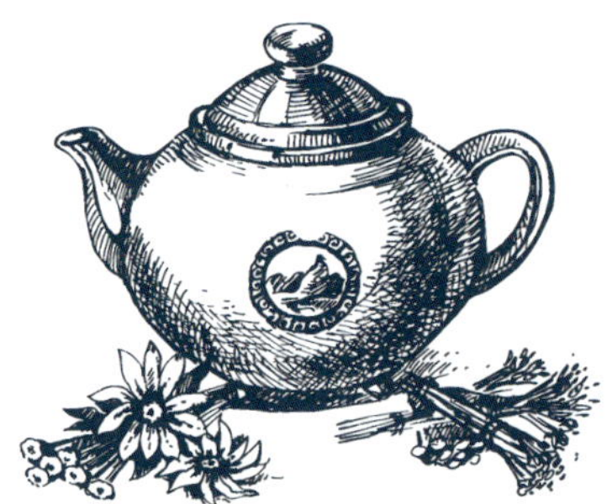

AUS DER FORSCHUNG

Im Quendelkraut finden sich als relevante Inhaltstoffe ätherisches Öl, Flavonoide und Bitterstoffe. Über die Anregung der Magenschleimhaut wird reflektorisch die Produktion von Sekreten in der Lunge und den Atemwegen erhöht. Krampfartige Hustenattacken werden auf diese Weise gebessert und hartnäckige Verschleimungen in den Atemwegen gelöst. Das ätherische Öl wirkt zudem antimikrobiell.

TAGESDOSIERUNG: 3-mal täglich je 2 Teelöffel (2 g) des getrockneten Krautes als Tee. Die Tagesdosierung für Kinder ab einem Jahr liegt bei 1 bis 4 g.

VORSICHT: Keine Einschränkungen bekannt.

SAMMELZEITPUNKT: Das blühende Kraut wird von Mai bis August gesammelt.

Quendelkraut ist auch über Apotheken erhältlich.

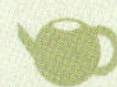 **ZUM SELBERMACHEN:**

»PRIESLACH« GEGEN HALSSCHMERZEN BEI KINDERN

ZUTATEN: 5 g Quendel; 3 g Salbei; 80 g Butter; etwas Zucker.

ZUBEREITUNG: Quendel, Salbei, Butter und eine Prise Zucker in eine Pfanne geben. Die Zutaten langsam erwärmen und sobald sich die Butter verflüssigt, noch etwa 10 Minuten bei wenig Hitze stehen lassen. Die Flüssigkeit wird noch heiß in ein kleines Glas abfiltriert. Beim Abkühlen entsteht eine cremeartige Konsistenz, die Kindern ab 6 Jahren bei Halsschmerzen teelöffelweise alle 2 bis 3 Stunden eingegeben werden kann.

Im Kühlschrank gelagert, liegt die Haltbarkeit bei 3 Tagen.

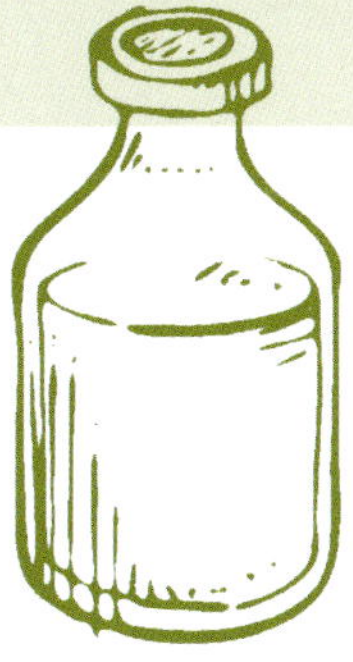

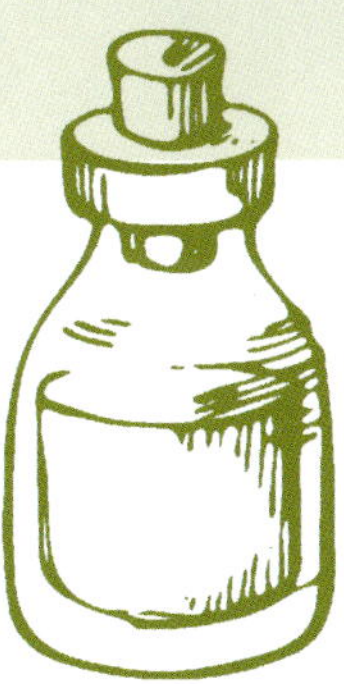

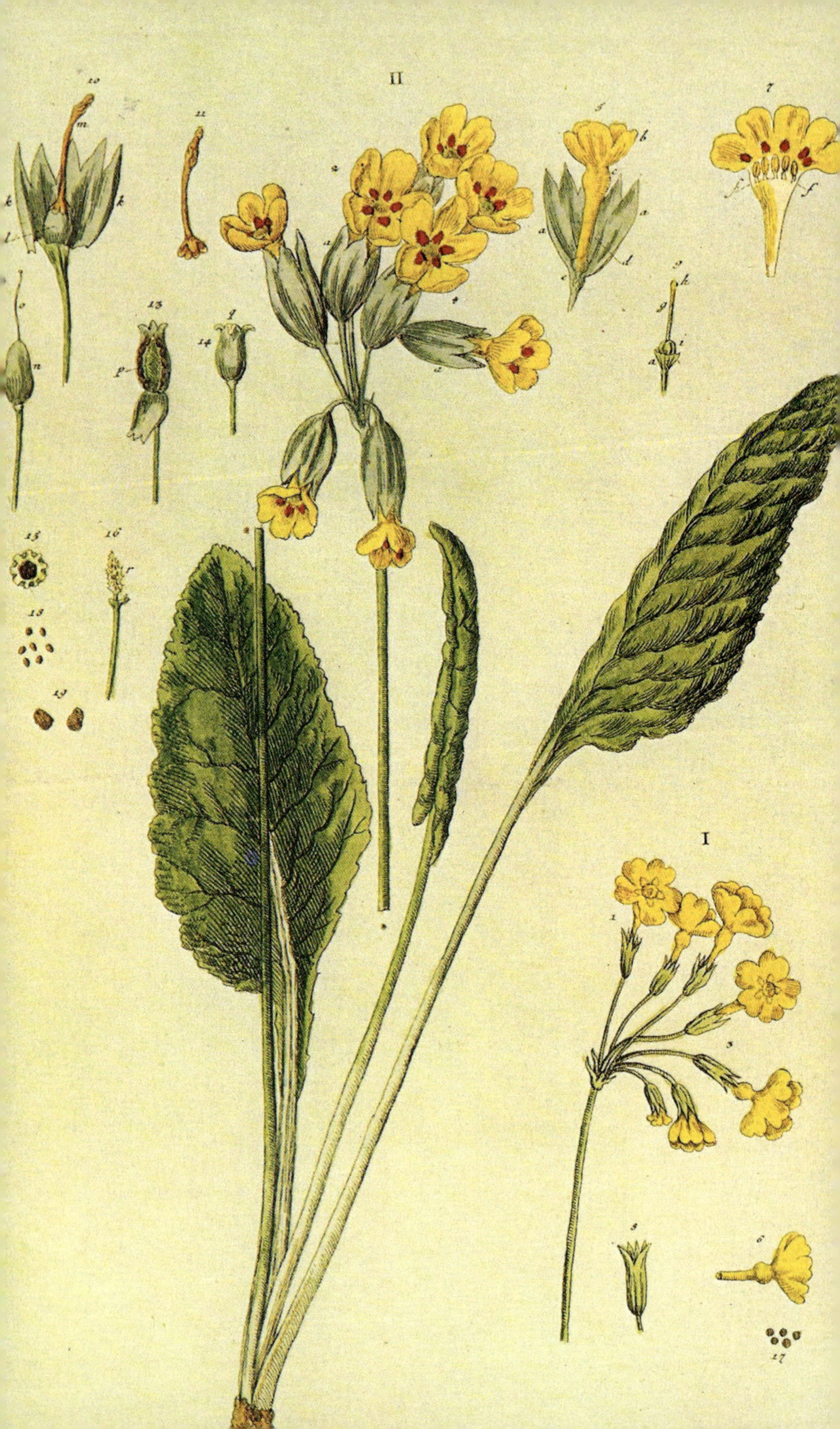

Schlüsselblume

LINDERT CHRONISCHEN HUSTEN

PRIMULA VERIS & ELATIOR

Auch bekannt unter: Himmelschlüssel, Petrusschlüssel, Kraftblüml

Als eine der ersten Blumen im Frühjahr wird die Schlüsselblume als ein willkommener Frühlingsbote gesehen. Wie ein Schlüssel ein Tor öffnet die Schlüsselblume symbolisch das Tor zu einer neuen Vegetationsperiode. Aus dieser Verbindung bildeten sich seit der Antike zahlreiche Sagen und Legenden, in denen die Schlüsselblume immer als Schlüssel gesehen wurde. So soll Petrus der Himmelschlüssel aus der Hand und in Form der Schlüsselblume auf die Erde gefallen sein (Petrusschlüssel).

ALPINE VOLKSMEDIZIN

Volksmedizinisch werden die oberirdischen Teile der Schlüsselblume sehr häufig als Tee bei Erkrankungen der Atemwege verwendet. Neben einem schleimlösenden Hustenmittel wird der Tee bei Asthma, Keuchhusten, Bronchitis, Erkältung und Halsschmerzen eingesetzt. Die Wurzel wird als Schnupftabak bei Katarrhen der oberen Atemwege und bei Schwindel empfohlen.

Hildegard von Bingen nannte die Schlüsselblume als Heilpflanze gegen Melancholie und Nervosität. Diese Indikation ist auch den Alpenbewohnern nicht unbekannt. Hier wird die Schlüsselblume bei Schlafstörungen, Nervosität, Depressionen, Schwindel (Schwindelblüh), nervöser Schwäche und Migräne angeraten.

Abb.: In den Blüten und in der Wurzel der Schlüsselblume befinden sich Saponine. Diese wirken schleimlösend und fördern das Abhusten von festsitzendem Schleim.

Die Schlüsselblume wird, wie im Mittelalter üblich, auch als Tee oder Weinauszug bei Gicht und Gelenkschmerzen verwendet. Das »Kraftblüml« gilt zudem als herzstärkend und als nützlich bei hohem Blutdruck.

Äußerlich gilt der Presssaft des Krautes als Schönheitsmittel und soll besonders bei rissigen und aufgesprungenen Händen sowie gegen Hautflecken helfen.

AUS DER FORSCHUNG

Verantwortlich für die schleimlösende und das Abhusten erleichternde Wirkung sind die Saponine, die zu 3 bis 10 % in der Wurzel und in etwas geringerer Konzentration in den Blüten enthalten sind. Diese steigern reflektorisch über den sogenannten *Nervus vagus* die Produktion von Sekreten in den Bronchien, wodurch sich festsitzender Schleim besser löst. In den Blüten sind es die Flavonoide, die die Wirkung unterstützen. Vor allem bei chronischem Husten und dem sogenannten Altershusten hat sich Primel auch im klinischen Alltag bewährt.

TAGESDOSIERUNG: 3-mal täglich 1 Teelöffel (1 g) der getrockneten Blüten oder ½ Teelöffel der getrockneten Wurzel (0,5 g) als Tee.
VORSICHT: Zubereitungen aus Schlüsselblume können bei empfindlichen Personen Magenbeschwerden und Übelkeit hervorrufen. Bei Allergie gegen Primeln sollte auf die Schlüsselblume verzichtet werden.
SAMMELZEITPUNKT: Die Blüten werden im März und April, die Wurzel wird von September bis November gesammelt.
Schlüsselblumenblüten und -wurzeln sind auch über Apotheken erhältlich.

ZUM SELBERMACHEN:
SCHLÜSSELBLUMENSIRUP GEGEN HUSTEN

ZUTATEN: 1 Handvoll Schlüsselblumenblüten; 100 ml 96%iger Alkohol; 500 ml Wasser; 500 g Zucker.

ZUBEREITUNG: Die Blüten mit dem Alkohol und dem Wasser übergießen und etwa 2 Wochen an einen dunklen Platz stellen. Anschließend abfiltrieren und die gewonnene Lösung mit dem Zucker zu einem Sirup aufkochen. Den noch heißen Sirup in mehrere kleine Flaschen abfüllen und diese – abgekühlt – in den Kühlschrank geben. Haltbar 6 Monate. Geeignet auch bei verschleimten Atemwegen.

ZUM SELBERMACHEN:
SCHLÜSSELBLUMENBONBONS GEGEN HUSTEN UND HEISERKEIT

ZUTATEN: 30 g frische Schlüsselblumenblüten; 500 g Zucker.

ZUBEREITUNG: Die Blüten und etwas Zucker (ca. 50 g) mit einem Pürierstab zu einer Paste vermengen. Dann in einem Topf den restlichen Zucker erhitzen. Sobald der Zucker flüssig wird, gibt man die Paste hinzu und lässt das Ganze noch bei niedriger Hitze flüssig werden. Die heiße Zuckerlösung auf einem gut gefetteten Backblech in Fingerbreite auftragen und abkühlen lassen. Die feste Masse kann in kleine bonbongroße Stücke geschnitten werden. Mit Traubenzucker bestreut, kleben diese nicht aneinander.
Die Bonbons sollten an einem trockenen, kühlen Ort gelagert werden. Sie sind einige Monate haltbar und können mehrmals täglich genossen werden.

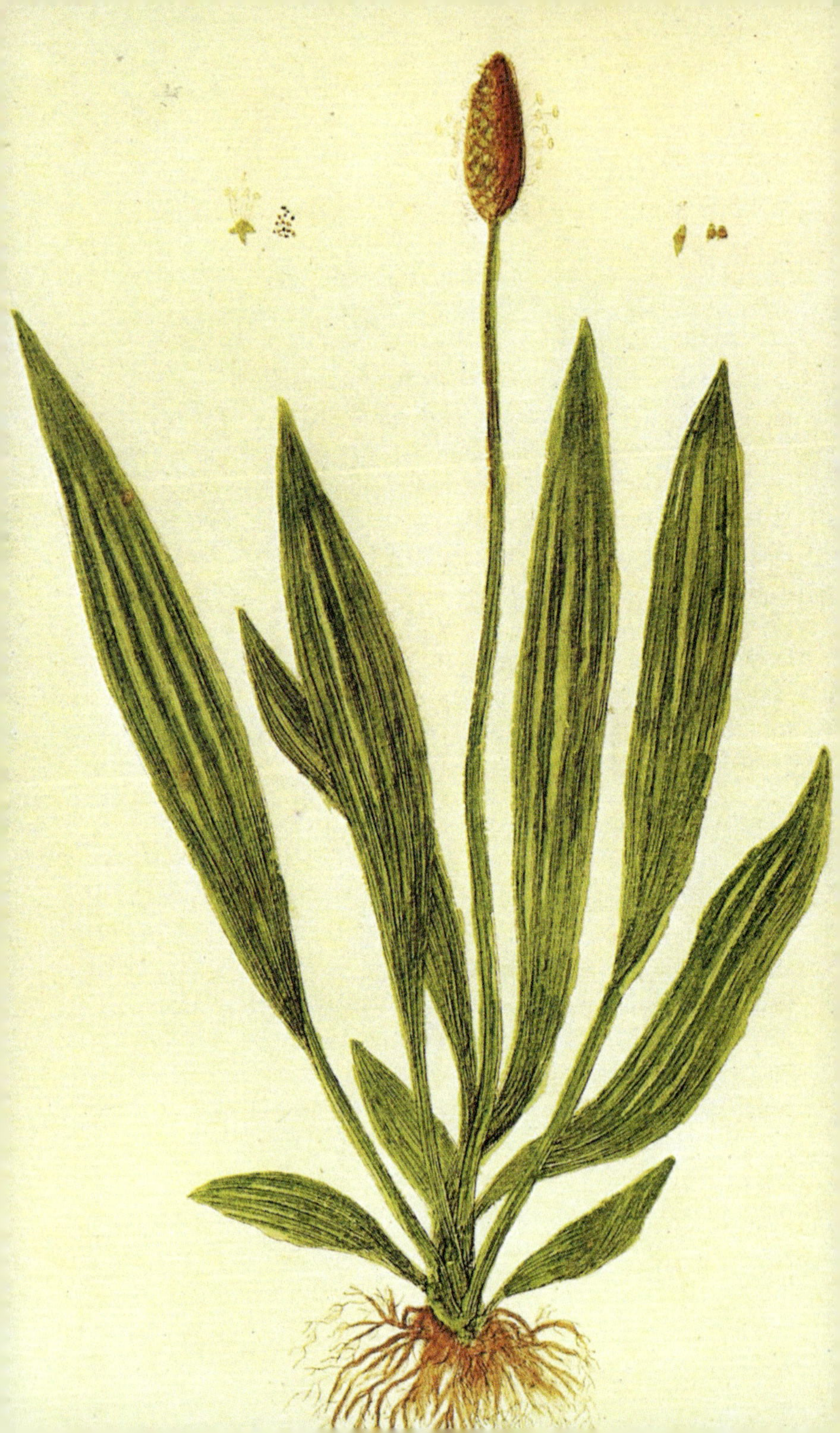

Spitzwegerich
DAS LUNGENKRAUT

PLANTAGO LANCEOLATA
Auch bekannt unter: Lungenkraut

Spitz- und Breitwegerich *(Plantago major)* werden in der Volksheilkunde auf sehr ähnliche Weise verwendet und haben in der europäischen Heilkunde eine ausgesprochen lange Tradition.

Schon Dioskurides empfahl Wegerichsaft in der Antike als Wundheilmittel. In der altnordischen, isländischen »Völsunga Saga« (13. Jahrhundert) werden Wegerichblätter von einem Wiesel (Hermel) auf Wunden gelegt, um diese zu heilen. Im Südtiroler Wipptal hieß Wegerich dementsprechend noch im 19. Jahrhundert »Hermelkraut«. Dass sich diese Anwendung über die Jahrhunderte im Alpenraum bewährte, bezeugt nicht zuletzt eine Erwähnung aus dem 16. Jahrhundert.

ALPINE VOLKSMEDIZIN

Der Tee des auch als »Lungenkraut« betitelten Spitzwegerichs soll bei Heiserkeit, Husten, Bronchitis und Erkältung hilfreich sein. Er gilt als schleimlösend, als hervorragender Lungentee im Allgemeinen und wurde früher unter anderem auch gerne bei Tuberkulose getrunken. In der Volksheilkunde wird hierzu seit Jahrhunderten auch der Spitzwegerichsirup hergestellt, ein Schichtsirup aus frischen Blättern und Zucker. Da es bei der unsachgemäßen Trock-

Abb.: Spitzwegerichblätter enthalten antibiotische Inhaltsstoffe. Um ein vorzeitiges Abbauen dieser Inhaltsstoffe zu verhindern, ist allerdings eine rasche Trocknung nötig.

nung zu einem teilweisen Abbau der wirksamen Inhaltsstoffe kommt, scheint diese Art der Zubereitung mit frischen Blättern sehr sinnvoll.

Frische Spitzwegerichblätter werden bis heute bei Wunden, Hämorrhoiden, Eiterungen, Geschwüren und auch bei Blutungen verwendet. Die frischen Blätter oder der Frischpflanzensaft sollen auch bei Insektenstichen schnell Abhilfe schaffen.

Der Tee hilft laut Volksheilkunde auch bei Magenbeschwerden, Durchfall, Leberleiden, Sodbrennen, Mundfäule und bei Zahnschmerzen sowie äußerlich bei Ohrenschmerzen. In Nordtirol sowie in Südtirol werden hierzu Gefäßbündel (die Blattnerven) ins Ohr gesteckt.

AUS DER FORSCHUNG

Als relevante Inhaltsstoffe finden sich im Spitzwegerich Schleimstoffe (bis 6 %), Iridoidglykoside mit Aucubin und Catalpol sowie Flavonoide, Kieselsäure, Gerbstoffe und sogenannte Phenylethanoide. Spitzwegerich besitzt zahlreiche nachgewiesene medizinische Wirkungen. Zum einen wirkt Spitzwegerich durch das enthaltene Aucubin und Acteosid entzündungshemmend und antimikrobiell. Zum anderen wirken Schleimstoffe reizlindernd und immunstimulierend und verstärken den antibakteriellen Effekt. Zusätzlich konnte dem Extrakt eine blutgerinnungsfördernde Wirkung bescheinigt werden. So lassen sich die meisten der volksmedizinischen Anwendungen auch rational erklären. Durch die antibakteriellen, immunstimulierenden und entzündungshemmenden Effekte wirken sich Zubereitungen aus Spitzwegerich besonders günstig bei Atemwegserkrankungen mit Husten aus, erklären aber auch nachgesagte wundheilende Effekte.

TAGESDOSIERUNG: 3-mal täglich 2 Teelöffel (2 g) der getrockneten Blätter als Tee. Kinder ab 1 Jahr können 2-mal täglich ½ Teelöffel der getrockneten Blätter als Tee zu sich nehmen.
VORSICHT: Keine Einschränkungen bekannt.
SAMMELZEITPUNKT: Die Blätter können von Mai bis September gesammelt werden. Die Wirksamkeit ist aber bei jungen Blättern im Frühsommer am höchsten. Da es bei einer zu langwierigen Trocknung zu Abbauprozessen der wirksamen Inhaltsstoffe kommt, sollten Spitzwegerichblätter rasch bei etwa 50 °C im offenen Backrohr getrocknet werden.
Spitzwegerichblätter sind auch über Apotheken erhältlich.

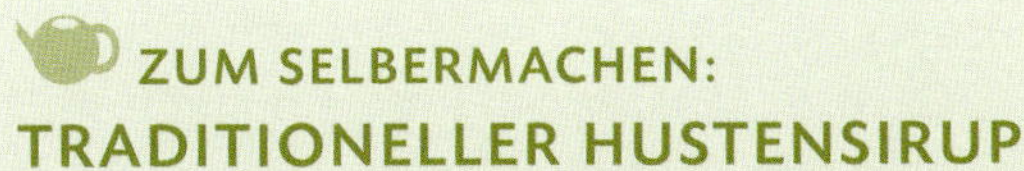

ZUM SELBERMACHEN: TRADITIONELLER HUSTENSIRUP

ZUTATEN: 2 Handvoll Spitzwegerichblätter;
1 Handvoll frische Fichtentriebe; Zucker.

ZUBEREITUNG: Die frisch gesammelten Spitzwegerichblätter grob zerkleinern, ebenso die Fichtentriebe. Dann in etwa 1 cm hohen Schichten abwechselnd in ein Marmeladeglas füllen: eine Schicht Spitzwegerichblätter, darauf eine Schicht Zucker, darauf eine Schicht Fichtentriebe, wiederum eine Schicht Zucker usw. Wichtig ist, die einzelnen Schichten gut anzudrücken. Die oberste Schicht sollte Zucker sein. Anschließend das volle, gut verschlossene Glas für einige Wochen in den Kühlschrank geben. Nach etwa 4 Wochen den gewonnenen Sirup in kleine, saubere Flaschen abfüllen.
Im Kühlschrank gelagert, ist der Sirup 6 Monate haltbar. Mehrmals täglich 1 Teelöffel des Sirups eignet sich bei trockenem krampfartigem Husten und Heiserkeit.

MUSKEL- UND GELENKBESCHWERDEN

Schmerzen gehören wohl zu einem der größten Übel des Menschen. In früheren Zeiten war das Leben im Alpenraum noch härter und arbeitsintensiver als heute. Gelenkschmerzen und Rückenprobleme waren an der Tagesordnung und konnten die lebenswichtige Arbeitskraft beeinträchtigen. Deshalb wurde der Behandlung von Schmerzen in der Volksheilkunde stets eine hohe Aufmerksamkeit entgegengebracht. Die im Alpenraum bei Weitem häufigste Anwendung erfahren dabei bis heute Arnika, Wurmfarn und Kampfer.

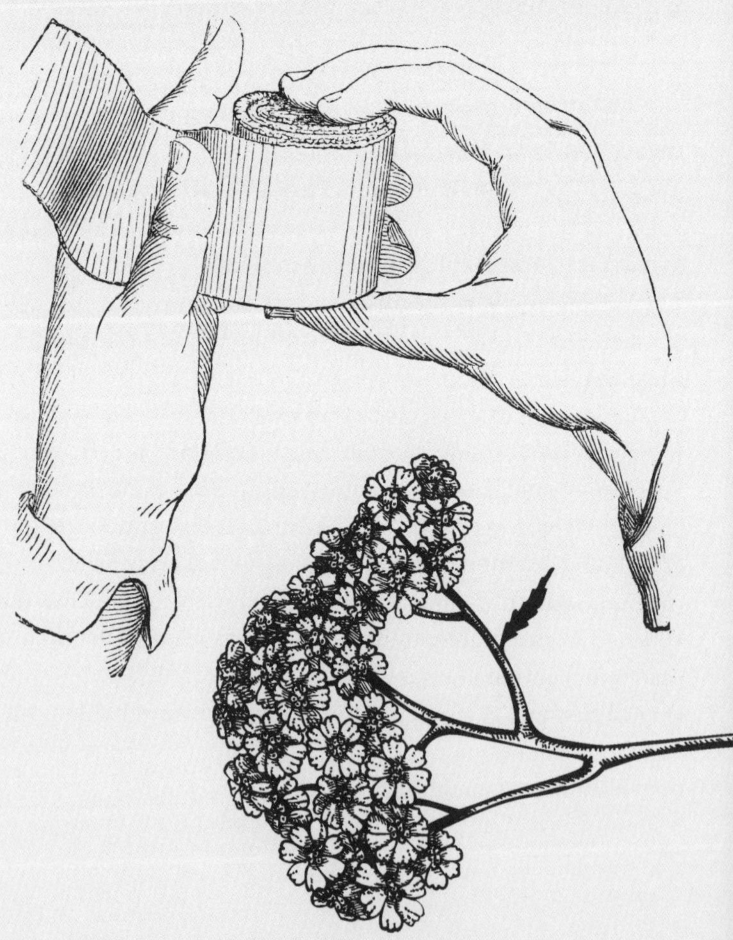

Arnika
DIE KRAFTWURZ

ARNICA MONTANA
Auch bekannt unter: Donnerblume, Krieger, Wohlverleih, Wolfszeisel

Hildegard von Bingen schreibt als eine der Ersten von der »Wolvisgelegena«. Die namentliche Verbindung zum Wolf findet sich bis heute in den volkstümlichen Namen »Wolfszeisel« und »Wohlverleih« (früher »Wolferlei«). Der Wolf stand in der germanischen Mythologie für das Böse. Der Kornwolf wurde beispielsweise für Ernteausfälle verantwortlich gemacht, weshalb man zur Sommersonnenwende Arnikabüschel an die Ecken der Felder steckte, um das Feld vor ihm zu schützen. Möglicherweise wurde Arnika aber auch so benannt, weil sie gegen den Hautwolf *(Intertrigo perinaealis)*, eine durch Reibung entstehende nässende Hautentzündung, verwendet werden kann.

Um 1600 beschrieb Marx Sittich von Wolkenstein in seiner Landesbeschreibung von Südtirol die Arnika aus ungeklärten Gründen als »Schlangenmord«. Er nannte sie als Heilmittel gegen Epilepsie, eine Anwendung, die auch die darauffolgenden Jahrhunderte Bestand hatte und der die Arnika den Namen »Fallkraut« verdankt.

Im Alpenraum wird Arnika häufig unter dem Dach aufbewahrt und bei Gewittern verbrannt, weil die sogenannte Donnerblume Blitzschläge abhalten soll.

Der berühmte Biologe Konrad Gesner, der 1561 in seinem Werk »Horti Germaniae« auch die Arnika beschrieben hatte, starb 1565 im Alter von 39 Jahren nach zwei Drachmen (etwa 7 g) Arnika, weil er beweisen wollte, dass Arnika ungiftig sei.

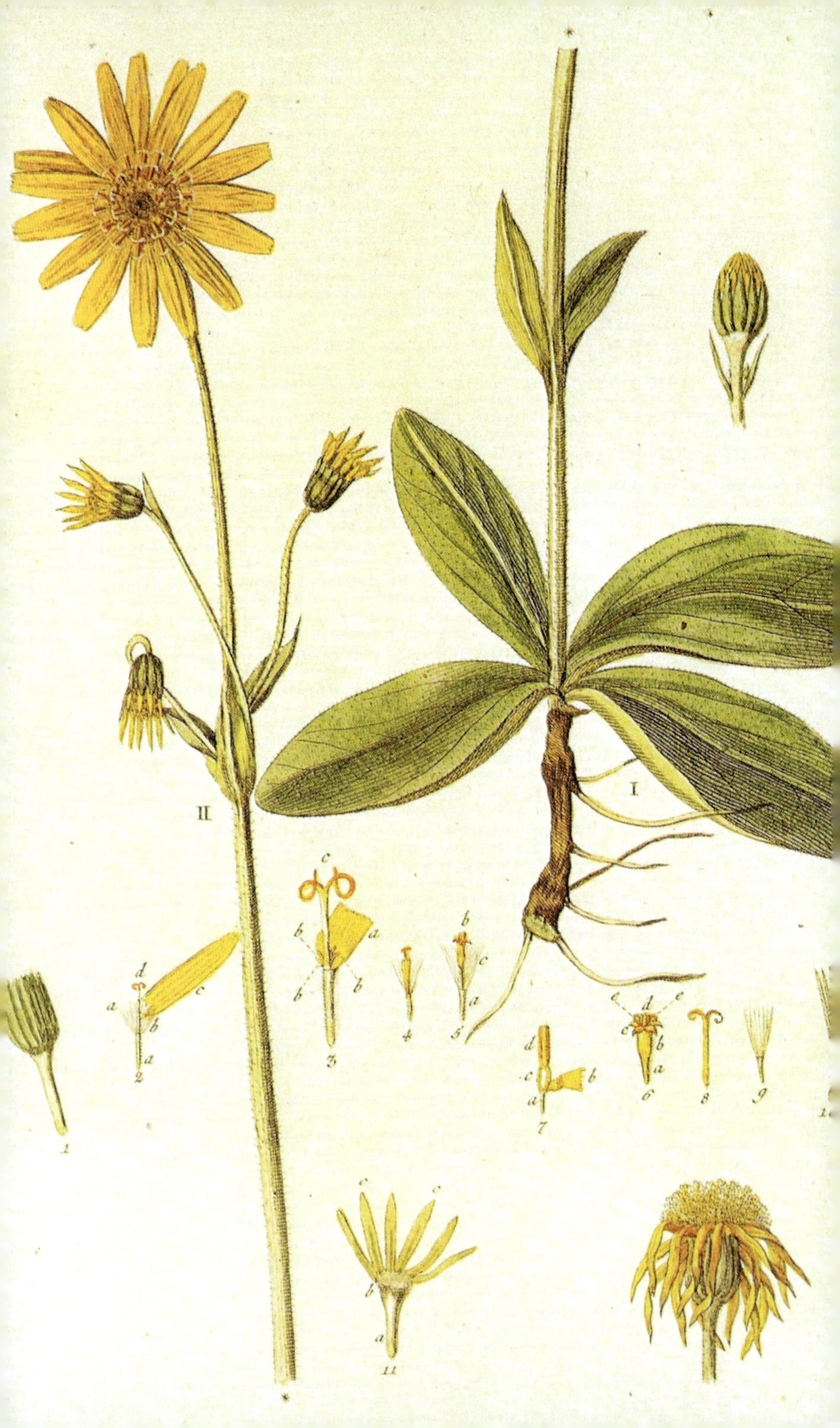

II
I
c
a
b
b
b
d
c
a
b
a
2
3
4
b
c
a
5
d
c
b
a
7
e
d
e
c
b
a
6
8
9
1
c
c
b
a
11

ALPINE VOLKSMEDIZIN

Die häufigste Anwendung von Arnika ist jene bei schmerzhaften Entzündungen des Bewegungsapparates. Arnikaschnaps, -tinktur oder -öl werden bei rheumatischen Gelenkschmerzen, Rückenschmerzen, Verrenkungen, Quetschungen, Muskelkater, schweren und müden Beinen, Wadenkrämpfen, Sehnenscheidenentzündung und bei Gicht verwendet. Daneben gilt Arnika als das Desinfektionsmittel schlechthin. Vielerorts vernimmt man sogar den Hinweis, Arnika sei gleichwertig antiseptisch wie eine Jodlösung. Dementsprechend wird der Arnikaschnaps, ein Ölauszug oder eine Salbe aus Arnika bei Wunden aller Art, Geschwüren, Insektenstichen, Hautausschlägen, Warzen, Venenentzündung, Frostbeulen, Hämorrhoiden und bei Nasenbluten verwendet.

Aufgrund dieser desinfizierenden Wirkung sind Arnikaöl und Arnikaschnaps in verdünntem Zustand auch als Mundspülung ein beliebtes Heilmittel bei Zahnfleischentzündung, Zahnfleischschwund und Zahnschmerzen.

In einem geringeren Ausmaß galt der Arnikaschnaps, stark verdünnt eingenommen, früher als hilfreich bei Erkrankungen im Magen-Darm-Trakt. Er wird bei nervösem Magen, Magenkrämpfen, Bauchschmerzen, Blinddarmschmerzen, Krämpfen, Übelkeit, Durchfall und bei Blähungen empfohlen.

Auch bei Atemwegserkrankungen wurde Arnikaschnaps früher stark verdünnt verwendet, so bei Atemnot, Lungenentzündung, Rippenfellentzündung, Fieber und Grippe. Bei Halsschmerzen und Heiserkeit wurde er auch gegurgelt.

In der Frauenheilkunde wird vorwiegend Arnikaschnaps als Umschlag bei Milchstauung und Brustdrüsenentzündung während des Stillens sowie früher zur Desinfektion der Geburtswunden empfohlen. Die Beschreibung der Arnika durch Hildegard von Bingen als

Abb.: Die Arnika ist für ihre entzündungshemmende und schmerzstillende Wirkung bekannt. Innerlich verwendet kann sie allerdings zu Herzversagen führen.

betörende Heilpflanze, die die Begierde der Sich-Liebenden entfacht, findet sich insofern in der Volksheilkunde wieder, da Arnika eine Anregung auf die Keimdrüsen des Mannes und eine anregende Wirkung auf den Unterleib der Frau nachgesagt wird.

Arnika gilt als kräftigende und den Kreislauf stabilisierende Heilpflanze. In diesem Sinne sind auch die Namen »Kraftrose«, »Kraftwurz«, »Krieger« und »Altvatermark« zu verstehen. Vor allem innerlich genossen wird Arnikaschnaps, -öl und -tee eine mildernde Wirkung bei Schwindel, Durchblutungsstörungen und schwachen Nerven nachgesagt.

AUS DER FORSCHUNG

In den Arnikablüten finden sich als wirksamkeitsrelevante Verbindungen Sesquiterpenlactone, ätherisches Öl sowie Flavonoide. Die Sesquiterpenlactone wirken ausgesprochen entzündungshemmend und schmerzstillend. Gleichzeitig entfaltet das Extrakt auch leicht blutverdünnende Effekte, indem die Verklumpung von Thrombozyten gehemmt wird. Sesquiterpenlactone wirken gegen eine Vielzahl an Erregern antimikrobiell. Das ätherische Öl regt die Hautdurchblutung an, womit der entzündungshemmende Effekt unterstützt wird. Deshalb sind die volksmedizinischen Anwendungen bei Schmerzen des Bewegungsapparates sowie bei Wunden und Zahnfleischentzündung nachvollziehbar. Arnika führt innerlich eingenommen zu einer verstärkten Durchblutung der Herzkranzgefäße und zu einer Erhöhung des Herzschlagvolumens, womit die anregende Wirkung auf den Kreislauf erklärt werden kann. Allerdings kommt es in höherer Dosierung zu Herzversagen.

VORSICHT: Arnikazubereitungen sollten nur äußerlich verwendet werden, da sie innerlich genossen zu Herzversagen führen können. Personen, die allergisch auf Korbblütler reagieren, sollten Arnika meiden. Vorsicht auch bei wunder Haut, denn bei längerer Anwendung kann es zu verstärkten Hautreaktionen mit Bläschenbildung kommen.

SAMMELZEITPUNKT: Arnika steht unter Naturschutz!
Man kann getrocknete Arnikablüten oder auch die Arnikatinktur über die Apotheke beziehen. Diese Pflanzen stammen aus angebauten Kulturen und belasten dadurch nicht die heimischen Bestände.

ZUM SELBERMACHEN:

ARNIKAWICKEL BEI PRELLUNGEN UND GELENKSCHMERZEN

ZUTATEN: 30 g Arnikablüten; 200 ml Weinessig.

ZUBEREITUNG: Die Blüten mit dem heißen Essig überbrühen und 15 Minuten ziehen lassen. Anschließend den Essig auf ein Tuch auftragen, ein trockenes Tuch darüberlegen und mit einem Stück Stoff an der schmerzenden Stelle fixieren. Der Wickel wird bei akuten Verletzungen kalt, bei bereits länger bestehenden Schmerzen warm angelegt und mehrmals täglich gewechselt. Ein Arnikawickel eignet sich besonders bei Prellungen, Quetschungen und Gelenkschmerzen.

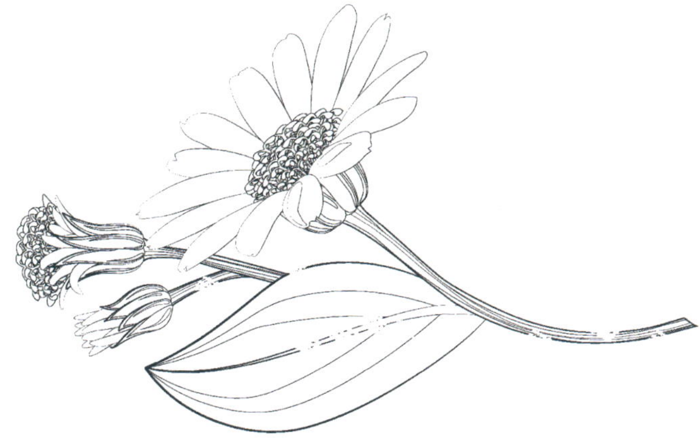

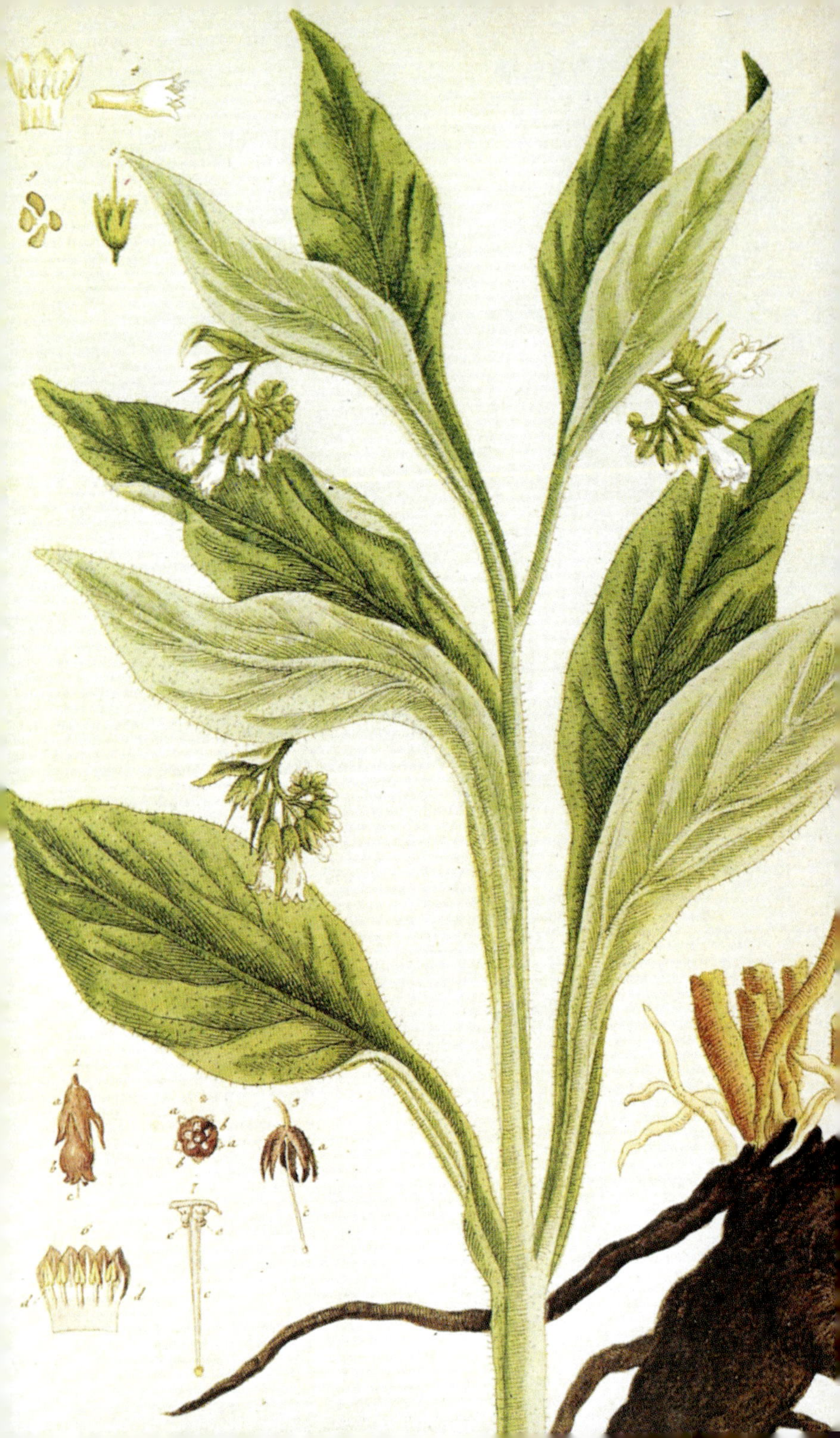

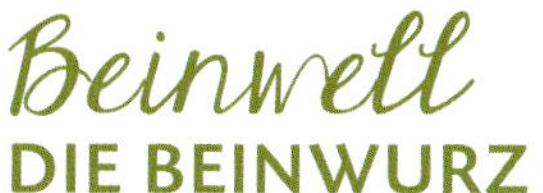

Beinwell
DIE BEINWURZ

SYMPHYTUM OFFICINALE
Auch bekannt unter: Schwarzwurzel, Wallwurz

Beinwell hat in Mitteleuropa eine sehr lange Tradition als Heilmittel bei Wunden und Knochenbrüchen. Sowohl die vorchristlichen Kelten als auch die Germanen kannten die Heilpflanze und auch in den Kräuterbüchern des Mittelalters wird sie ausführlich beschrieben. Hildegard von Bingen empfahl Beinwell, sie nannte diesen »Consolida« (lat. *consolidare* = festmachen), bei nicht tiefen Wunden und Geschwüren. Besonders im Mittelalter überhöhte man die Wirkung dermaßen, dass erzählt wurde, dass Beinwell im Kochtopf die Knochen sogar wieder zusammenwachsen lasse. Dabei steckt die nachgesagte Heilkraft bereits im Namen »Beinwell«, der suggeriert, dass diese Pflanze bei Knochenbrüchen und Wunden gut sei. Auch der wissenschaftliche Name *Symphytum* und der ältere deutsche Name Wallwurz bedeuten ursprünglich »zusammengewachsen«. Früher wurde Beinwell auch sehr viel öfter bei inneren Verletzungen verwendet, wie dies das Rezept eines Bauerndoktors aus Südtirol verdeutlicht. Er riet bei Kopfverletzungen zu einem Wundtrank mit Beinwell. Auch der berühmte Kiendler aus dem Zillertal empfahl Beinwell innerlich als Tee zur Blutstillung.

ALPINE VOLKSMEDIZIN

In der Volksheilkunde ist das Hauptanwendungsgebiet von Beinwell der Bewegungsapparat. Der Beinwellschnaps beziehungsweise

Abb.: Ein mit Beinwellwurzel angesetzter Schnaps verfärbt sich tiefschwarz. Daher nennt man Beinwell auch »Schwarzwurzel«.

die Beinwelltinktur, die Beinwellsalbe sowie ein Umschlag der frischen Wurzel oder der frischen und zerkleinerten Blätter werden bei Gicht, Rheuma, Gelenkschmerzen, Arthrose, Knochenbruch, Bänderriss, Bänderzerrung, Nabel- und Leistenbruch, Quetschungen, Prellungen, Verstauchungen, Muskelverspannungen, Muskelkater, Hexenschuss, Ischias, Schulterschmerzen, müden Beinen, Sehnenscheidenentzündung, Beinhautentzündung und auch bei Knochenschmerzen empfohlen.

Beinwellzubereitungen werden auch sehr oft bei Nervenschmerzen und vor allem bei Gürtelrose als Umschlag angeraten.

Eine weitverbreitete Anwendung ist jene bei Verwundungen und Hauterkrankungen. Bei Wunden, Verletzungen, Insektenstichen, Fieberblasen, Frostbeulen, Krampfadern, Venenentzündungen sowie Narben wird die Beinwellsalbe, die Tinktur oder der Tee in Form eines Umschlages verwendet.

AUS DER FORSCHUNG

Die wirksamen Bestandteile des Beinwells sind die Schleim- und Gerbstoffe sowie das Allantoin. Diese kommen sowohl in der Wurzel als auch in den Blättern vor. Zusätzlich konnte ein sogenanntes Glykopeptid nachgewiesen werden, dem man entzündungshemmende Wirkungen zuspricht. Allantoin fördert die Regeneration verletzten Gewebes. Die Schleimstoffe schützen die Wundoberfläche vor Reizungen, was wiederum die Wundheilung unterstützt. Diese Kombination erklärt, weshalb Beinwellzubereitungen seit Jahrtausenden bei Gewebeschäden, Wunden und Beinbrüchen empfohlen werden.

Die im Beinwell ebenfalls enthaltenen Pyrrolizidinalkaloide können zu Leberschäden führen, wenn täglich mehr als 100 Mikrogramm Pyrrolizidinalkaloide aufgenommen werden. Deshalb kann die innerliche Anwendung nicht empfohlen werden.

TAGESDOSIERUNG: Beinwellzubereitungen sollten mehrmals täglich äußerlich aufgetragen werden.
VORSICHT: Beinwell sollte nur äußerlich auf intakter Haut verwendet werden. Schwangere und stillende Mütter sowie Kinder unter 2 Jahren sollten darauf verzichten.
SAMMELZEITPUNKT: Die Beinwellwurzel wird im Frühling oder Herbst gesammelt, die Blätter im April.
Beinwellwurzel ist auch über Apotheken erhältlich.

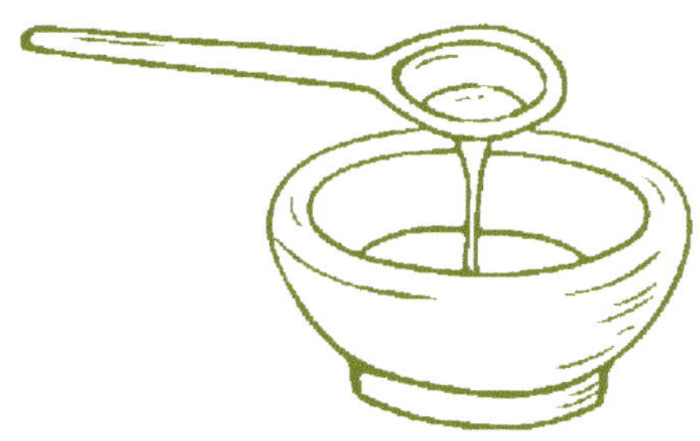

ZUM SELBERMACHEN:

BEINWELLTINKTUR BEI VERSTAUCHUNG UND VERSPANNUNG

ZUTATEN: 100 g frische Beinwellwurzel; 900 ml 40%iger Alkohol.

ZUBEREITUNG: Die zerkleinerten Wurzeln in ein leeres Gefäß geben und dieses mit dem Alkohol auffüllen. Gut verschlossen stellt man diesen Ansatz für 4 Wochen an einen dunklen Ort. Dann abfiltrieren und in eine saubere Flasche abfüllen.
Die Haltbarkeit liegt bei 2 Jahren. Die gewonnene tiefschwarze Tinktur, die den volkstümlichen Namen Schwarzwurz erklärt, kann als Umschlag oder Einreibung bei Verstauchungen, Muskelverspannungen und Gelenkschmerzen benutzt werden.

ZUM SELBERMACHEN:

BEINWELLWICKEL BEI KNOCHENBRÜCHEN NACH DEM BAUERNDOKTOR KIENDLER

ZUTATEN: 100 g Beinwellwurzel; 150 ml Wasser; 50 g Heilerde.

ZUBEREITUNG: Von der im Mai gesammelten Beinwellwurzel die äußere Rinde abschaben, trocknen und im Mörser zu Pulver zermahlen. Das Pulver in etwas Wasser kurz aufkochen und mit Heilerde zu einer Paste vermischen.

Man trägt diese Paste als Wickel zur unterstützenden Heilung nach Knochenbrüchen auf. Hierzu die Paste auf ein Tuch aufstreichen und dieses auf die betroffene Stelle auflegen. Darüber ein trockenes Tuch legen und das Ganze mit einem Stück Stoff fixieren. Dies sollte natürlich nur im Rahmen einer ärztlichen Therapie stattfinden.

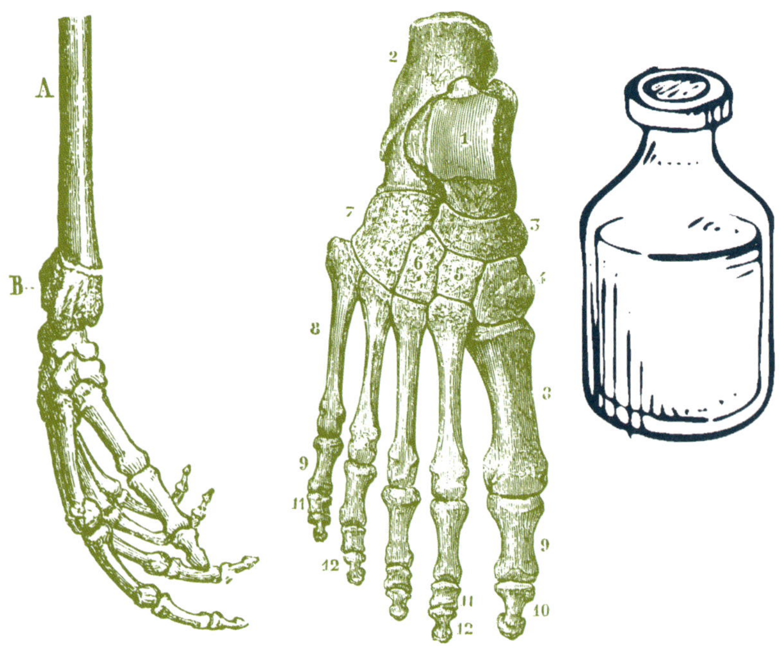

Wacholder
HILFT BEI RHEUMA

JUNIPERUS COMMUNIS
Auch bekannt unter: Stechholder

Wacholder ist eines der ältesten Kult- und Heilmittel Europas. Er entwickelt beim Verbrennen einen aromatischen Rauch, weshalb er sehr früh als Räuchermittel benutzt wurde. Wacholdertriebspitzen wurden beispielsweise neben Haselnussschalen und Schlafmohnsamen an einem Brandopferplatz aus der Eisenzeit in St. Walburg im Südtiroler Ultental gefunden.

Diesen Bezug zu Kulthandlungen hat Wacholder in den letzten zwei Jahrtausenden beibehalten. Er gilt neben Weihrauch als eines der wichtigsten Räuchermittel des Alpenraumes. So besagt ein Ratschlag, dass der Senner oder die Sennerin das erste Feuer im Herd einer Almsaison, das sogenannte Saltfeuer, mit Wacholder machen sollte, um für das laufende Jahr Glück zu erbitten. Wacholder diente auch – im Herd verbrannt – als Abwehr von Gewittern und zum Ausräuchern von Haus und Stall in den Raunächten. Bei den Raunächten handelte es sich um die Nächte um den Jahreswechsel, meist die zwölf Nächte zwischen Weihnachten und dem Dreikönigstag, in welchen nach germanischem Glauben die Grenzen zu den Welten der Verstorbenen und der Dämonen offen sind. Räucherungen sollten Mensch und Tier in dieser Zeit schützen.

Vielerorts gilt Wacholderrauch regelrecht als Desinfektionsmittel bei Seuchen und ansteckenden Krankheiten in Haus und Stall. Im Zillertal räucherte man Wacholderzweige am Dreikönigstag, um sich vor Kinderlähmung zu schützen. Und zusammen mit Bibernell, Baldrian und Engelwurz gehörte Wacholder zu den prophylaktischen Heilmitteln gegen tödliche Infektionskrankheiten.

Auch bei den Bauernärzten des Alpenraumes war Wacholder eines der am häufigsten genannten Heilmittel. Sehr populär ist im

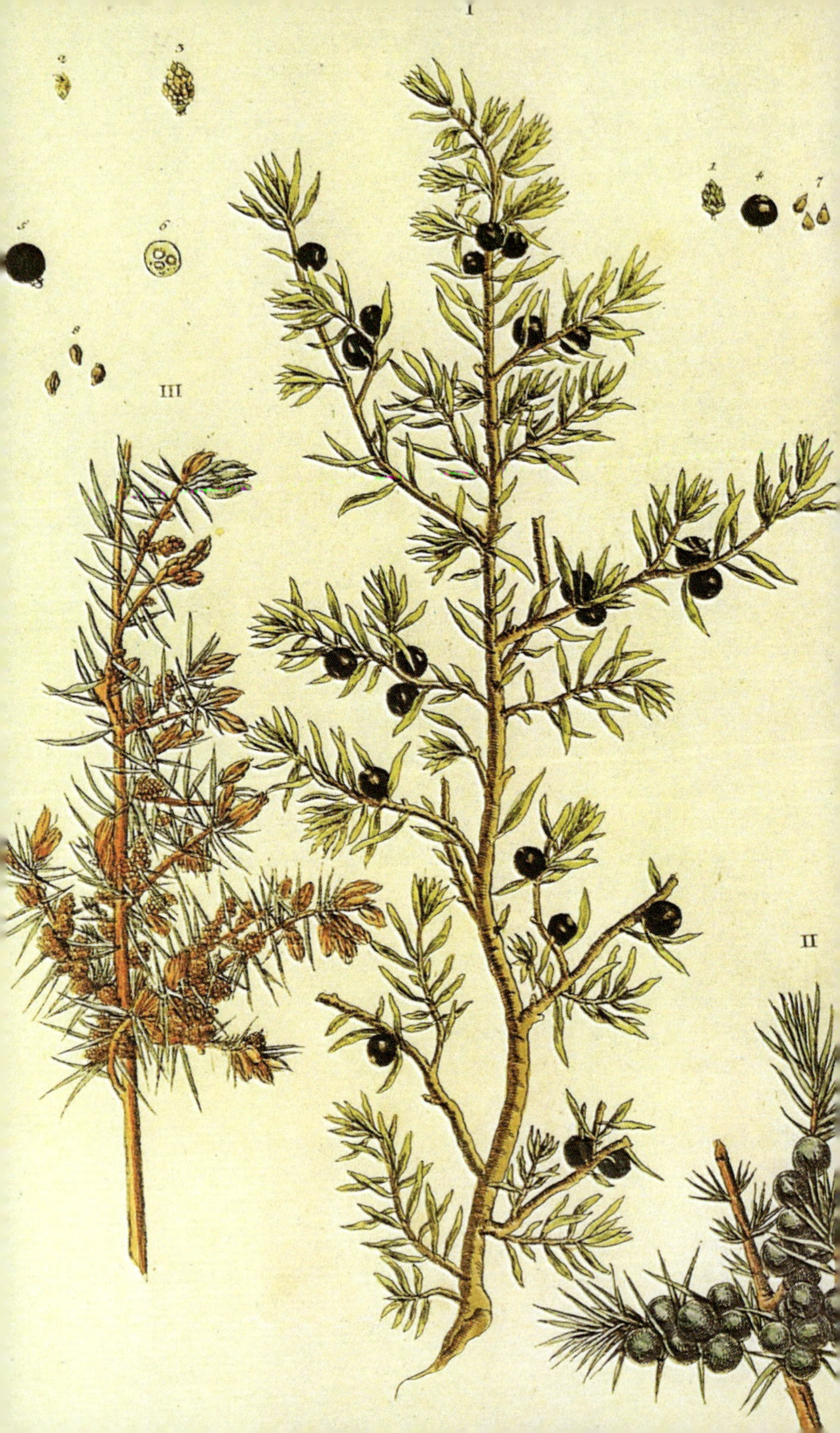
I
2
3
1
4
7
5
6
8
III
II

Alpenraum bis heute die ursprünglich vom bayrischen Geistlichen und Therapeuten Sebastian Kneipp propagierte Wacholderkur gegen einen schwachen Magen. Hier wird am ersten Tag 1 Wacholderbeere gegessen und an den darauffolgenden Tagen jeweils 1 Beere mehr, bis man am neunten Tag 9 Beeren isst und dann wieder jeden Tag um 1 Beere reduziert. Dabei variiert in der Volksheilkunde die genannte Anzahl der Beeren. Aber in etwa dauert eine ganze Kur 15 bis 20 Tage.

ALPINE VOLKSMEDIZIN

Dem Wacholder kommt in der Volksheilkunde wegen der vielfältigen Einsatzmöglichkeiten die Rolle eines Allheilmittels zu. Dabei kann fast die gesamte Pflanze, ähnlich wie beim Holunder, volksmedizinisch verwendet werden.

Das Hauptanwendungsgebiet sind Schmerzen der Gelenke und des Bewegungsapparates. Die Wacholderbeeren werden bei Rheuma und Ischias gegessen oder als Tee, Sirup oder Schnaps getrunken. Bei Muskelschmerzen werden sie neben den Sprossen und Nadeln als Abkochung ins Badewasser gegeben. Daneben werden die Beeren bei Entzündungen oder auch Muskelschmerzen gekocht und heiß auf die schmerzenden Stellen aufgelegt. Eine besondere Rolle kommt dem aus den Beeren angesetzten Wacholderschnaps und der aus den Beeren bereiteten Salbe zu. Diese werden bei rheumatischen Schmerzen, Gelenkschmerzen, Verstauchung und Ischias mehrmals täglich eingerieben. Ein Ölauszug wird dagegen eher bei Nervenentzündung und Nervenschmerzen empfohlen.

Bei Erkrankungen der Atemwege werden die Früchte, wie dies bereits Hildegard von Bingen empfahl, bei Halsschmerzen und Er-

Abb.: Wacholderbeeren und -nadeln gelten in der Volksheilkunde als regelrechtes Allheilmittel. Bei Rheuma, Erkältung oder Magenproblemen zählt Wacholder zu den wichtigsten Heilmitteln des Alpenraumes.

kältung gekaut oder als Sirup bei Engbrüstigkeit und Bronchitis eingenommen. Bei Schnupfen und Husten wird in der Volksheilkunde auch mit den Beeren und Zweigen geräuchert und der Rauch in die Nase gefächert.

Wacholder wird zudem häufig bei Erkrankungen im Magen-Darm-Trakt empfohlen. So gelten der Wacholderschnaps und der Weinauszug aus den Beeren als nützlich bei Durchfall, Magenverstimmung, zur Appetitanregung sowie bei Sodbrennen. Der Sirup gilt zusätzlich als magenstärkend.

Wacholderzweige spielen bei Ritualen zur Warzenentfernung bis heute eine Rolle in der Volksmagie. So werden beispielsweise in Südtirol gemäß der Anzahl der zu behandelnden Warzen frische Wacholderzweige unter folgendem Spruch abgebrochen: »Wacholderstaude, nimm mir bitte mein Hühnerauge.« Sobald die Zweige verwelkt sind, sollten auch die Warzen verschwunden sein. Zusätzlich gilt die Wacholdersalbe, wie dies auch die Ragginer empfahlen, als Wundsalbe. Diese soll auch bei Krätze Abhilfe schaffen.

Der angesetzte Schnaps aus den Früchten wird äußerlich als Einreibung bei Nieren- und Blasenleiden verwendet. Der Tee aus den Früchten gilt, innerlich eingenommen, als blutreinigend, wassertreibend und blutdrucksenkend und wird dementsprechend bei Ödemen, Bluthochdruck, kleinen Nierensteinen und bei Durchblutungsstörung empfohlen. Die Früchte werden daneben bei Kreislaufstörungen mit Schwindel sowie zur Blutverdünnung gekaut.

AUS DER FORSCHUNG

Zahlreiche volksmedizinische Anwendungen konnten bisher auch wissenschaftlich erklärt werden. Im Wacholder ist es vor allem das ätherische Öl, das in Zweigen, Beeren und Nadeln vorkommt, das für die meisten Wirkungen verantwortlich ist. Wacholderbeeren regen die Nierendurchblutung an, wirken krampflösend und wassertreibend. Bitter schmeckende Inhaltsstoffe der Beeren sind für die

Wirkungen im Magen-Darm-Trakt verantwortlich. Denn durch die Bitterstoffe werden vermehrt Verdauungssäfte produziert, die so zu einer besseren Verdauungstätigkeit führen. Außerdem konnte eine schleimlösende und eine krampflösende Wirkung in den Atemwegen festgestellt werden. Ferner konnten auch leicht blutdrucksenkende und antidiabetische Wirkungen bestätigt werden.

TAGESDOSIERUNG: Die mittlere Tagesdosis zur innerlichen Einnahme sind 3 Teelöffel (5 g) der getrockneten Wacholderbeeren über den Tag verteilt als Tee oder 2- bis 3-mal pro Tag 2 ml der Tinktur. Äußerlich können die Tinktur, die Salbe, der Ölauszug beziehungsweise der Schnaps 2- bis 3-mal täglich verwendet werden.
VORSICHT: Wacholderzubereitungen sollten maximal 4 bis 6 Wochen lang verwendet werden, da diese sonst Nierenschäden verursachen können. Ätherisches Öl sollte innerlich nicht verwendet werden. In der Schwangerschaft und bei Nierenentzündungen sollte auf Wacholder gänzlich verzichtet werden.
SAMMELZEITPUNKT: Die Beeren werden im Oktober, die Zweigspitzen und Nadeln werden in den Sommermonaten gesammelt. Wacholderbeeren sind auch über Apotheken erhältlich.

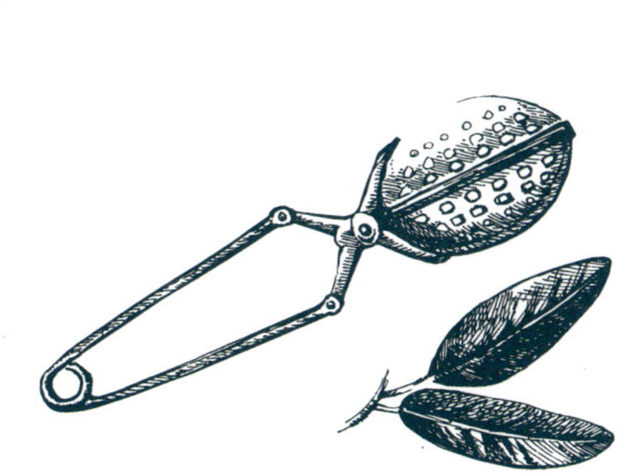

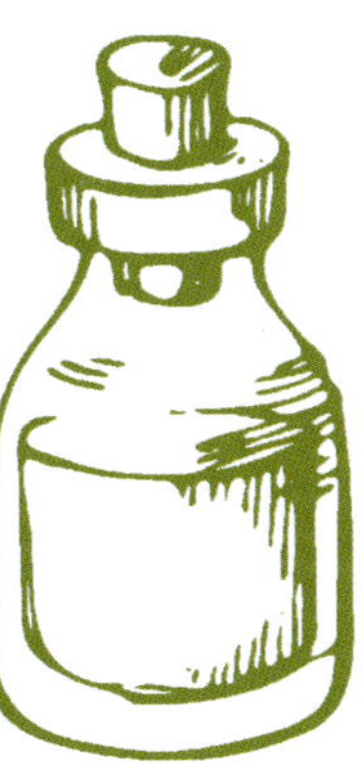

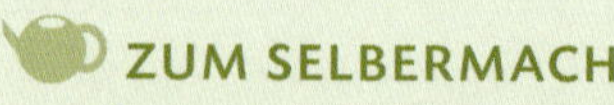

ZUM SELBERMACHEN:
KRÄUTERWEIN GEGEN RHEUMATISCHE SCHMERZEN NACH SEBASTIAN RAGGINER

ZUTATEN: 20 g Wacholderbeeren; 20 g Wermut; 20 g Kamillenblüten; 20 g Fünffingerkraut; 20 g Eisenkraut; 10 g Johanniskrautblüten; 1 l Rotwein.

ZUBEREITUNG: Die Heilpflanzen zusammen mit dem Wein 1 Stunde bei leichter Hitze erwärmen. Anschließend abfiltrieren und den Wein in eine saubere Flasche abfüllen. Der Weinauszug ist im Kühlschrank gelagert 6 Monate haltbar. Nach dem Bauerndoktor Ragginer sollte man bei rheumatischen Schmerzen hiervon 10 Tage lang 3-mal täglich ein Schnapsglas voll (2 cl) trinken.

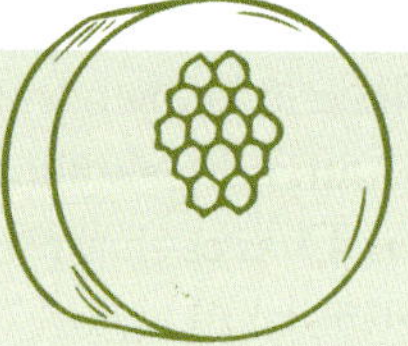

ZUM SELBERMACHEN:
ZILLERTALER WACHOLDERSALBE BEI VERSTAUCHUNGEN

ZUTATEN: 20 g grüne Wacholderbeeren; 50 g Olivenöl; 5 g Bienenwachs.

ZUBEREITUNG: Die frischen, grünen Wacholderbeeren werden zerdrückt und im Olivenöl zusammen mit dem Bienenwachs langsam erwärmt. Man lässt das Ganze bei leichter Hitze unter mehrmaligem Umrühren 30 Minuten ziehen. Anschließend abfiltrieren und in einen Tiegel abfüllen.

Im Kühlschrank gelagert, ist die Salbe 6 Monate haltbar. Die Wacholdersalbe eignet sich bei rheumatischen Gelenkschmerzen und Verstauchungen.

Wurmfarn
BETTUNTERLAGE BEI GELENKSCHMERZEN

DRYOPTERIS FILIX-MAS

Auch bekannt unter: Farnkraut, Fünffingerwurz, Johannishand, Maukenkraut, Otternkraut, Wanzenkraut

Wurmfarn ist gleich in mehrerer Hinsicht eine ganz besondere Pflanze. In der Heilkunde wird Wurmfarn nachweislich seit Jahrhunderten gegen rheumatische Beschwerden und Gelenkschmerzen im gesamten mitteleuropäischen Raum verwendet. Trotzdem gibt es hierzu fast keine Untersuchungen. Und in der Volksmagie gibt es den weitverbreiteten Glauben an einen sogenannten Farnsamen, obwohl es einen solchen gar nicht geben kann.

Im Mittelalter galt der Farnsamen als eines der stärksten Zaubermittel. Dass es den Samen in diesem Sinne nicht gibt, weil Farnpflanzen keine Samen bilden, war die Ursache für zahlreiche Legenden und Sagen, die sich mit dem speziellen Sammelritus beschäftigen. Dass es sich hier um eine sehr alte Glaubensvorstellung handelt, beweist Hildegard von Bingen, die den Samen als Heilmittel gegen Taubheit, Lähmungen und Demenz erwähnte. Gleich mehrere Sagen beschreiben, dass Farnsamen es dem Besitzer ermöglichen, sich unsichtbar zu machen. Andere Quellen beschreiben, dass man mit Farnsamen die Zukunft sehen kann. So wurde im Hexenprozess von 1629 in Steyr einem in die Zukunft blickenden Kristallseher auch der Besitz von Farnsamen angelastet.

Der Name »Wurmfarn« stammt von der früher sehr verbreiteten Anwendung bei Wurmbefall. Heute ist diese Art der Anwendung, wegen der sehr starken Nebenwirkungen, nicht mehr gebräuchlich. Wurmfarn wird aber bis heute eine starke Wirkung gegen Ungeziefer nachgesagt.

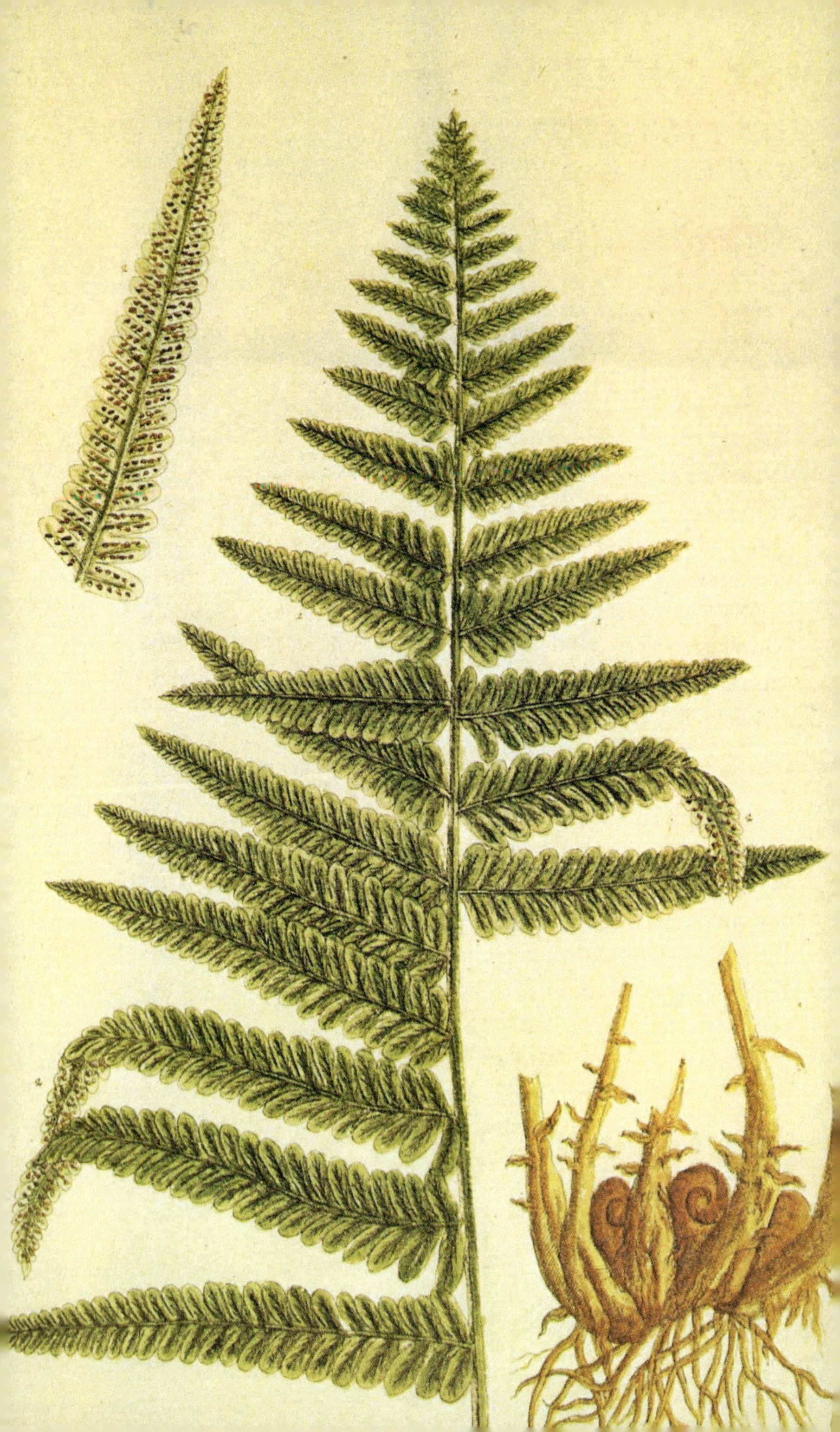

ALPINE VOLKSMEDIZIN

Am häufigsten wird Farnkraut bei schmerzenden Gelenken verwendet. Man verwendet hierzu vor allem die Wurzel und die jungen Triebe, die im Frühjahr schneckenartig aus dem Boden sprießen. Diese werden in die Matratze gegeben, als alkoholischer Auszug oder als Abkochung in Form von Einreibungen, aber auch in Form von Bädern und Umschlägen verwendet. Besonders häufig wird dies bei Hexenschuss, Rückenschmerzen, Ischias, geschwollenen Gelenken, Arthrose, Gicht, Rheuma, Schulterschmerzen, müden Beinen, Wadenkrämpfen, Venenentzündung, Nervenentzündung, bei Fußschmerzen, Verstauchungen und bei Kopfschmerzen als sinnvoll beschrieben. Anzumerken sei, dass bereits Hildegard von Bingen vor fast tausend Jahren bei Gicht zu einem Farnbad geraten hat.

Die Farnwurzel wird im gesamten Alpenraum als Farnessig zum Einreiben und als Umschlag bei Kropferkrankungen verwendet. Farnkraut gebraucht man äußerlich auch bei Verbrennungen und Geschwüren.

AUS DER FORSCHUNG

Während die früher gebräuchliche Anwendung bei Wurmbefall mithilfe sogenannter Butanonphloroglucide erklärt werden kann, bleibt die äußerliche Anwendung bei Schmerzen bis heute aufgrund fehlender Untersuchungen rätselhaft.

Abb.: Im Volksglauben gilt der Farnsamen als starkes Heil- und Zaubermittel, das sogar unsichtbar machen kann. Tatsächlich bilden Farnpflanzen wie der Wurmfarn aber keine Samen.

VORSICHT: Wegen fehlender Untersuchungen kann hier keine Aussage über mögliche Nebenwirkungen getroffen werden. Zubereitungen aus Wurmfarn sollten jedenfalls nur äußerlich als Einreibung oder Bad verwendet werden. Schwangere dürfen Farnzubereitungen nicht verwenden.

SAMMELZEITPUNKT: Im April und Mai werden die oberirdischen Teile der noch jungen Farnpflanzen gesammelt. Die Farnwurzel wird im Frühling oder im Herbst gesammelt.

ZUM SELBERMACHEN:
FARNEINREIBUNG BEI RÜCKENSCHMERZEN

ZUTATEN: 100 g junge Triebe und Wurzel;
900 ml 40%iger Alkohol.

ZUBEREITUNG: Die schneckenartigen junge Triebe und Wurzeln zerschneiden und mit dem Alkohol übergießen. Den Ansatz gut verschlossen für 3 Wochen an einen dunklen Ort stellen. Anschließend abfiltrieren und in eine saubere Flasche abfüllen.

Die Haltbarkeit liegt bei 2 Jahren. Der alkoholische Auszug eignet sich äußerlich aufgetragen bei rheumatischen Schmerzen und Rückenschmerzen als Einreibung oder als Wickel.

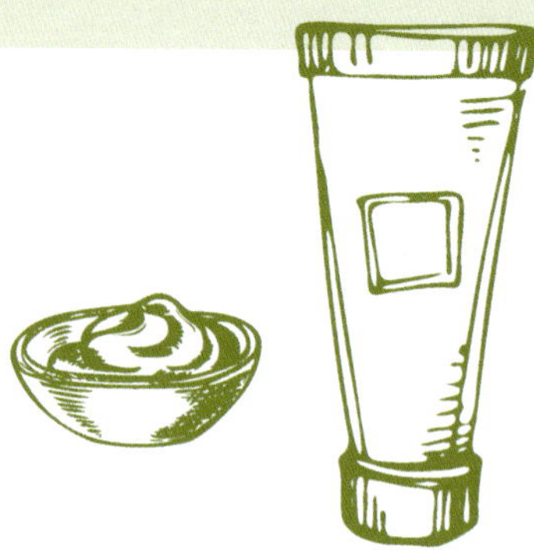

WUNDEN UND HAUTERKRANKUNGEN

Pflanzen bieten bei vielen Hauterkrankungen eine sinnvolle Therapiemöglichkeit. Früher wurde in diesem Bereich von den Volksheilern wenig Wert auf eine differenzierte Diagnostik gelegt – entzündete, rote Hautkrankheiten wurden beispielsweise zu »Rotlauf« zusammengefasst.

Weil tiefe Verletzungen schnell zum Tod führen konnten, wurde blutstillenden Mitteln besondere Aufmerksamkeit geschenkt – auch den Heilpflanzen: Schafgarbe, Spitz- und Breitwegerich, Hirtentäschel und Blutwurz sowie Pilze, wie der Zunderschwamm, der Eichenschwamm, der Staubschwamm und der Birkenporling. Letzteren trug bereits Ötzi, der »Mann aus dem Eis«, vor über 5600 Jahren bei sich, wahrscheinlich um Verwundungen behandeln zu können. Die nachgewiesenen, antibakteriell wirksamen Piptamine untermauern diese These.

Noch heute bietet die Volksheilkunde viele Rezepte und Ratschläge zur Behandlung von Warzen. Diverse Milchsäfte, etwa von Schöllkraut, Mauerpfeffer oder Wolfsmilch, werden auf die Warze getropft und die Hautschichten durch die meist zellschädigenden Inhaltstoffe nach und nach entfernt. Auf die Behandlung von Warzen zielen bis heute auch die verbliebenen Reste magischer Handlungen in den Alpentälern.

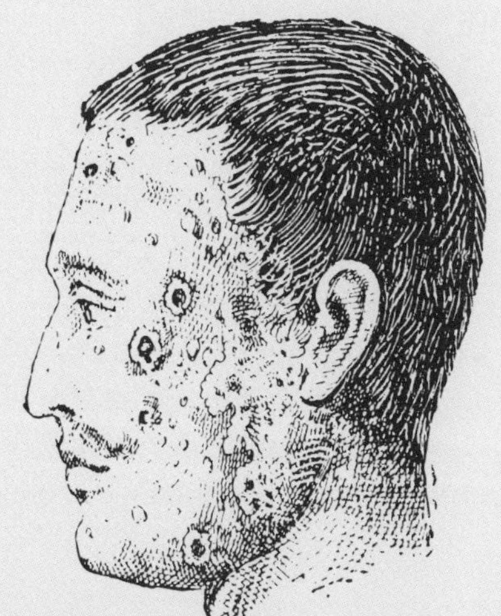

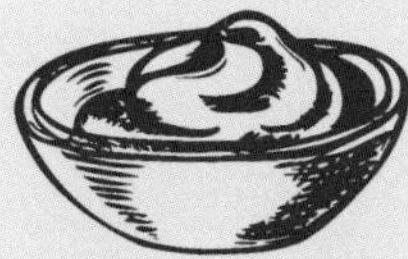

Klette
GEGEN HAARAUSFALL

ARCTIUM LAPPA

Auch bekannt unter: Picker

Die Klette hat in der Behandlung von Hauterkrankungen eine sehr lange Tradition. Mehrere antike Kräuterbuchautoren, z. B. Marcellus von Bordeaux, beschrieben die Klette als Heilmittel bei Hautproblemen. Und auch die mittelalterliche Heilkundige Hildegard von Bingen empfahl die Kletten bei Krätze und Ekzemen an der Kopfhaut. So war die Klette über Jahrhunderte fester Bestandteil der europäischen Heilkunde – kein Wunder, dass sie auch in der Volksmagie häufig genannt wird.

Ganz nach der Tradition des magischen Analogiegedankens, wonach alles miteinander verbunden ist, benutzte in Kärnten ein Bauerndoktor die Klette zum Erkennen des Heilungsprozesses bei Verletzungen: Nach der Behandlung des Patienten ritzte er eine Klettenstaude an. Sobald die Pflanze wieder genesen war, wurde auch dem Patienten der Verband abgenommen.

ALPINE VOLKSMEDIZIN

Die Klettenwurzel wird vor allem bei Haarausfall und Hauterkrankungen verwendet. Man benutzt eine Abkochung, einen Essigauszug oder einen Ölauszug als Einreibung bei Haarausfall, Milchschorf, Hautunreinheiten, Hautausschlägen, Flechten, Krätze (hier auch innerlich), Wunden, Geschwüren und bei Kopfläusen. Die Blätter werden ebenfalls als Abkochung oder frisch auf Geschwüre, Hämorrhoiden, Entzündungen und Brandwunden aufgetragen. In Kärnten und Südtirol wird der Ölauszug aus der Wurzel auch bei Knochenbrüchen und Verrenkungen benutzt.

Der Tee der Blätter gilt als ein Mittel gegen Magenentzündung, Magengeschwüre und Verdauungsprobleme – Anwendungen, die auch vom Pfarrer und Heiler Sebastian Kneipp propagiert wurden. Der Tee der Wurzel gilt zudem als blutreinigend und galletreibend.

Auch bei Gicht und rheumatischen Schmerzen wird ein Tee aus den Blättern und der Wurzel empfohlen. Die jungen Triebe der Wurzel und der Blätter gelten außerdem als gesundes Gemüse und werden, besonders bei rheumatischen Erkrankungen und Gicht, als Nahrungsmittel und als Weinabkochung angeraten.

In Südtirol wird der Tee der Blätter zur Anregung der Nierentätigkeit empfohlen; eine Anwendung, die auch Hildegard von Bingen beschrieben hat.

AUS DER FORSCHUNG

Die in der Wurzel nachgewiesenen Sesquiterpenlactone und Lignane wirken entzündungshemmend und neutralisieren zellschädigende Radikale. In einer 2014 veröffentlichten Untersuchung konnten für das in der Wurzel vorkommende Lignan Arctiin neben entzündungshemmenden und antimikrobiellen Effekten zellschützende Wirkungen an der Haarwurzel nachgewiesen werden, die mit einer Reduktion von Haarverlust einhergehen. Somit kann der volksmedizinische Einsatz bei Haarausfall im Ansatz erklärt werden. Zusätzlich wird die Leber- und Gallenfunktion durch Klettenwurzelextrakte angeregt.

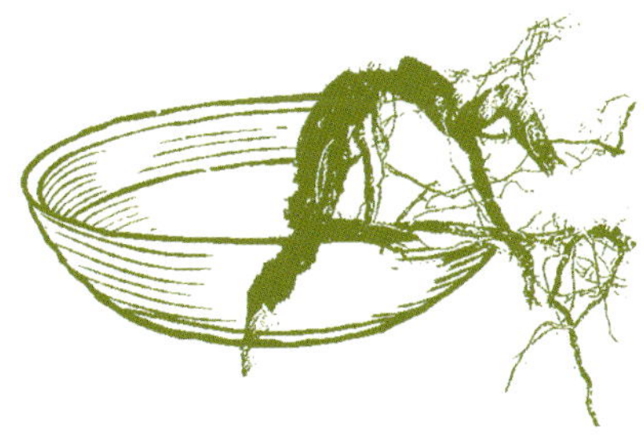

TAGESDOSIERUNG: 2 bis 3-mal täglich 2 Teelöffel (2,5 g) der Wurzeln auf eine Tasse Wasser.
VORSICHT: Bei einer bekannten Allergie auf Korbblütler sollte man Klette meiden.
Sammelzeitpunkt: Die Wurzel kann im Frühling oder im Herbst gesammelt werden. Am wirksamsten sind dabei Wurzeln aus dem Herbst des ersten Jahres und aus dem Frühjahr des zweiten Vegetationsjahres. Klettenwurzel ist auch über Apotheken erhältlich.

ZUM SELBERMACHEN:
KLETTENÖL GEGEN JUCKENDE KOPFHAUT

ZUTATEN: 20 g Klettenwurzel; 200 ml Mandelöl.

ZUBEREITUNG: Die zerkleinerten Wurzeln mit dem Mandelöl übergießen und gut verschlossen für 4 Wochen an einen dunklen Ort stellen. Anschließend abfiltrieren und in eine saubere Flasche umfüllen.
Im Kühlschrank gelagert, liegt die Haltbarkeit dieses Öls bei 1 Jahr. Das Klettenwurzelöl eignet sich besonders bei trockener juckender Kopfhaut und Haarausfall. Hierzu massiert man einen Teelöffel des Öls in die Kopfhaut ein und lässt es über Nacht einwirken.

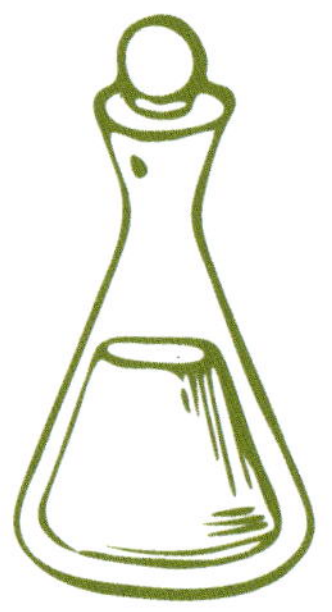

Ringelblume
BALSAM FÜR DIE HAUT

CALENDULA OFFICINALIS
Auch bekannt unter: Sonnenwendblume, Wucherblume

Die Ringelblume trägt viele Namen. In der Steiermark nennt man sie unter anderem »Gelbsuchtsröserl«, weil Ringelblume früher auch bei Lebererkrankungen verwendet wurde. Ein anderer sehr häufiger volkstümlicher Name ist »Totenblume«. Der Name steht für die Symbolik, die die Ringelblume in der christlich geprägten Vorstellung der Menschen spielte. Die Ringelblume ist eine Pflanze, die sehr stark und üppig wächst (»Wucherblume«) und deshalb als das Gegenstück zum Tod stand. Dementsprechend pflanzte man sie sehr häufig auf Gräbern, um den Glauben an die Wiedergeburt auch symbolisch zu untermauern.

In der Antike und im Mittelalter galt die Ringelblume als Mittel, um die Liebe zu fördern, und wurde häufig für Liebeszauber verwendet. So beschrieb der berühmte Hieronymus Bock 1539 in »Das Kreütter Buch«, dass Ringelblume zu Liebestränken verarbeitet wurde. Eine in alten Kräuterbüchern erhobene Vermutung, es handle sich bei der Ringelblume um ein Abtreibungsmittel beziehungsweise um ein Heilmittel bei Menstruation, konnte bis heute nicht bewiesen werden. Zur Anregung der Menstruation werden Ringelblumen jedenfalls bis heute in der Volksheilkunde verwendet.

Die Ringelblume eignet sich zur kurzfristigen Wettervorhersage, denn bei fallendem Luftdruck, der Regen ankündigt, schließen sich die Knospen.

ALPINE VOLKSMEDIZIN

Die Ringelblumensalbe ist bereits seit Langem fester Bestandteil der Hausapotheke. So empfiehlt sie bereits Hildegard von Bingen

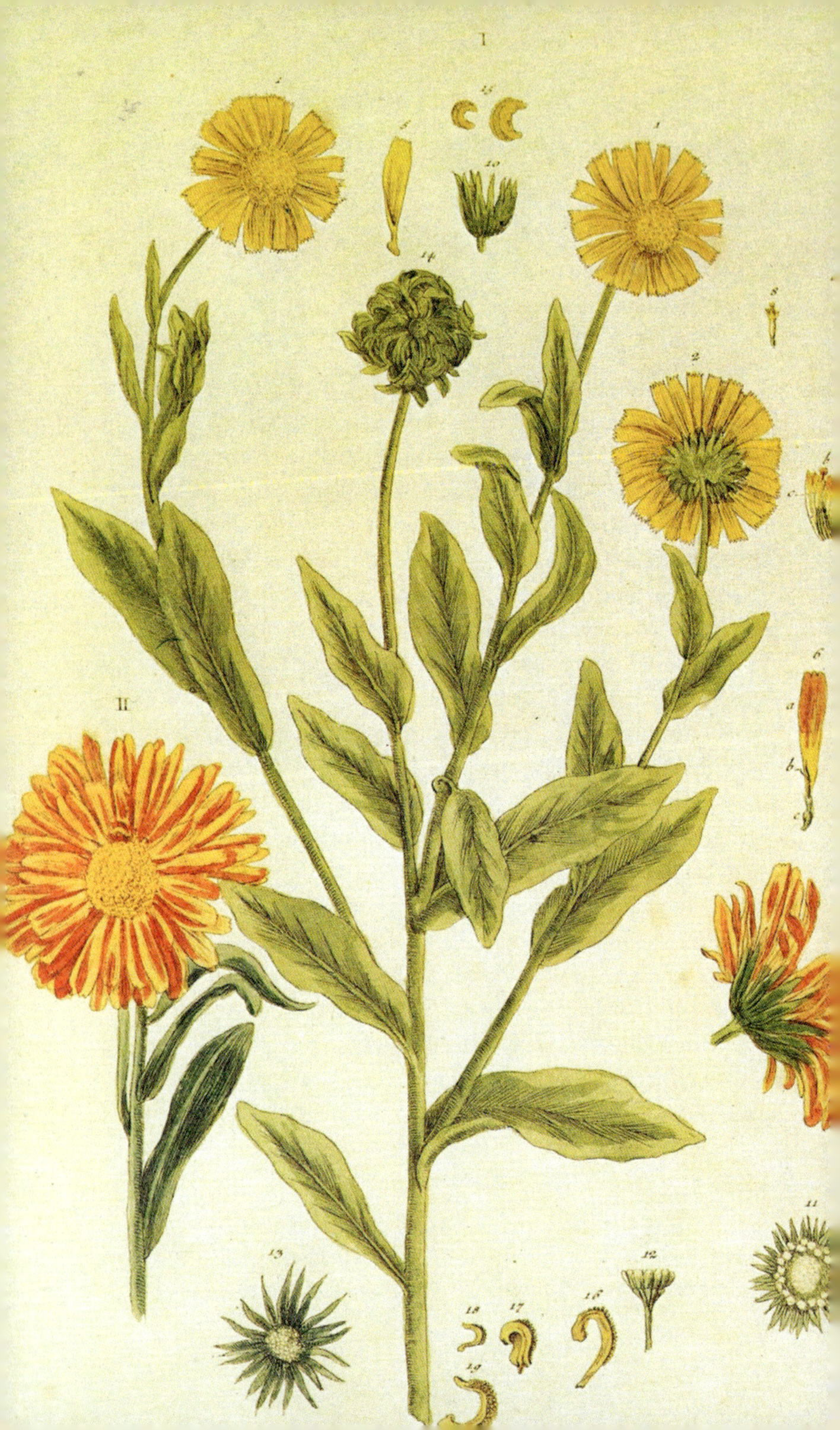

zusammen mit Speck. Meist mit Schweinschmalz, Olivenöl und Bienenwachs oder mit Vaseline selbst zubereitet, ist sie das Hausmittel bei Hauterkrankungen. So benutzt man im Alpenraum die Salbe zur Wundheilung, bei Geschwüren, Wundliegen, Narben, Insektenstichen, Gürtelrose, Fußpilz, trockener und unreiner Haut, als Windelsalbe bei Säuglingen, bei Hautausschlag, Verbrennungen, Ekzemen, Neurodermitis, Krampfadern, Venenentzündungen, Fieberblasen, Hämorrhoiden, Nervenentzündungen und bei Warzen. Hierzu wird in der Volksheilkunde auch die Tinktur, ein Ölauszug oder der Tee als Umschlag verwendet. Das reine Ringelblumenöl wird außerdem zur Behandlung von Milchschorf bei Kindern genutzt.

Ringelblume wird auch sehr häufig in der Frauenheilkunde verwendet. Die Salbe und der Ölauszug werden äußerlich bei Brustentzündung, Gebärmutterentzündung und zur Vorbeugung gegen Schwangerschaftsstreifen aufgetragen. Der Tee und der Milchauszug aus den Blüten werden bei ausbleibender Menstruation und in den Wechseljahren getrunken – in Südtirol auch, damit die Menstruationsblutungen in den Wechseljahren aufhören.

Bei Erkrankungen der Atemwege wird die Ringelblumensalbe bei Halsschmerzen und Keuchhusten auf die Brust aufgetragen. Den Tee trinkt man bei Husten und Angina. Bei Halsschmerzen wird damit auch inhaliert.

Im Bereich der Verdauungsorgane wird der Ringelblumentee bei krampfartigen Magenschmerzen, Durchfall und bei Leberleiden getrunken.

Der Ringelblumensalbe, der Tinktur und dem Ölauszug wird auch ein positiver Effekt bei Prellungen, rheumatischen Schmerzen, müden Beinen, Hexenschuss, Rückenschmerzen, Gicht, Sehnenscheidenentzündung, Ischias und bei Sportverletzungen nachgesagt.

Ringelblume wird in der Volksheilkunde auch häufig zur Vorbeu-

Abb.: Schon vor fast 1000 Jahren stellte man aus den Blüten der Ringelblume heilsame Salben her. Diese zählen bis heute zu den Hausmitteln des Alpenraumes.

gung von Krebserkrankungen empfohlen. In diesem Bereich war Ringelblume bereits im 19. Jahrhundert im deutschen Sprachraum und Nordeuropa sehr populär. Dies könnte allerdings auch mit der reinigenden Wirkung, die man Ringelblume im Allgemeinen nachsagt, zusammenhängen.

AUS DER FORSCHUNG

Zubereitungen aus den Blüten der Ringelblume wirken durch die enthaltenen Flavonoide und das ätherische Öl keimhemmend, pilzhemmend und antiviral (auch gegen Influenza-Herpesviren). Die ebenfalls vorhandenen Triterpensaponine wirken stark entzündungshemmend. Des Weiteren wird die Neubildung von Zellen angeregt und die Reifung der Zellen beschleunigt, wodurch sich die Haut schneller regeneriert. Verletzungen an der Haut werden durch die antimikrobielle Wirkung vor Krankheitserregern geschützt und heilen schneller ab. Deshalb wird Ringelblume meist in Form von Salben und Umschlägen bei schlecht heilenden Wunden, wie beim Unterschenkelgeschwür *(Ulcus cruris)*, auch von verschiedenen Fachgesellschaften empfohlen. Die Salbe sollte dabei aber immer nur an den Wundrändern aufgetragen werden. Bei Abszessen sollten warme Ringelblumenkompressen aufgelegt werden.

TAGESDOSIERUNG: 3-mal täglich 2 Teelöffel (2 bis 3 g) Ringelblumenblüten auf 1 Tasse Wasser oder 3- bis 4-mal täglich 20 Tropfen Ringelblumentinktur in einem halben Glas Wasser. Die Ringelblumensalbe sollte mehrmals täglich aufgetragen werden.
VORSICHT: Bei einer bekannten Allergie auf Korbblütler sollte man Ringelblumen meiden.
SAMMELZEITPUNKT: Die gelben Blütenblätter werden von Juni bis Oktober gesammelt.
Ringelblumenblüten sind auch über Apotheken erhältlich.

ZUM SELBERMACHEN:
RINGELBLUMENTINKTUR BEI HAUTVERLETZUNGEN

ZUTATEN: 5 g Ringelblumenblüten; 80 ml 96%iger Alkohol; 35 ml Wasser.

ZUBEREITUNG: Die Ringelblumenblüten mit dem Alkohol und dem Wasser übergießen und gut verschlossen für 2 Wochen an einen dunklen Ort stellen. Anschließend abfiltrieren und in eine saubere Flasche abfüllen.

Die Haltbarkeit der Tinktur liegt bei 2 Jahren. Man kann sie etwas verdünnt mit Wasser als Umschlag bei Hautverletzungen verwenden oder daraus zusammen mit Olivenöl und Bienenwachs eine Ringelblumensalbe herstellen (siehe unten).

ZUM SELBERMACHEN:
RINGELBLUMENSALBE BEI HAUTVERLETZUNGEN

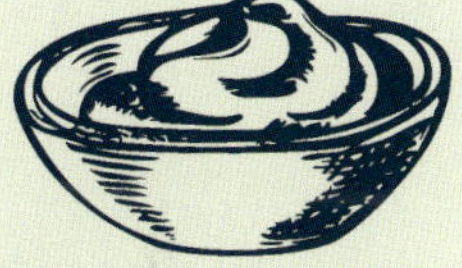

ZUTATEN: 20 ml Ringelblumentinktur (siehe oben); 90 g Olivenöl; 10 g Bienenwachs.

ZUBEREITUNG: Das Olivenöl und das Bienenwachs erwärmen. Sobald das Bienenwachs geschmolzen ist, die Ringelblumentinktur hinzugeben und umrühren. Unter mehrmaligem Umrühren abkühlen lassen und die fertige Salbe in Tiegel abfüllen.

Die Salbe ist 6 Monate haltbar.

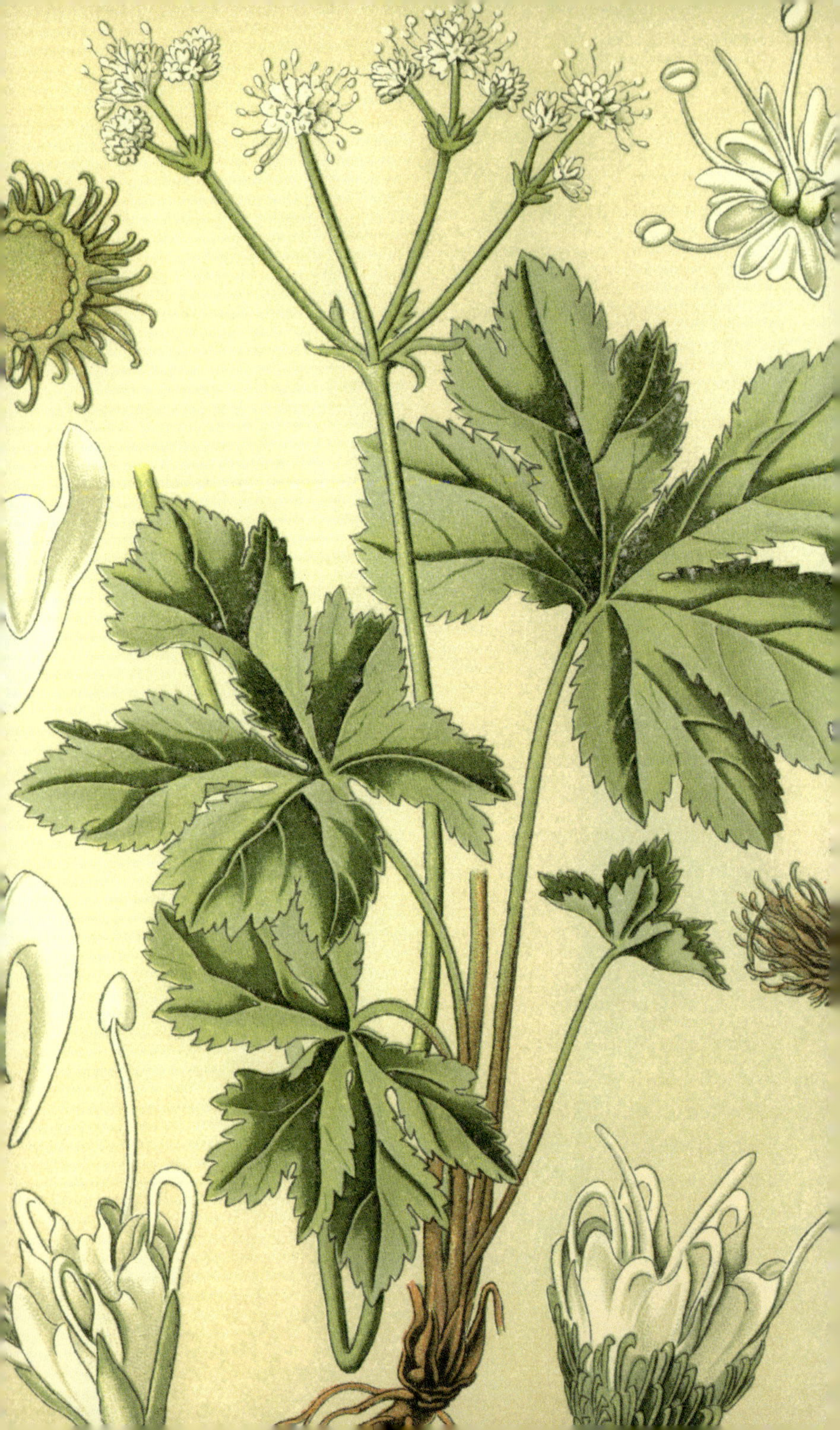

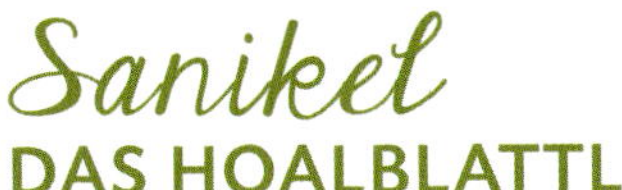

Sanikel
DAS HOALBLATTL

SANICULA EUROPAEA
Auch bekannt unter: Bruchkraut, Heil aller Schäden, Heildolde, Sanigl

Sanikel ist eines der ältesten Wundheilungsmittel Europas. Dies verdeutlicht auch der wissenschaftliche Name *Sanicula,* der sich auf das lateinische Wort für »heilen« *(sanare)* bezieht. Auch die Namen »Heil aller Schäden«, »Heildolde« und »Hoalblattl« gehen auf diese altbewährte Anwendungsmöglichkeit zurück. Dementsprechend hatte Sanikel bei den berühmten Heilern der Traditionellen Europäischen Medizin einen festen Platz. Hildegard von Bingen empfahl den ausgepressten Saft des Sanikelkrautes bei Wunden und einen Sanikelkrauttee bei Magenbeschwerden. Paracelsus lobte Sanikel als Heilmittel bei Wunden und Knochenbrüchen und empfahl ihn neben Beinwell und Frauenmantel als Wundtrank bei inneren Wunden.

Besonders bei Leistenbrüchen sagt man der Sanikelsalbe (»Bruchkraut«) hervorragende Erfolge nach. So gibt es gleich von mehreren Bauerndoktoren Rezepte, die eine solche Bruchsalbe erwähnen.

ALPINE VOLKSMEDIZIN

In der alpinen Volksheilkunde wird Sanikel entsprechend der Tradition am häufigsten bei Wunden und Hauterkrankungen eingesetzt. Die Salbe und der Tee vom Sanikelkraut und der Wurzel werden als hervorragende Heilsalbe beziehungsweise als Umschlag bei Wunden, Geschwüren, Quetschungen, Hautausschlägen und Ent-

Abb.: Sanikel wird auch »Hoalblattl« genannt. Ihm werden regelrechte Wunderkräfte nachgesagt: Sogar in Stücke geschnittenes Fleisch soll wieder zusammenwachsen.

zündungen empfohlen. Daneben wird Sanikel vor allem als Salbe bei Leisten- und Beinbrüchen angeraten.

Wie bereits bei Hildegard von Bingen gilt Sanikel in der Volksheilkunde auch als hervorragendes Heilmittel im Verdauungstrakt. Das Kraut wird als Tee oder auch als Zusatz zur täglichen Nahrung, zur Anregung von Appetit und Verdauung verwendet.

Sanikel wird darüber hinaus auch bei Atemwegserkrankungen meist in Form eines Tees aus der Wurzel und den Blättern bei Husten angeraten.

Der Tee aus dem Sanikelkraut wird bei Entzündungen des Gaumens und des Rachens sowie bei Zahnfleischschwund gegurgelt.

AUS DER FORSCHUNG

Als relevante Wirkstoffe konnten im Sanikelkraut Saponine, Gerbstoffe und Flavonoide nachgewiesen werden. Dem Gesamtextrakt aus dem Kraut konnten bei Husten auswurffördernde, antibakterielle, antivirale und pilzhemmende Wirkungen bestätigt werden. Es konnten sogar Wirkungen gegen Influenzaviren nachgewiesen werden, wobei hierfür die Saponine verantwortlich sein dürften. Dementsprechend wird Sanikelkraut von Fachgesellschaften wie der Kommission E in Deutschland als Mittel bei leichten Infektionen der oberen Atemwege empfohlen. Zusätzlich nachgewiesene adstringierende Effekte – sie machen die Haut und Schleimhäute unempfindlicher gegen äußere Reizungen – und die breiten antimikrobiellen Effekte erklären im Ansatz die Anwendung bei der Wundversorgung.

TAGESDOSIERUNG: 3-mal täglich 2 Teelöffel (2 g) des getrockneten Krautes.
VORSICHT: Keine Einschränkungen bekannt.
SAMMELZEITPUNKT: Das Kraut wird zur Blütezeit im Mai und Juni, die Wurzel im Frühling oder Herbst gesammelt.
Sanikelkraut ist auch über Apotheken erhältlich.

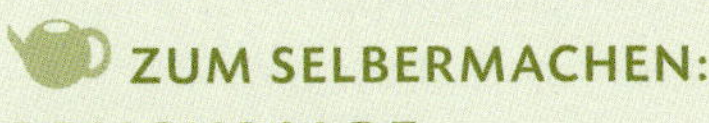

ZUM SELBERMACHEN: BRUCHSALBE

ZUTATEN: 10 g Beinwellwurzel; 10 g Sanikelkraut; 90 ml Olivenöl; 10 g Bienenwachs.

ZUBEREITUNG: Die Beinwellwurzel zusammen mit dem Sanikelkraut, Bienenwachs und dem Olivenöl in einem Topf leicht erwärmen und über Nacht stehen lassen. Am nächsten Tag das Ganze nochmals erwärmen und in flüssigem Zustand in Tiegel abfiltrieren. Die Salbe sollte während des Abkühlens immer wieder umgerührt werden, denn so wird ihre Konsistenz viel weicher.
Im Kühlschrank gelagert, liegt die Haltbarkeit der Salbe bei 6 Monaten. 2-mal täglich aufgetragen, eignet sich die Salbe bei geröteter, aber intakter Haut sowie bei Prellungen. Früher verwendete man die Salbe zur unterstützenden Behandlung von Knochenbrüchen.

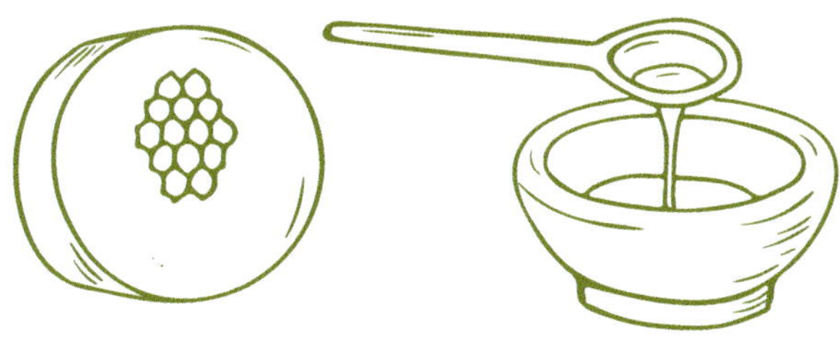

ERKRANKUNGEN DER VERDAUUNGSORGANE

Magen- und Darmerkrankungen kamen in »Vor-Kühlschrank-Zeiten« wesentlich häufiger vor als heute. Lebensmittel waren auch durch eine nicht vorhandene Lebensmittelaufsicht oft verdorben oder für heutige Begriffe in einem nicht genießbaren Zustand. Pfeffer war beispielsweise auch deshalb im Mittelalter ein derart populäres Gewürz, weil man durch seine Würze den Geschmack verdorbenen Fleisches kaschieren konnte. Dementsprechend ist die Liste der Heilmittel des Magen-Darm-Traktes sehr lang und vielfältig. Vor allem in bitteren Pflanzen sah man ein starkes Gegenmittel bei Verdauungsproblemen und Darmirritationen.

Für den bitteren Geschmack sind die in vielen Pflanzen enthaltenen Bitterstoffe, wie man sie in Tausendgüldenkraut, Wermut, Bitterklee, Enzian und Schafgarbe findet, verantwortlich. Sie verursachen eine reflektorische Steigerung der Verdauungssäfte, die in der Folge Verdauungsbeschwerden abmildert beziehungsweise sogar beseitigt.

Im Mittelalter waren bis ins vorige Jahrhundert v. a. Kräuterweine bei Magenproblemen äußerst beliebt. Der sogenannte Hypokras war beispielsweise ein Gewürzwein aus Honig, Zimt und Gewürznelken, der besonders im Mittelalter in den gehobenen Kreisen als Heilmittel gegen Verdauungsschwierigkeiten getrunken wurde. Bis heute ist der Basler Hypokras in der Schweiz ein beliebter Trunk an Silvester und auch der Glühwein geht letztlich darauf zurück.

Heilpflanzen haben gegenüber synthetischen Wirkstoffen oft den Vorteil, dass sie meist nicht nur auf ein Organ wirken, sondern im gesamten Verdauungstrakt ihre Wirkung entfalten. So steigern Enzian und Meisterwurz nicht nur die Produktion von Verdauungssäften im Magen und Darm, sondern regen gleichzeitig den Appetit an und wirken blähungstreibend. Bei Erkrankungen wie Reizdarm oder unspezifischen Verdauungsproblemen bieten deshalb gerade Heilpflanzen in vielen Fällen eine zur herkömmlichen medikamentösen Therapie eine wirksame Therapiemöglichkeit.

Blutwurz
STILLT BLUTUNGEN

POTENTILLA ERECTA

Auch bekannt unter: Edle Blutwurz, Gänsekraut

Die Wurzel der Blutwurz färbt sich rot, sobald sie mit Luft in Kontakt kommt, und auch ein angesetzter Schnaps und der Tee bekommen eine deutliche rote Färbung. Die Blutwurz ist somit ein Paradebeispiel der Signaturenlehre. Diese besagt, dass man bereits anhand äußerer Merkmale der Pflanze auf deren Einsatzgebiete in der Medizin schließen kann. Denn Blutwurz wird volksmedizinisch, wie bereits der Name suggeriert, zum Stillen von Blutungen benutzt.

Paracelsus schätzte die Blutwurz als die beste blutstillende Wurzel, wobei sie diesen Ruf bis heute in der Volksheilkunde genießt. Dabei wurde ihr im Volksglauben eine derart starke Wirkung nachgesagt (»Edle Blutwurz«), dass allein das Festhalten dieser Wurzel Blutungen, beispielsweise Nasenbluten, stoppen sollte.

Hildegard von Bingen empfahl die Wurzel gegen Fieber, das von schlechtem Essen kommt, wobei »Fieber« in der damaligen Zeit nicht zwingend mit erhöhter Körpertemperatur zu tun hatte, sondern Unwohlsein meinte. In der heutigen Auffassung würde man in diesem Fall wohl von Durchfall sprechen.

ALPINE VOLKSMEDIZIN

In der Volksheilkunde wird die Blutwurz in erster Linie bei Erkrankungen der Verdauungsorgane eingesetzt. Der Tee, der Presssaft, das getrocknete Pulver, der Schnaps, ein Milchauszug oder der Weinauszug werden innerlich bei Durchfall, inneren Blutungen, Verdauungsstörungen, Magenschmerzen und Blähungen verwendet.

Daneben gilt die Blutwurz als hervorragendes Mittel bei Hauterkrankungen. Der Tee, ein Schnapsansatz oder ein Essigauszug werden äußerlich als Umschlag oder Sitzbad bei Hämorrhoiden, Verbrennungen und Geschwüren angeraten. Bei Nasenbluten wird das Pulver der getrockneten Wurzel oder auch der Tee über die Nase aufgezogen.

Bei Zahnfleischbluten, Zahnfleischentzündung und bei Mundfäule werden Blutwurztee und der Presssaft als Spülung empfohlen.

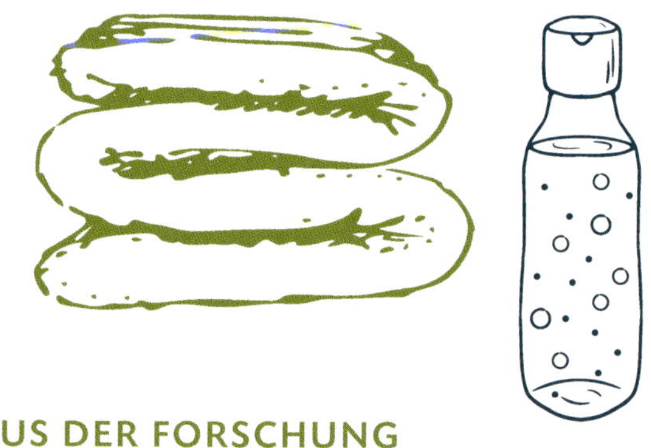

AUS DER FORSCHUNG

Durch die in der Wurzel reichlich enthaltenen Catechin- und Gallotannin-Gerbstoffe (bis zu 22 %) kann ein großer Teil der volksmedizinischen Anwendungen erklärt werden. Gerbstoffe machen die obersten Hautschichten unempfindlich gegen äußere Reizungen. Haut und Schleimhaut werden regelrecht abgedichtet, womit auch der Eintritt von Krankheitserregern vermindert wird. Des Weiteren führen diese zu entzündungshemmenden Effekten. Dem Extrakt konnten aber auch antibakterielle, antivirale sowie blutdrucksenkende Effekte nachgewiesen werden. Letztlich kann besonders die Anwendung bei Durchfallerkrankungen als sinnvoll erachtet werden.

TAGESDOSIERUNG: Die mittlere Tagesdosierung für Erwachsene und Kinder ab 12 Jahren beträgt 3-mal täglich 1 Teelöffel (1,5 g) der getrockneten Wurzel. In der Volksheilkunde wird die Wurzel hierzu zuerst eine Stunde in Wasser angesetzt und anschließend aufgekocht.
VORSICHT: Bei empfindlichen Personen kann es bei Überdosierung zu Magenbeschwerden und Erbrechen kommen. In Schwangerschaft und Stillzeit sollte Blutwurz nicht verwendet werden.
SAMMELZEITPUNKT: Die Wurzel wird im Frühling oder Herbst gesammelt.
Blutwurz ist auch über Apotheken erhältlich.

ZUM SELBERMACHEN:
TEEMISCHUNG BEI DURCHFALL

ZUTATEN: 40 g Blutwurz; 40 g Heidelbeerfrüchte; 20 g Brombeerblätter.

ZUBEREITUNG: 3-mal täglich eine Tasse Tee trinken. Pro Tasse 1 Esslöffel der Teemischung verwenden.

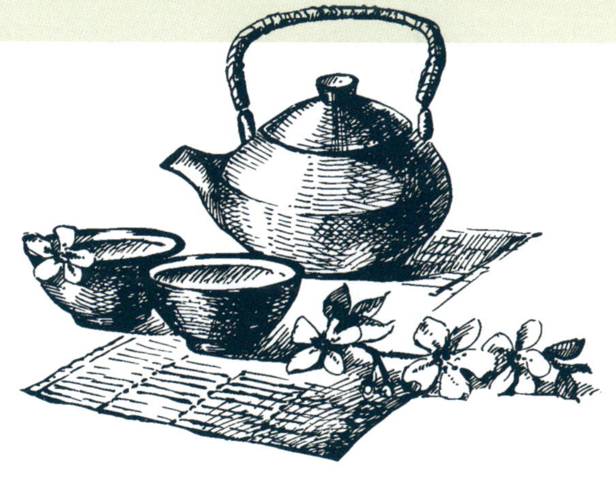

Edelweiß
DAS BAUCHWEHBLÜML

LEONTOPODIUM ALPINUM
Auch bekannt unter: Königin der Blumen

Die erste gesicherte Erwähnung des Edelweiß findet sich im »Codex bellunensis« aus dem 15. Jahrhundert. Später, 1586, nannte sie der Kräuterbuchautor Matthiolus eine heilende und zusammenziehende Pflanze, die man nach seiner Beschreibung in den österreichischen und Schweizer Bergen »Wollblume« nannte.

Im Volksglauben steht das Edelweiß als Symbol für die Unschuld und die Liebe. So besagt etwa eine Legende, dass Edelweiß zusammen mit Edelraute zu kunstvoll geflochtenen Brautkränzen verarbeitet wurde.

Im Alpenraum gilt Edelweiß als Heilmittel gegen Durchfall (»Alpenruhrkraut«). Im Südtiroler Etschtal werden hierzu 2 Teelöffel des Krautes zur Hälfte in Wasser eingekocht und bei Durchfall getrunken.

ALPINE VOLKSMEDIZIN

Hauptanwendungsgebiet des Edelweiß ist in der Volksheilkunde eindeutig der Verdauungsapparat. Hier wird der Milchauszug oder auch der Tee aus den Blüten bei Durchfall, Erbrechen, Bauchschmerzen, Blähungen und bei Magenkrämpfen empfohlen.

Der Tee aus den Blüten gilt zudem als schleimlösend und wird auch zur Senkung des Fiebers getrunken. Im 19. Jahrhundert gebrauchte man Edelweißtee in Tirol auch gegen Tuberkulose.

Der Milchauszug und eine Abkochung aus den Blüten sowie das frische Kraut wurden als Waschung beziehungsweise Umschlag bei Schlangenbissen und bei Blutvergiftung verwendet.

AUS DER FORSCHUNG

Edelweißblüten enthalten Gerbstoffe und Antioxidantien. Die Gerbstoffe reagieren mit Proteinen von Haut und Schleimhäuten und machen so diese unempfindlicher gegenüber äußeren Reizen. Zusätzlich konnten Edelweißzubereitungen antibakterielle Wirkungen, wie etwa gegen *Enterococcus faecium*, nachgewiesen werden. Durch die Kombination aus Gerbstoffen und antibakteriellen Wirkstoffen lässt sich die Anwendung bei Durchfallerkrankungen als plausibel erklären. Weitere Studien sind hierzu aber nötig.

TAGESDOSIERUNG: 3-mal täglich 1 bis 2 Teelöffel (1,5 g) als Tee oder Milchauszug.
VORSICHT: Keine Einschränkung bekannt.
SAMMELZEITPUNKT: Edelweiß steht unter Naturschutz!
Man kann Edelweiß aber über Gärtner beziehen und die Pflanzen selbst anbauen.

ZUM SELBERMACHEN:
EDELWEISSSALBE GEGEN TROCKENE HÄNDE

ZUTATEN: 20 Edelweißblüten; 100 g Olivenöl; 10 g Bienenwachs.

ZUBEREITUNG: Die Edelweißblüten mit dem Olivenöl übergießen und gut verschlossen für 2 Wochen an einen dunklen Ort stellen. Dann das Öl abfiltrieren und in einem Topf zusammen mit dem Bienenwachs unter mehrmaligem Umrühren erwärmen. Sobald das Bienenwachs vollständig geschmolzen ist, die Salbe vom Herd nehmen. Während des Abkühlens sollte sie immer wieder umgerührt werden, anschließend in Tiegel abfüllen.
Haltbar 6 Monate. Bei trockenen Händen geeignet.

Enzian
DIE BITTERWURZ

GENTIANA LUTEA

Auch bekannt unter: Bitterwurz, Königswurz, Meisterwurz

Im Altertum war Enzian unter anderem eine geschätzte Heilpflanze gegen Augenleiden. Hildegard von Bingen empfahl Enzian gegen Fieber im Magen, was wohl nach unserer Vorstellung Magenschmerzen beziehungsweise Mageninfektionen bedeutet. Im Mittelalter wurde Enzian von vielen Kräuterbuchautoren, z. B. von Hieronymus Bock, sogar als beste Magenarznei gerühmt.

Auch Marx Sittich von Wolkenstein schreibt in seiner Landesbeschreibung von Südtirol, dass Enzian gegen Brüche, Magenprobleme, Husten und Gift wirksam sei. Ihm zufolge sei Enzian zum ersten Mal von einem deutschen König namens Enz genannt worden. Daher erkläre sich der Name »Enzian«. Ähnliches erfahren wir von Dioskurides, der den heute wissenschaftlichen Namen *Gentiana* auf einen illyrischen König namens Gentius (500 v. Chr.) zurückführt, der Enzian als Erster gebraucht haben soll. Er soll mittels eines Enziansirups Magenleiden kuriert haben.

Zahlreiche Rezepte von Bauerndoktoren und Kräuterfrauen zeugen bis heute von der Hochschätzung (Königswurz), die dem Enzian bis zum heutigen Tag zukommt. Dies führte allerdings zu einer intensiven Sammeltätigkeit, weshalb Enzian in vielen Gegenden des Alpenraumes bereits im 18. Jahrhundert rar geworden war. Durch Naturschutzbemühungen erholen sich die Bestände nun langsam wieder.

ALPINE VOLKSMEDIZIN

Enzian ist äußerst bitter und eignet sich somit laut volksheilkundlichem Verständnis bereits deshalb als Magenarznei. So ist es nicht verwunderlich, dass Enzian vor allem bei Magen- und Darmerkrankungen eingesetzt wird. Der Schnaps, der Tee, der Sirup, der Weinauszug und auch die getrocknete Wurzel werden bei Magenverstimmung, Magenschmerzen, schlechter Verdauung, Übelkeit, Völlegefühl, bei Verstopfung, Durchfall, Blähungen, Bandwurm, Gastritis, Sodbrennen, Gallenbeschwerden und zur Appetitanregung innerlich verwendet.

Mit dem Tee werden bei Geschwüren, schlecht heilenden Wunden, Haarausfall und bei Kopfläusen Waschungen und Umschläge bereitet. Der Tiroler Bauernarzt Kiendler riet bei Quetschungen zu einem Pflaster aus Enzianwurzelpulver und Olivenöl.

Enzianschnaps und Tee werden zudem bei ansteckenden Krankheiten, Husten, Halsschmerzen und Fieber angeraten. Früher verwendete man diese sogar bei Malaria und Kinderlähmung.

Bei Muskelschwäche, Rheuma, Knochen- und Gelenkschmerzen, Verstauchung, Verspannung und Hexenschuss verwendet man den Schnaps und den Tee als Einreibung oder als Umschlag.

Enzian wird eine kräftigende Wirkung nachgesagt und er ist deshalb in zahlreichen alpinen Lebensessenzen enthalten. In der Schweiz heißt der Enzianschnaps deshalb »Eau de Vie« (Lebenswasser). Man verwendet ihn sowohl innerlich als auch äußerlich zur Kräftigung, bei Ohnmacht und bei müden Beinen.

AUS DER FORSCHUNG

Der bittere Geschmack der Enzianwurzel ist auf die Bitterstoffe zurückzuführen. Dabei ist erwähnenswert, dass das in ihr enthaltene Amarogentin als eine der bittersten uns bekannten Substanzen gilt. 1 g dieses Stoffes vermag 58 000 l Wasser bitter schmecken zu lassen. Mit den Bitterstoffen erklärt sich auch die ausgesprochen effektive Wirkung der Enzianwurzel bei Verdauungsbeschwerden. Denn durch die Bitterstoffe werden Verdauungssäfte angeregt und in der Folge der Appetit gesteigert sowie Blähungen und Völlegefühl vermindert. Zusätzlich konnten positive Effekte bei *Morbus Crohn* und *Colitis ulcerosa* festgestellt werden. Ein Bitterstoffanteil, das Gentiopikrosid, wirkt nämlich im Darm entzündungshemmend. Erfolgreiche Behandlungen konnte man auch mit einer Spülung bei Entzündungen im Mund- und Rachenraum durchführen. Schleimlösende Effekte in den Bronchien sowie in den Nasennebenhöhlen sind ebenfalls bestätigt.

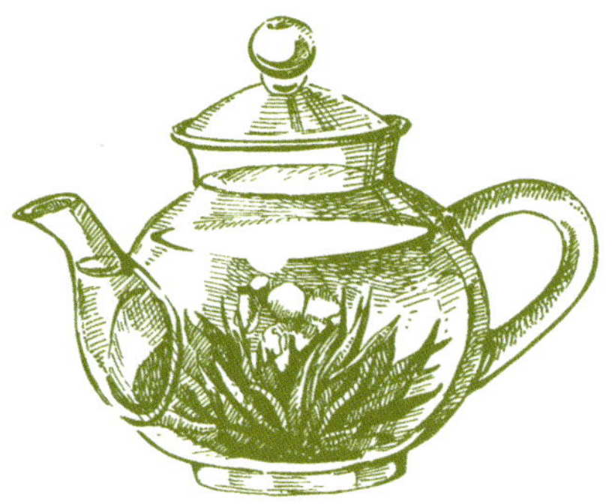

TAGESDOSIERUNG: 3-mal täglich 1 Teelöffel (1 g) der getrockneten Wurzel als Tee.

VORSICHT: Bei Magen- und Zwölffingerdarmgeschwüren sollte man Enzianwurzel wegen einer Erhöhung der Magensäure vermeiden.

SAMMELZEITPUNKT: Enzian steht in allen Alpenländern unter Naturschutz!

Enzianwurzel kann aber über Apotheken bezogen werden. Diese Pflanzen stammen aus angebauten Kulturen und belasten dadurch nicht die heimischen Bestände.

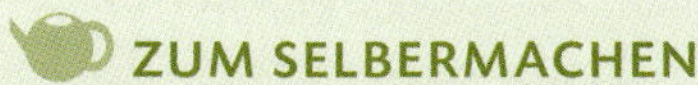

ZUM SELBERMACHEN:

»GEMEINER THERIAK« ZUR VERDAUUNG NACH EINEM REZEPT DER RAGGINER

ZUTATEN: 5 g Enzianwurzel; 5 g Galgantwurzel; 5 g Wacholderbeeren; 2 Esslöffel Honig; 0,7 l Rotwein.

ZUBEREITUNG: Enzianwurzel, Galgantwurzel und die Wacholderbeeren mit dem Wein übergießen und gut verschlossen für 2 Wochen an einen dunklen Ort stellen. Anschließend abfiltrieren, den Honig dazugegeben und in eine saubere Flasche abfüllen.
Der Wein ist 6 Monate haltbar. Ein Gläschen des »Theriak« kann 1-mal täglich nach dem Essen zur Unterstützung der Verdauung genossen werden.

ZUM SELBERMACHEN:

ENZIANSIRUP GEGEN VERDAUUNGSBESCHWERDEN

ZUTATEN: 10 g Enzianwurzel; 200 ml Wasser; 200 g Zucker.

ZUBEREITUNG: Die grob zerkleinerten Wurzeln mit kochendem Wasser übergießen und 20 Minuten bei leichter Hitze köcheln lassen. Anschließend abfiltrieren und die Lösung mit Zucker zu einem Sirup einkochen. Den Sirup noch heiß in eine Flasche abfüllen und nach Abkühlung in den Kühlschrank stellen.
Hier ist der Sirup 6 Monate haltbar. Etwas Enziansirup eignet sich, ganz in der Tradition des König Gentius in Wasser oder Wein verdünnt, als Heilmittel bei Verdauungsbeschwerden.

Heidelbeere
HILFREICH BEI DURCHFALL

VACCINIUM MYRTILLUS
Auch bekannt unter: Blaubeere, Moschbeer, Schwarzbeer, Waldbeere

Die Heidelbeere wurde erst sehr spät als Heilpflanze erwähnt. Dies hat auch sicherlich damit zu tun, dass sie im Mittelmeerraum nicht vorkommt und den antiken Autoren einfach nicht bekannt war. Bei den europäischen Kräuterbuchautoren des Mittelalters galt die Heidelbeere als Heilmittel bei Atemwegsbeschwerden und bei Magenleiden.

ALPINE VOLKSMEDIZIN

In der Volksheilkunde des Alpenraumes werden die getrockneten Früchte bei Durchfall und Bauchschmerzen gegessen oder als Tee getrunken. Die frischen Früchte werden dagegen bei Verstopfung, Bandwürmern und zur Regeneration des Darms gegessen. Der aus den frischen Früchten bereitete Saft wird bei Magengeschwüren und Durchfall getrunken sowie bei Mundfäule als Mundspülung angepriesen. Der Schnaps, der Milch- und der Weinauszug aus den Früchten werden bei Magenverstimmung, Verdauungsstörungen, Völlegefühl, Appetitlosigkeit, Bauchschmerzen, Blähungen und Durchfall empfohlen. Eine heilende Wirkung bei Durchfall und Magenkrämpfen wird auch dem Tee aus den Blättern nachgesagt.

Ganz der Tradition der mittelalterlichen Kräuterbuchautoren entsprechend, werden der Saft und der Weinauszug aus den Früchten auch heute noch bei Erkältungen heiß getrunken und gegurgelt.

In der Volksheilkunde sagt man den Früchten eine günstige Wirkung auf das Augenlicht, besonders für das nächtliche Sehvermögen, nach.

Den Heidelbeerblättern wird im Alpenraum eine blutzuckersenkende Wirkung nachgesagt.

Wohl wegen der roten Färbung der Früchte gelten diese frisch gegessen als Heilmittel gegen Blutarmut, Eisenmangel und Bluthochdruck.

AUS DER FORSCHUNG

In den Beeren finden sich bis zu 12 % Gerbstoffe. Die Gerbstoffe wirken abdichtend auf die Schleimhäute im Magen-Darm-Trakt sowie stopfend und desinfizierend. Dadurch kommt es bei Durchfall zu einer Verbesserung der Beschwerden. Da getrocknete Heidelbeerfrüchte sehr gut verträglich sind, eignen sich diese auch gegen Durchfall bei Kindern ab 4 Jahren. Zusätzlich sind weitere Wirkstoffe, wie Anthocyanidine und Flavonoide, gefäßschützend, cholesterinsenkend und leicht blutverdünnend.

Anthocyanidine unterstützen außerdem die Wundheilung innerlicher Geschwüre, sodass man heutzutage eine mit Anthocyanidinen angereicherte Lösung zur Abheilung von Magen-Darm-Geschwüren einsetzt.

Heidelbeerblätter enthalten ebenfalls Gerbstoffe (bis zu 7 %) und eignen sich deshalb grundsätzlich auch zur Therapie von Durchfallerkrankungen. Sie werden derzeit hinsichtlich antidiabetischer Wirkungen stark untersucht. Möglicherweise sind der hohe Chromgehalt in den Blättern beziehungsweise Flavonoide oder das Neomyrtillin hierfür verantwortlich. Bisweilen konnte allerdings noch kein eindeutiges Ergebnis geliefert werden.

TAGESDOSIERUNG: Für Erwachsene und Kinder ab 10 Jahren 3- bis 4-mal täglich 3 Teelöffel (6 g) der getrockneten Früchte als Tee, für Kinder ab 1 Jahr 3-mal täglich 1 bis 2 Teelöffel (3 g). Von den Heidelbeerblättern kann ein Erwachsener 2- bis 3-mal täglich 2 Teelöffel (1 g) als Tee trinken.

VORSICHT: Große Mengen an frischen Heidelbeeren wirken abführend. Heidelbeerblätter sollte man nur über kurze Zeiträume verwenden.

SAMMELZEITPUNKT: Die Früchte werden im Juli und August gesammelt, die Blätter dagegen im Frühjahr.

Heidelbeerfrüchte sind auch über Apotheken erhältlich.

ZUM SELBERMACHEN:

HEIDELBEERSCHNAPS GEGEN MAGENVERSTIMMUNG

ZUTATEN: 80 g frische Heidelbeerfrüchte; 160 ml 96%iger Alkohol; 380 ml Wasser.

ZUBEREITUNG: Die frischen Früchte in eine Flasche füllen, mit dem Alkohol und dem Wasser übergießen und das Ganze für 8 Wochen gut verschlossen an einen dunklen Ort stellen. Nach dieser Zeit abfiltrieren und den gewonnenen Auszug in eine saubere Flasche abfüllen.

Die Haltbarkeit liegt bei 2 Jahren. Der Heidelbeerschnaps eignet sich bei Magenverstimmung und Völlegefühl.

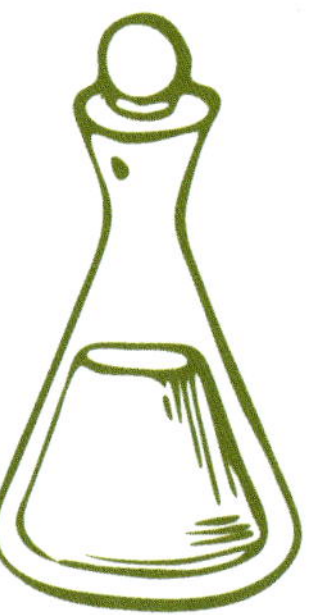

Meisterwurz
DAS RÄUCHERMITTEL

PEUCEDANUM OSTRUTHIUM
Auch bekannt unter: Hirschwurz, Bergwurzel, Thomas-Wurzen

Die Meisterwurz ist bis heute eines der beliebtesten Heilmittel der Bauerndoktoren und Kräuterfrauen des alpinen Raumes. Sie gilt regelrecht als Allheilmittel.

Die Hochschätzung dieser Pflanze kannte keine Grenzen. Man sah in ihr nicht nur ein Heilmittel gegen vielerlei Krankheiten, sondern auch ein Schutzmittel vor magischen Kräften und Vergiftungen. Dies kommt auch in der Landesbeschreibung Südtirols von Marx Sittich von Wolkenstein zum Ausdruck, in der er die Meisterwurz als wirksames Mittel gegen Zauberei und Gifte nannte.

Am Alpenhauptkamm wird die Meisterwurz in den Raunächten statt Weihrauch geräuchert. Der volkstümliche Name »Thomas-Wurzen« bezieht sich wohl auf den Thomastag, den 21. Dezember, der den Beginn der zwölf Raunächte definierte.

Als aromatische Heilpflanze war Meisterwurz auch eine wichtige Heilpflanze gegen die Pest. So lautet ein Rezept in der Annenberger Handschrift aus dem Kloster Annenberg im Vinschgau: 1 Lot (16 g) Meisterwurz, 1 ½ Lot (8 g) Bibernell, ½ Lot (8 g) Tormentill, etwas Zimt und Zucker. Es handelte sich dabei möglicherweise um Kräuterwein, das ist aber nicht eindeutig feststellbar. Bis ins 20. Jahrhundert hieß es in Südtirol, dass man mit einer Meisterwurz in der Hosentasche sicher vor ansteckenden Krankheiten sei.

ALPINE VOLKSMEDIZIN

Meisterwurz wird als Allheilmittel betrachtet, dementsprechend vielfältig sind auch die Anwendungsgebiete. Allen voran gilt sie als

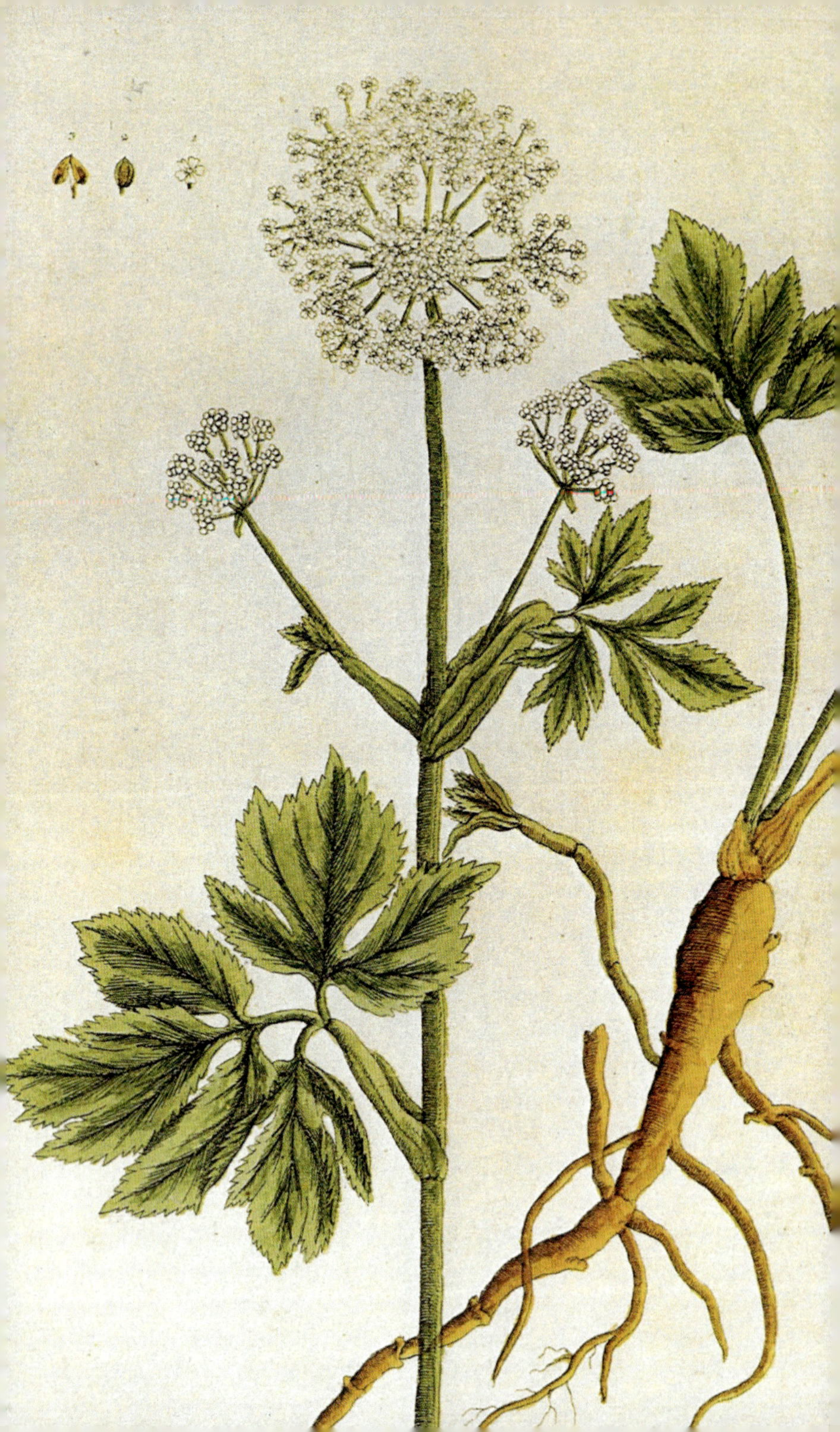

Heilmittel bei Erkrankungen der Verdauungsorgane. Man gebraucht den Meisterwurzschnaps, daneben aber auch den Tee und das getrocknete Pulver, innerlich bei schlechter Verdauung, Magenverstimmung, Bauchschmerzen, Sodbrennen, Blähungen, zur Appetitanregung, bei Durchfall und bei Bandwürmern.

Daneben benutzt man den Schnaps und den Tee (auch als Gurgelmittel) sowie das getrocknete Pulver innerlich bei Halsschmerzen, Schnupfen, Bronchitis, Erkältung, Fieber, Grippe und bei Heuschnupfen. Bei Fieber sind neben Essigwickeln auch Wickel mit Meisterwurztee sehr beliebt.

Meisterwurz wird die Rolle eines Kräftigungsmittels zugeschrieben. Sie soll nicht nur das Herz stärken, sondern wird auch als Potenzmittel beschrieben.

Meisterwurz soll bei Menstruationsbeschwerden normalisierend auf die Regelblutung wirken sowie Wechseljahrbeschwerden bessern. Früher gebrauchten sie beispielsweise die Ragginer zur Anregung der Wehen bei Geburtsschwierigkeiten.

Bei Hauterkrankungen sind die Anwendungen ebenfalls zahlreich. Vor allem der Schnaps, Bäder mit einer Abkochung sowie das getrocknete Pulver werden äußerlich bei oberflächlichen Entzündungen, Wunden, bei Hautausschlägen und Geschwüren empfohlen. Als Räucherung gebraucht man Meisterwurz bei schlecht heilenden Wunden und bei Flechten.

AUS DER FORSCHUNG

In der Meisterwurz konnten als relevante Wirkstoffe ätherisches Öl, Bitterstoffe, Furanocumarine und Gerbstoffe nachgewiesen werden. Meisterwurz führt zu einer Anregung von sämtlichen Verdauungssäften, womit ein Teil der nachgesagten Wirkungen im Verdau-

Abb.: Streut man die getrocknete Meisterwurz auf etwas heiße Kohle, so wird ein sehr aromatischer Duft freigesetzt. Darum wurde sie häufig als Räucherung verwendet.

ungstrakt erklärt werden kann. Vor allem die Anwendung bei Völlegefühl, Blähungen und Appetitlosigkeit scheint sinnvoll. Eine nachgewiesene Hemmung der 5-Lipoxygenase erklärt zudem entzündungshemmende Effekte.

TAGESDOSIERUNG: 3-mal täglich 1 Teelöffel (1 g) der getrockneten Wurzel als Tee.
VORSICHT: Bei hellhäutigen Personen kann Meisterwurz die UV-Empfindlichkeit steigern.
SAMMELZEITPUNKT: Die Wurzel sollte im April oder von September bis November gesammelt werden.
Meisterwurz ist auch über Apotheken erhältlich.

ZUM SELBERMACHEN:
RITUELLE RÄUCHERMISCHUNG

ZUTATEN: 20 g Meisterwurz; 20 g Wacholdernadeln und -sprossen.

ZUBEREITUNG: Die Bestandteile fein zerkleinern und vermischen. Etwas Glut oder entzündete Räucherkohle in ein feuerfestes Gefäß geben und die Räuchermischung daraufstreuen. Sobald der entstehende Rauch seinen aromatischen Geruch verliert, etwas von der Mischung nachstreuen.
Traditionellerweise eignet sich diese Räuchermischung als Weihrauchersatz in den Raunächten zwischen 21. Dezember und Dreikönig.

Minze
LINDERT ÜBELKEIT

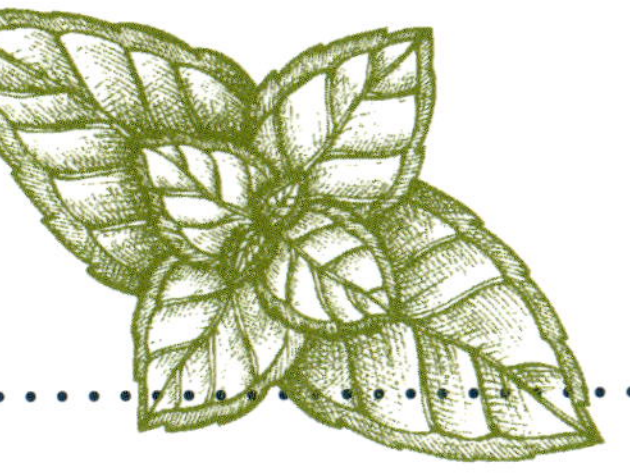

MENTHA SP.

Auch bekannt unter: Poleiminze (Mentha pulegium), Krauseminze (Mentha spicata)

Bereits im Altertum waren Minzen für krampflösende Effekte bekannt. Bei Kopfschmerzen legte man Minzblätter auf die Schläfen. Hildegard von Bingen unterschied bereits mehrere Arten. Wasserminze *(Mentha aquatica)* empfahl sie gegen Atemnot und Kurzatmigkeit, die Rossminze *(Mentha longifolia)* riet sie als Einreibung bei Milben und die Ackerminze *(Mentha arvense)* sollte bei Verdauungsbeschwerden gegessen sowie bei Augenproblemen aufgelegt werden.

Heutzutage gibt es eine unüberschaubare Anzahl an Minze-Arten. Minzen neigen nämlich zur Bastardisierung, das heißt, sie bilden sehr leicht Kreuzungen mit anderen Minzen, woraus wiederum neue Arten entstehen. Die Pfefferminze entstand spätestens im 17. Jahrhundert durch eine Kreuzung von Wasserminze und Krauseminze. Auch im Alpenraum werden diese hier ursprünglich nicht heimischen Pflanzen seit vielen Jahrhunderten angebaut beziehungsweise wurden wie die Wasserminze vor Jahrhunderten importiert. Die Poleiminze *(Mentha pulegium)* wächst im Mittelmeerraum und in klimatisch günstigen Gebieten des Alpenraumes. Man nannte sie auch »Flohminze«, weil sie gegen Flöhe helfen soll. Alle Minze-Arten werden im Alpenraum bis heute gegen Motten in den Kleiderschrank gelegt.

Bei den Bauernärzten waren die verschiedenen Minzen sehr beliebt. Sebastian Ragginer hatte folgendes Rezept zur Herstellung eines sogenannten Magenpflasters in seiner Rezeptsammlung: »Gegen Gebrechen des Magens. Nimm Sauerteig, gestoßene Wacholder-Beeren, klein zerschnittene Minzen, diese Stücke zu einem Pflaster gemacht, in einer Pfanne gewärmt, und wohl warm des Tages 3-mal auf den Magen gelegt.«

ALPINE VOLKSMEDIZIN

Minze wird in der Volksheilkunde vor allem bei Magen- und Darmbeschwerden verwendet. Dabei werden der Tee und der Pfefferminzschnaps bei Magenkrämpfen, Appetitlosigkeit, Blähungen, Übelkeit, Durchfall und bei Bauchgrippe empfohlen. Der Weinauszug soll bei Durchfall helfen. Bei einer schlechten Verdauung sollte man besonders mit Pfefferminzblättern würzen.

Pfefferminze wirkt auch heilend bei Kopfschmerzen. Einen Tee innerlich genießen, die Blätter erwärmt auf den Kopf auflegen oder das ätherische Öl auf die Schläfe auftragen, werden immer wieder als Heilmittel genannt.

Verschiedene Minze-Arten werden häufig im Zusammenhang mit Beschwerden des Nervensystems beschrieben. Ein Tee der Pfefferminze soll die Nerven stärken, wirkt belebend und aufmunternd. Gegen Depressionen sollte Pfefferminze auch in die Speisen gegeben werden. Bereits die Schule von Salerno hatte im 11. Jahrhundert Poleiminze gegen Melancholie angeraten. Gegen Schwindel sollte man einen Weinauszug aus der Pfefferminze trinken und ein Ölauszug wird äußerlich bei einer Nervenentzündung propagiert.

In der Zahnheilkunde werden Pfefferminze und Krauseminze als Mundspülung gegen Mundgeruch verwendet, gleichzeitig aber auch gegen Zahnfleischentzündung empfohlen.

Bei Unterleibsbeschwerden hat Pfefferminztee einen krampflösenden Effekt. Zum Abstillen werden die Brustwarzen damit benetzt.

AUS DER FORSCHUNG

In wissenschaftlichen Untersuchungen konnten der Pfefferminze zahlreiche Wirkungen auf den menschlichen Organismus nachgewiesen werden. So wirken das enthaltene ätherische Öl und die Flavonoide gallentreibend. Zusätzlich haben Zubereitungen aus Pfefferminze krampflösende Effekte auf die glatte Muskulatur im Bereich von Magen und Darm. Dadurch können Koliken und Blähungen gebessert werden. Außerdem regt Pfefferminze die Produktion von Speichel- und Verdauungssäften an, wodurch sie insgesamt verdauungsfördernd wirkt. Pfefferminzöl wirkt des Weiteren Übelkeit und Brechreiz entgegen, da sie eine leicht betäubende Wirkung auf die Magenschleimhaut hat – ein Anwendungsgebiet, das sonst in der Pflanzenheilkunde nicht wirklich abgedeckt wird.

In klinischen Untersuchungen konnte zusätzlich eine Wirkung bei Spannungskopfschmerzen bestätigt werden. Dabei ist eine 10%ige alkoholische Lösung, äußerlich auf die Schläfen aufgetragen, in Wirksamkeit und Wirkungseintritt vergleichbar mit Paracetamol, einem gängigen Schmerzmittel.

Zudem wurde dem ätherischen Öl eine krampflösende Wirkung in den Bronchien nachgewiesen, was wiederum eine Anwendung bei Erkältungskrankheiten der oberen Atemwege rechtfertigt.

TAGESDOSIERUNG: 3-mal täglich 1 Teelöffel (1,5 g) für Erwachsene, für Kinder ab 4 Jahren 2-mal täglich ½ Teelöffel (1 g) getrocknete Pfefferminzblätter als Tee. Für die Inhalation sollten 3 bis 4 Tropfen in heißes Wasser gegeben werden. Kinder sollten allerdings erst ab 6 Jahren mit Pfefferminz inhalieren.

VORSICHT: Säuglinge und Kleinkinder sollten nicht mit dem ätherischen Öl beziehungsweise mit mentholhaltigen Präparaten zur Inhalation oder Einreibung behandelt werden, da es hier zu einem reflektorischen Atemstillstand kommen kann. Da Pfefferminze auch die Magenklappe entspannt, kann Magensäure leichter in die Speiseröhre gelangen. Deshalb sollte bei Refluxösophagitis auf Pfefferminzzubereitungen verzichtet werden. Pfefferminze sollte auch bei Gallenbeschwerden nicht angewandt werden. Größere Mengen der Poleiminze können abtreibend wirken.

SAMMELZEITPUNKT: Die Blätter werden kurz vor dem Aufblühen in der Zeit von Juni bis September gesammelt.

Pfefferminzblätter sind auch über Apotheken erhältlich.

ZUM SELBERMACHEN:
TEEMISCHUNG BEI ERBRECHEN

ZUTATEN: 40 g Pfefferminzblätter; 30 g Melissenblätter; 20 g Kamillenblüten.

ZUBEREITUNG: 2-mal täglich eine Tasse Tee trinken. Pro Tasse 1 Esslöffel der Teemischung verwenden.

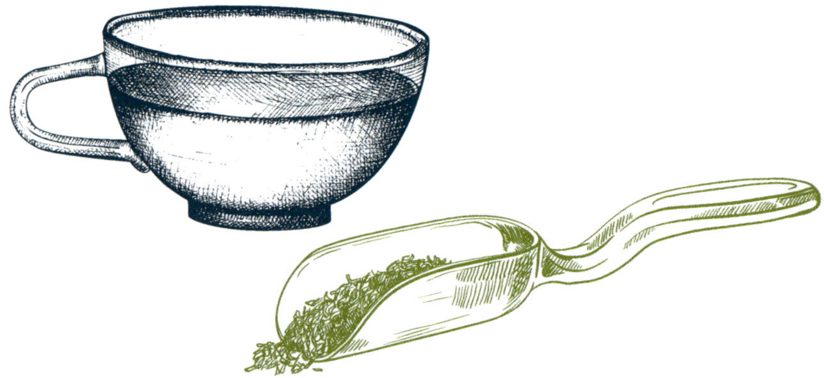

ERKRANKUNGEN VON LEBER UND GALLE

Leberkranke bekommen bei fortgeschrittener Erkrankung durch einen Überschuss an Bilirubin gelb verfärbte Haut und Augen. Entsprechend der Signaturenlehre und des magischen Analogiedenkens spielte bei Gallen- und Lebererkrankungen in der Volksheilkunde die Farbe Gelb eine wichtige Rolle. Deshalb zählten gelb blühende Pflanzen (Odermennig, Löwenzahn) sowie gelbe Pflanzensäfte (Schöllkraut) oder auch gelbe Bastrinden und Wurzeln (Curcuma, Berberitze) traditionell zu den möglichen Heilpflanzen.

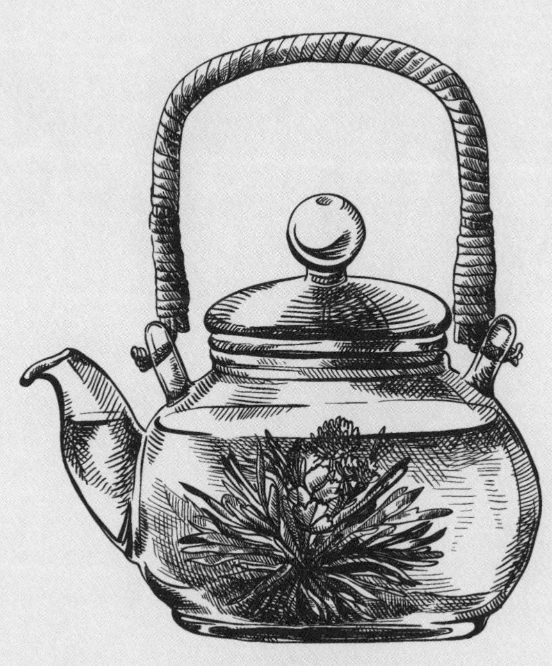

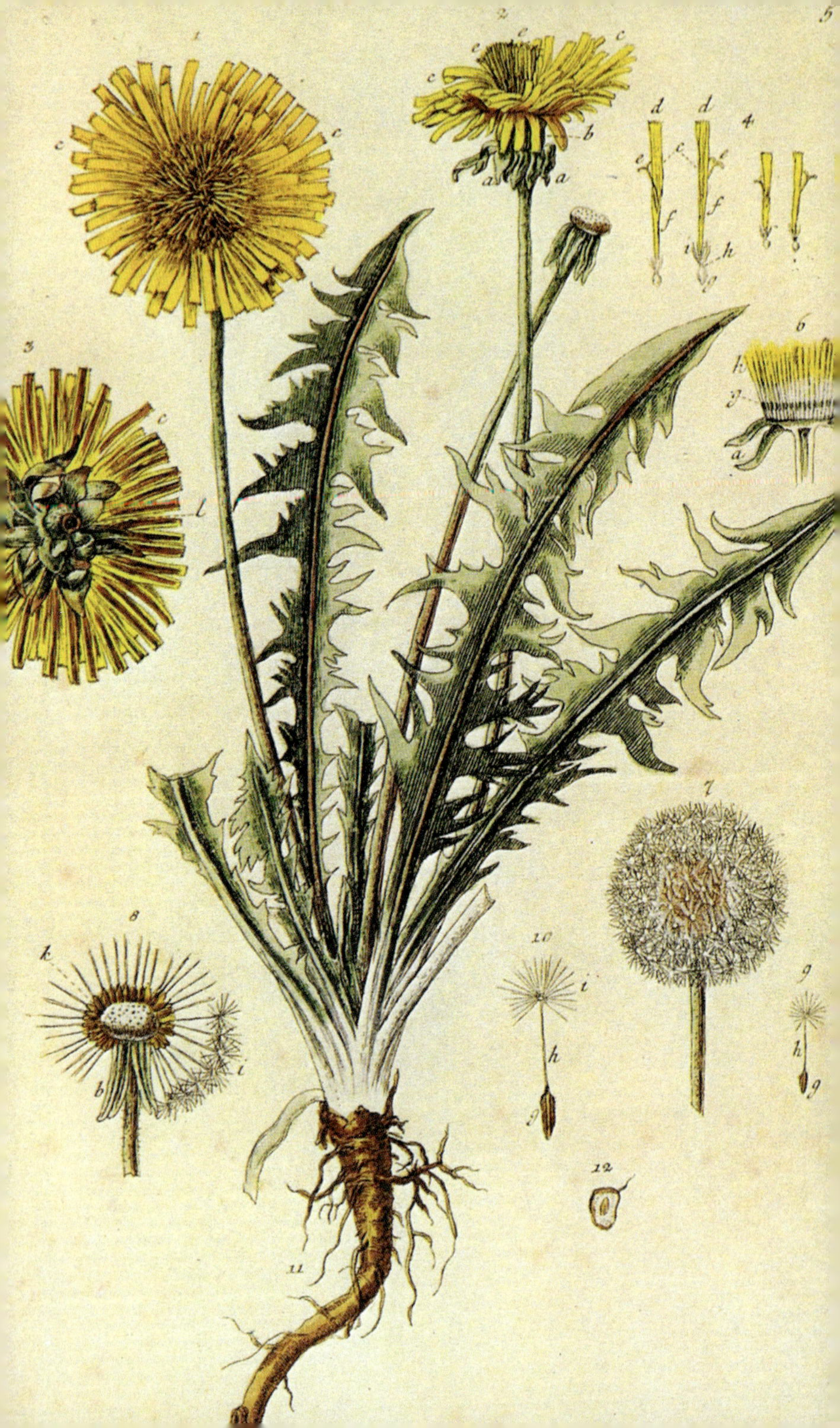

Löwenzahn
ERHÖHT DEN GALLENFLUSS

TARAXACUM OFFICINALE
Auch bekannt unter: Kuhblume, Pfaffenröhrlein, Ringelblüml

Löwenzahn wurde erstmals eindeutig in der arabischen Medizin des Mittelalters erwähnt. Bei den mittelalterlichen Kräuterbuchautoren war neben der Anwendung bei Gliederschmerzen, Fieber und als Schönheitsmittel der Gebrauch bei Augenerkrankungen von zentraler Bedeutung. Diese Anwendung des Milchsaftes ist auch aus dem Alpenraum bekannt. Interessant scheint in diesem Zusammenhang, dass Heilpflanzen, die auf die Leber und Galle Einfluss nehmen, in der Volksheilkunde häufig auch bei Augenerkrankungen verwendet werden. Dieser Zusammenhang ist auch aus der Traditionellen Chinesischen Medizin bekannt, in der Auge und Leber auf demselben Meridian liegen und dementsprechend ähnlich behandelt werden.

Löwenzahn war früher auch eine beliebte Orakelblume bei Kindern. Die Menge der Flugsamen auf dem Blütenboden entsprach der Anzahl der Jahre, die man beispielsweise auf die große Liebe warten musste. Oder die Anzahl der weggepusteten Flugsamen entsprach der Menge an Jahren, die man noch zu leben hatte.

ALPINE VOLKSMEDIZIN

So wie dies die Signaturenlehre vorwegnimmt, wird Löwenzahn vor allem bei Leber- und Gallenerkrankungen verwendet. Der Tee von Kraut und Wurzel, der Saft, die Frischpflanzen, der Schichtsi-

Abb.: Die Löwenzahnwurzel wirkt durch die enthaltenen Bitterstoffe appetitanregend und hilft bei Verdauungsstörungen sowie bei Harnwegsinfektionen.

rup oder auch der alkoholische Auszug werden bei Störungen des Gallenflusses und Leberbeschwerden verwendet.

Daneben gebraucht man sie auch bei Verdauungsproblemen, Durchfall, Blähungen und bei Milzleiden. Der Schichtsirup, volkstümlich auch als »Honig« bezeichnet, sowie der Tee aus der Wurzel und dem Kraut werden bei Halsschmerzen, Grippe, verschleimten Atemwegen, Husten und zur Stärkung der Abwehrkräfte benutzt.

Die Anwendung des Pflanzensaftes und des Tees als Schönheitsmittel, wie dies bereits bei Hieronymus Bock 1551 beschrieben wurde, findet sich in der Volksheilkunde ebenso wie die Verwendung bei unreiner Haut, Hautjucken, Flechten, Abszessen und bei Hämorrhoiden. Der Milchsaft wird auf Warzen aufgetragen. Löwenzahntee gilt als hervorragendes Heilmittel bei unreinem Blut, zur Frühjahrskur, zur Entschlackung, bei Bluthochdruck und bei Blutmangel. Daneben gilt der Tee als nützlich bei Nierenleiden und Diabetes.

AUS DER FORSCHUNG

Die positiven Effekte der Löwenzahnwurzel verdanken wir hauptsächlich den enthaltenen Bitterstoffen. Diese wirken appetitanregend und fördern die Produktion von Verdauungssäften. Vor allem der Gallenfluss wird erhöht. Deshalb ist die Anwendung bei verringerter Gallenflüssigkeit und daraus resultierenden Verdauungsstörungen sinnvoll. Daneben bewirkt die Löwenzahnwurzel auch eine vermehrte Harnausscheidung und wirkt krampflösend. Der wassertreibende Effekt der Wurzel, der einer der stärksten in der Pflanzenheilkunde ist, wird mit dem hohen Kaliumgehalt erklärt. Aufgrund dieser Wirkungen erscheint eine Anwendung bei zu geringer Gallentätigkeit, zur Anregung des Appetits, bei Verdauungsbeschwerden und bei Harnwegsinfektionen als berechtigt.

Bei rheumatischen Erkrankungen kommt die Löwenzahnwurzel durch die erwiesenen entzündungshemmenden Effekte als mögliche unterstützende Therapieoption zur herkömmlichen medikamentösen Therapie in Betracht. Hier scheint die kurmäßige Anwendung über 4 Wochen sinnvoll.

TAGESDOSIERUNG: 3-mal täglich 2 Teelöffel (4 g) der getrockneten Wurzel.
VORSICHT: Bei Magengeschwüren sollte auf Löwenzahn verzichtet werden, da er auch die Produktion von Magensäure anregen kann. Auch bei Gallensteinen sollte Löwenzahn vermieden werden. Bei einer bekannten Allergie auf Korbblütler sollte man Löwenzahn meiden.
SAMMELZEITPUNKT: Die Löwenzahnwurzel und das Kraut werden im April und Mai gesammelt.
Löwenzahnwurzel und -blätter sind auch über Apotheken erhältlich.

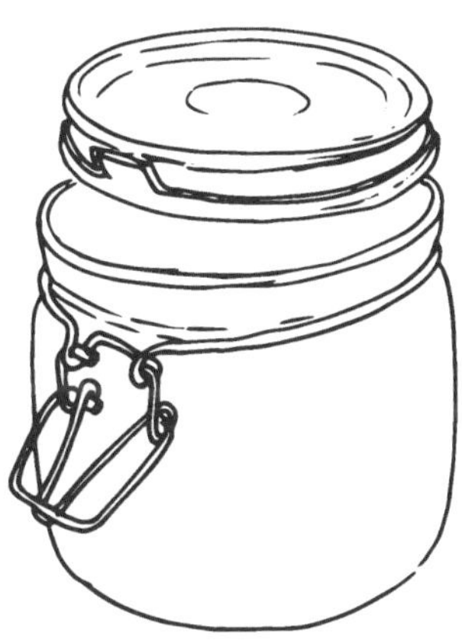

ZUM SELBERMACHEN:
LÖWENZAHNSIRUP NACH GROSSMUTTERS ART

ZUTATEN: 2 Hände voll Löwenzahnblüten; 1 Zitrone; 1 l Wasser; 1 kg Zucker.

ZUBEREITUNG: Die Löwenzahnblüten und die halbierte Zitrone mit dem Wasser langsam erhitzen und bei leichter Hitze 10 Minuten köcheln lassen. Anschließend das Ganze über Nacht stehen lassen. Am nächsten Morgen die Blüten abfiltrieren. Zur gewonnenen Lösung den Zucker hinzugeben und diese zu einem Sirup aufkochen. Den Sirup noch heiß in die Flaschen abfüllen und, sobald abgekühlt, in den Kühlschrank stellen.
Der Sirup ist 6 Monate haltbar und eignet sich, mehrmals täglich teelöffelweise eingenommen, bei Atemwegserkrankungen und zur Anregung der Gallentätigkeit.

ZUM SELBERMACHEN:
LEBERTEE NACH HANS NEUNER, DEM ENKEL VOM KIENDLER ALOIS NEUNER

ZUTATEN: 15 g Löwenzahnwurzel; 15 g Erdbeerblätter; 15 g Pfefferminzblätter; 15 g Wermut; 25 g Kamille; 15 g Johanniskraut.

ZUBEREITUNG: Alle 3 Stunden eine Tasse Tee trinken. Pro Tasse 1 Teelöffel der Teemischung verwenden und 10 Minuten ziehen lassen.

Odermennig
DAS KÖNIGSKRAUT

AGRIMONIA EUPATORIA
Auch bekannt unter: Heil aller Welt, König aller Kräuter

Eupator (134-63 v. Chr.), der König von Pontus, der auch das berühmte Gegengift Mithridat kreiert haben soll, ist der wissenschaftliche Namensgeber dieser Heilpflanze. Dioskurides nannte sie folglich noch im 1. Jahrhundert n. Chr. *eupatorios* und pries sie als Heilmittel gegen Durchfall, schwer vernarbende Geschwüre und gegen Schlangenbisse. Odermennig war auch eine Lieblingspflanze der mittelalterlichen Klosterheilkunde. Hildegard von Bingen erwähnte sie als schleimlösendes Mittel in Wein, als Umschlag gegen das Erblinden und – entsprechend der antiken Anwendung – als ein Heilmittel gegen Geschwüre bei Lepra.

ALPINE VOLKSMEDIZIN

In der Volksheilkunde des Alpenraumes gilt der Tee des Odermennigkrautes als hervorragendes Heilmittel gegen Erkrankungen von Leber und Galle, bei Übersäuerung des Magens und bei Verdauungsbeschwerden.

Bei Hauterkrankungen wird bis heute vor allem der Milchauszug empfohlen. Dieser soll auch das Haarwachstum fördern. Der Tee wird dagegen als Waschung zur Wundheilung angeraten und frisch zerkleinerter Odermennig wurde auf Geschwüre aufgelegt, um die Wundheilung zu beschleunigen.

Der Tee wird bei Halsschmerzen und Angina gegurgelt und der Sirup bei verschleimten Atemwegen getrunken. Wegen der sehr guten Wirkung auf die Stimmbänder wird Odermennigtee auch von professionellen Sängern zur Stimmbandpflege benutzt.

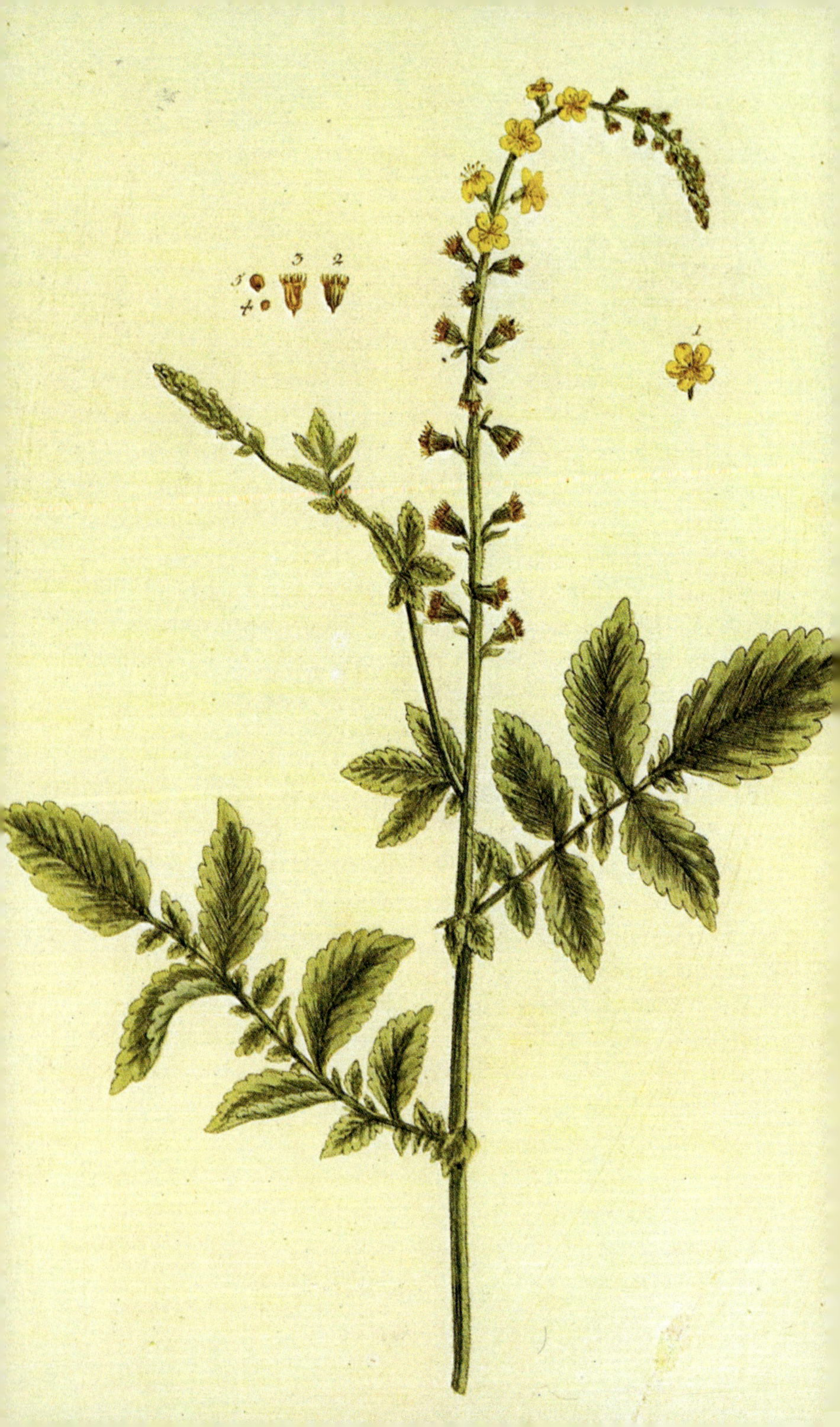
5
3
2
4
1

Dem Tee und dem Schnapsansatz werden zudem blutreinigende Wirkungen und heilende Effekte bei Blasen- und Nierenleiden nachgesagt.

Odermennig wird in manchen Regionen bis heute zur Beruhigung verwendet, eine Anwendung, die auch bei Hildegard von Bingen angedeutet wird, wenn sie Odermennig gegen Schrecken und Zittern empfiehlt.

AUS DER FORSCHUNG

Odermennigkraut enthält bis zu 10 % Gerbstoffe und wirkt dementsprechend adstringierend, d. h. zusammenziehend, und entzündungshemmend. Die Gerbstoffe verbinden sich nämlich mit den Proteinen von Haut und Schleimhäuten und machen diese dadurch unempfindlicher gegen äußere Reize, lindern Juckreiz und lassen Entzündungen schneller abheilen. Für die ebenfalls enthaltenen Flavonoide konnten zusätzlich membranstabilisierende Effekte nachgewiesen werden. Außerdem wirkt Odermennigtee hemmend auf das Wachstum mehrerer Bakterienstämme, wie beispielsweise auf den Tuberkuloseerreger *Mycobacterium tuberculosis.* Deshalb gilt die Anwendung bei Durchfall, Entzündungen im Mund- und Rachenraum sowie bei Entzündungen der Haut als sinnvoll. Zusätzlich konnten mit dem Einsatz von Odermennigkraut auch Lebererkrankungen gebessert werden.

Abb.: Die Gerbstoffe im Odermennigkraut machen Haut und Schleimhäute unempfindlicher gegenüber äußeren Reizen, lindern Juckreiz und wirken entzündungshemmend.

TAGESDOSIERUNG: 2- bis 3-mal täglich 2 Teelöffel (2 g) des getrockneten Krautes als Tee.

VORSICHT: Keine Einschränkungen bekannt.

SAMMELZEITPUNKT: Das blühende Kraut wird von Juni bis September gesammelt.

Odermennigkraut ist auch über Apotheken erhältlich.

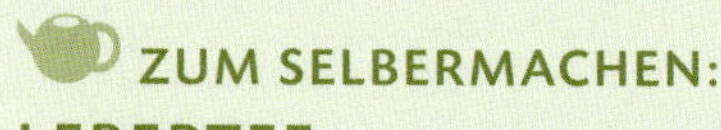

ZUM SELBERMACHEN: LEBERTEE

ZUTATEN: 40 g Odermennigkraut; 20 g Pfefferminzblätter; 20 g Labkraut; 20 g Artischockenblätter.

ZUBEREITUNG: 2-mal täglich eine Tasse Tee trinken. Pro Tasse 1 Esslöffel der Teemischung verwenden.

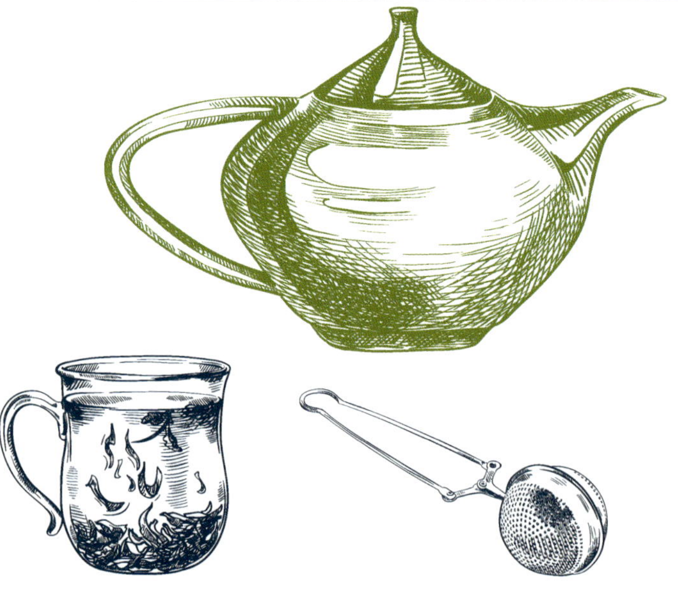

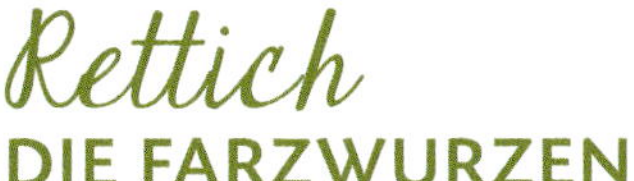

Rettich
DIE FARZWURZEN

RAPHANUS SATIVUS
Auch bekannt unter: Radi, Winterrettich

Rettich stammt ursprünglich aus Asien, gehört aber bereits seit Jahrtausenden zu den Kulturpflanzen Europas und des Mittelmeerraumes. Laut dem griechischen Geschichtsschreiber Herodot soll im 5. Jahrhundert v. Chr. auf den Mauern der Pyramiden von Gizeh noch die Menge an Rettich, Zwiebel und Knoblauch verzeichnet gewesen sein, die beim Bau der Pyramiden für jeden Arbeiter vorgesehen war. Dies ist verständlich, wenn man sich die antibakteriellen Effekte, die diese drei Pflanzen aufweisen, verdeutlicht. Man kann Rettich neben Brunnenkresse, Kapuzinerkresse und Meerrettich wegen des antimikrobiellen Wirkspektrums, das diese Pflanzen besitzen, zu Recht als pflanzliche Antibiotika bezeichnen. Rettich findet sich infolgedessen auch in den Kräuterbüchern des Mittelalters, wie in jenem des Abtes Walahfried Strabo aus Reichenau am Bodensee aus dem 16. Jahrhundert, gegen Husten und innere Leiden.

Hildegard von Bingen beschrieb den Rettich als reinigende Pflanze und als solche wird er im Alpenraum noch heute angesehen. Man verwendet ihn dementsprechend vor allem bei Gallen- und Nierensteinen.

Der Kärntner Name »Farzwurzen« resultiert aus der stark blähenden Eigenschaft dieser Wurzel, der Name »Bierrettich« aus der früher üblichen Beilage des Rettichs zum Bier.

ALPINE VOLKSMEDIZIN

Rettich wird bis heute vor allem bei Gallensteinen verwendet. Dabei wird dieser gegessen oder als Presssaft empfohlen. Besonders populär ist hierzu in der Volksheilkunde die Rettichsaftkur, bei der 6 Wochen täglich 400 ml des Presssaftes getrunken wird.

Auch bei Nieren- und Blasensteinen wurde im Rettich eine Therapieoption gesehen. Zusätzlich wurde ihm eine blutreinigende und entwässernde Wirkung zugesprochen.

Daneben wird Rettich meist als Sirup bei Halsschmerzen, Husten und bei Keuchhusten empfohlen.

Im Alpenraum wurde früher, wie auch vom Kiendler, Rettichsaft als Einreibung des Kropfes empfohlen.

AUS DER FORSCHUNG

Rettich enthält bis zu 0,1 % Senfölglycoside. Dies sind Stoffe, die enzymatisch zum flüchtigen Senföl gespalten werden. Heute schätzen wir diese Verbindungen wegen ihrer ausgeprägten antibiotischen Wirkungen gegen multiresistente Keime sowie wegen der antiviralen und pilzhemmenden Effekte. Senföle werden im oberen Darmabschnitt aufgenommen und in der Lunge abgeatmet sowie über die Nieren ausgeschieden. Dadurch eignen sie sich bei Atemwegs- und Harnwegsinfekten. Die weitverbreitete Anwendung von Rettich bei Gallen- und Verdauungsbeschwerden liegt in der gallentreibenden und verdauungssteigernden Wirkung dieser Heilpflanze. Diese resultiert aus einer vermehrten Durchblutung der Leber und verstärkten Darmbewegungen. Zusätzlich konnten in klinischen Untersuchungen Entzündungen in den Gallenwegen abgemildert werden.

TAGESDOSIERUNG: 50 bis 100 ml des Presssaftes.
VORSICHT: Rettich kann den Magen reizen und sollte deshalb nicht bei Magengeschwüren und Sodbrennen verwendet werden. Bei Gallensteinen kann es, sofern es durch die gallentreibende Wirkung zu einem Verschluss der Gallenwege kommt, zu einer dramatischen Verschlechterung des Krankheitsbildes kommen. Deshalb sollte Rettich entgegen der früheren volksmedizinischen Anwendungen nicht bei Gallensteinen verwendet werden. Die Therapie von Gallensteinen gehört in ärztliche Hände.
SAMMELZEITPUNKT: Die Wurzel wird von August bis Oktober geerntet.
Rettich ist auch über den Lebensmittelhandel erhältlich.

ZUM SELBERMACHEN:
RETTICHSIRUP GEGEN HUSTEN NACH SEBASTIAN RAGGINER

ZUTATEN: 1 Rettichwurzel; 60 bis 80 g Zucker.

ZUBEREITUNG: Die Rettichwurzel schälen, in Scheiben schneiden und in eine Schale geben. Den Rettich nun mit dem Zucker vermischen. Das Ganze einen Tag im Kühlschrank stehen lassen und anschließend den gewonnenen Sirup in ein Glas füllen.
Der Sirup ist im Kühlschrank einige Tage haltbar. Nach Sebastian Ragginer sollen bei Husten morgens und abends je 3 Teelöffel des Sirups eingenommen werden.

BERUHIGUNG UND NERVENERKRANKUNGEN

Die Behandlung von neurologischen Erkrankungen ist eine Errungenschaft des 20. Jahrhunderts. Die Volksheilkunde hatte beispielsweise gegen Epilepsie, die auch »Fallsucht« genannt wurde, wenig auszurichten. Schizophrenie wurde schon gar nicht als behandelbare Krankheit angesehen. Oft wurde stattdessen versucht, durch beruhigende und krampflösende Heilpflanzen eine Besserung der Symptome zu erreichen. Spannend sind die antidepressiven Effekte des Johanniskrautes, die als solche bereits im Mittelalter beschrieben wurden.

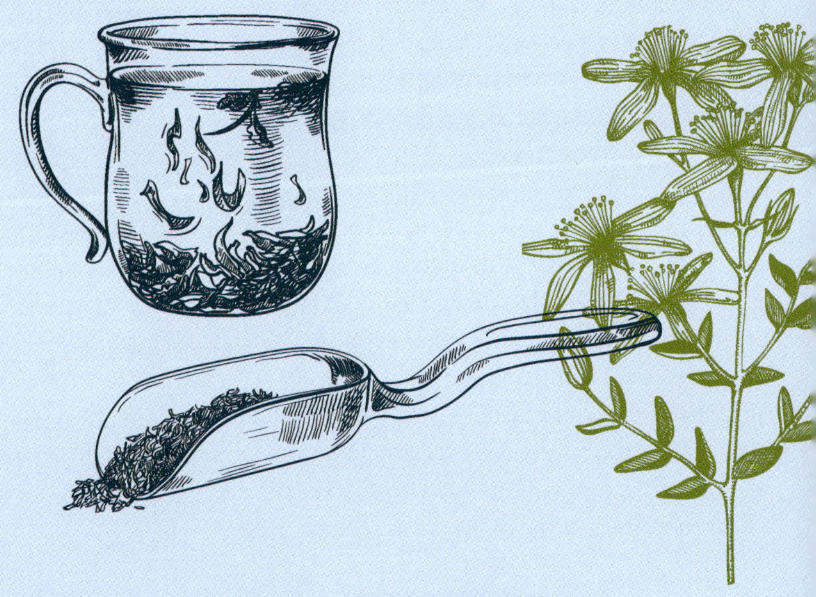

Baldrian
DIE KATZENWURZEL

VALERIANA OFFICINALIS
Auch bekannt unter: Augenwurz, Ballerjan, Hexenkraut, Katzenwurzel

Eine der Ersten, die Baldrian in Mitteleuropa erwähnte, war Hildegard von Bingen. Interessanterweise nannte sie Baldrian »denemarcha«, also den Markerweicher, und auch als Heilmittel bei Gicht: eine Anwendung, die im Alpenraum nur mehr selten in Ostösterreich anzutreffen ist. Hierzu wird Baldrian zerkleinert und als Brei auf die schmerzenden Gelenke aufgetragen.

Im getrockneten Zustand riecht Baldrianwurzel äußerst stark. Daher verwundert es nicht, dass sie früher – wie auch andere aromatische Heilpflanzen – als Schutz gegen Dämonen (»Hexenkraut«) und ansteckende Krankheiten angesehen wurde. Speziell in Zeiten der Pestepidemien galt Baldrian als ein prophylaktisches Heilmittel. Auch die Ragginer benutzten einen Essigauszug, um Pest zu kurieren.

Baldrian war bei den Volksheilern des Alpenraumes sehr beliebt und in nahezu jeder Rezeptsammlung vorhanden. Der Kiendler empfahl den durch das Zerstoßen der Baldrianwurzel gewonnenen Saft als Waschung von Wunden sowie zur Wundheilung.

Früher gebrauchte man Baldrian auch als Aphrodisiakum. So heißt es in einer Handschrift aus dem 15. Jahrhundert aus Schloss Wolfsthurn im Südtiroler Sterzing, dass man gepulverten Baldrian in Wein Mann und Frau zu trinken geben sollte, wenn man diese zusammenbringen möchte.

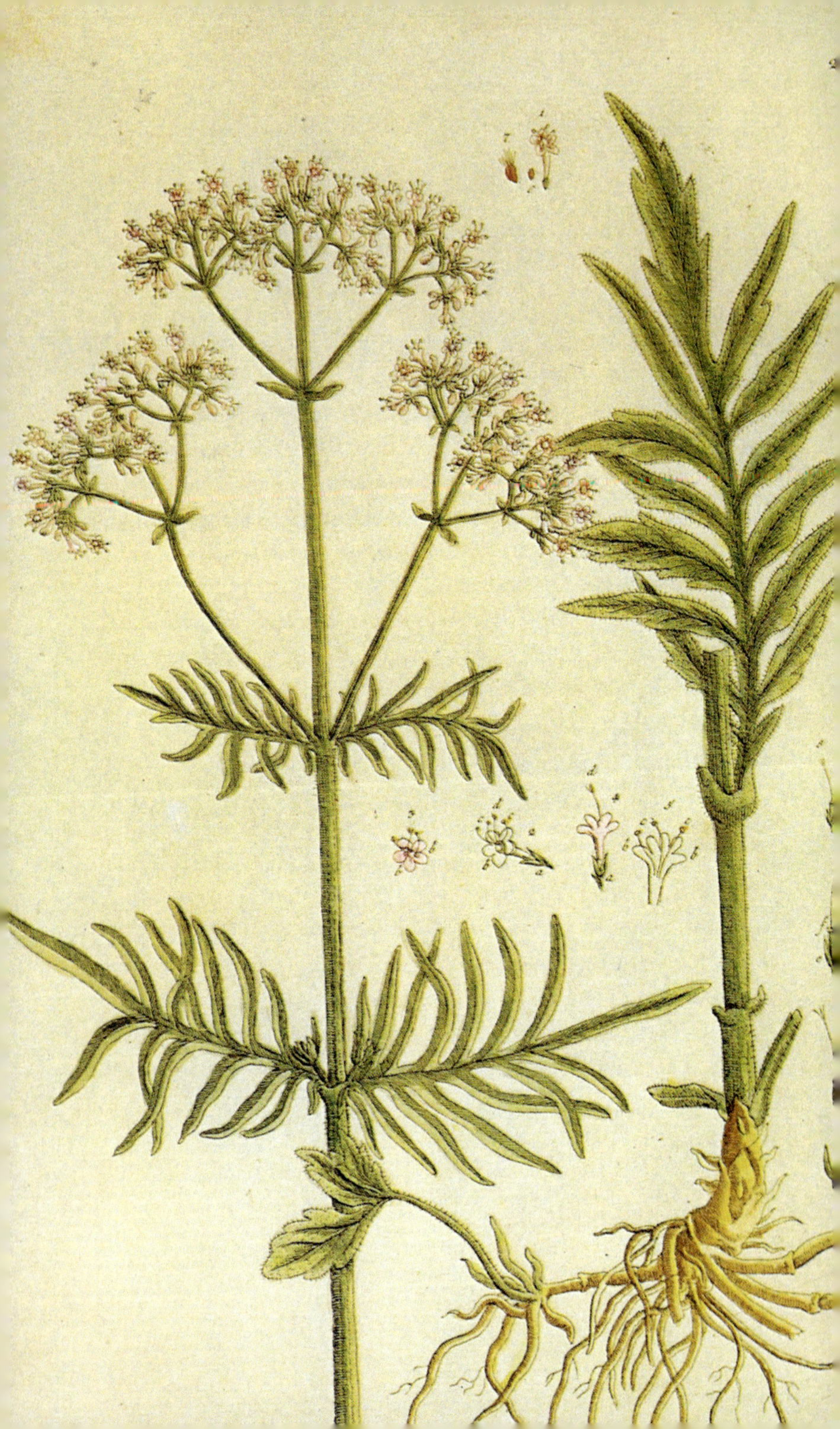

ALPINE VOLKSMEDIZIN

Die Baldrianwurzel gilt in erster Linie als Beruhigungsmittel. Der Tee und der alkoholische Auszug werden bei Nervosität, Schlafproblemen, Alpträumen, Migräne, Krämpfen und bei Hysterie getrunken. Man sieht den Baldrian aber auch als nervenstärkendes Mittel, weshalb er bei Schwindel und Ohnmacht empfohlen wird.

Der Tee aus der Wurzel wird auch bei Magenschmerzen, Blähungen und Magenkrämpfen verwendet.

In der Frauenheilkunde gebraucht man den Tee und die Tinktur bei Wechseljahrbeschwerden und ausbleibender Menstruation.

Bei Herz- und Kreislaufschwäche und bei nervösem Herzleiden wird ebenfalls zu Baldriantee oder Baldrianschnaps geraten.

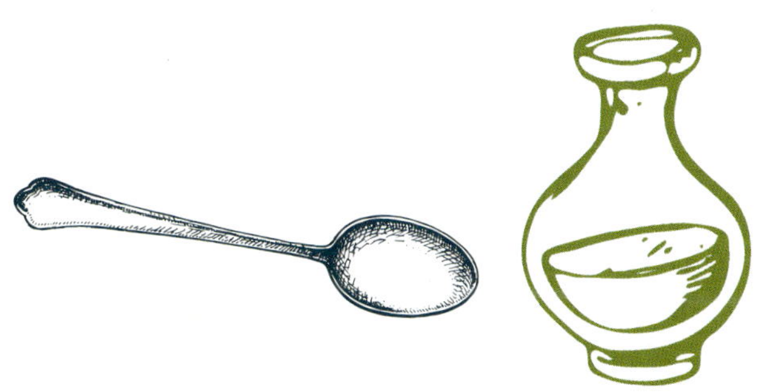

AUS DER FORSCHUNG

Für die Wirkung sind vor allem sogenannte Valepotriate verantwortlich. Diese wirken dämpfend auf das zentrale Nervensystem, woraus beruhigende und entspannende Effekte resultieren. Gleichzeitig wirkt Baldrian ausgleichend auf die Psyche. Dadurch hat die Einnahme auch antriebssteigernde und konzentrationserhöhende

Abb.: Baldrianwurzeln ziehen Katzen magisch an und wirken auf sie aphrodisierend. Auf Menschen wirkt Baldrian dagegen beruhigend und ausgleichend.

Wirkungen. Baldrian eignet sich deshalb besonders bei Prüfungsangst, weil Angst und Unruhe gedämpft, gleichzeitig die Konzentration aber erhöht wird. Daneben wirkt Baldrian auch entspannend auf die Muskulatur, wodurch nervöse Herz- und Magenbeschwerden verbessert werden können.

TAGESDOSIERUNG: 2- bis 3-mal täglich 1 bis 2 Teelöffel (2 bis 3 g) der getrockneten Wurzel pro Tasse oder 2 bis 3 ml der Tinktur.
VORSICHT: Keine Einschränkungen bekannt.
SAMMELZEITPUNKT: Die Wurzel wird im September gesammelt. Baldrianwurzel ist auch über Apotheken erhältlich.

ZUM SELBERMACHEN:
BALDRIANTINKTUR GEGEN SCHLAFSTÖRUNGEN

ZUTATEN: 10 g getrocknete Baldrianwurzel;
100 ml 40- bis 50%iger Alkohol.

ZUBEREITUNG: Die getrocknete Wurzel mit dem Alkohol übergießen und gut verschlossen für 4 Wochen an einen dunklen Ort stellen. Anschließend die Lösung in eine saubere Flasche abfiltrieren. Die Baldriantinktur ist 2 Jahre haltbar. Man nimmt bei Unruhezuständen und Schlafstörungen bis zu 3-mal täglich 1 bis 2 ml (20 bis 30 Tropfen) verdünnt in etwas Wasser zu sich.

Johanniskraut
VERTREIBT SCHLECHTE GEDANKEN

HYPERICUM PERFORATUM
Auch bekannt unter: Hartheu, Jageteufel, Liebeskraut

Bereits im antiken Griechenland wurde Johanniskraut von Dioskurides als menstruationsauslösende Heilpflanze bezeichnet und bei Brandwunden und Ischias empfohlen. Spätestens im Mittelalter war das Johanniskraut vor allem wegen der nachgesagten beruhigenden und stimmungsaufhellenden Wirkung geschätzt. Paracelsus war von Johanniskraut überaus begeistert und verwendete es gegen »tolle Fantasien«, wobei er meinte, es könne kein wirkungsvolleres Heilmittel gegen Wunden gefunden werden. Man nannte es dementsprechend *fuga daemenorum* (lat. Teufelsflucht), weil es böse, bedrückende Gedanken vertreibt. Aus dem stimmungsaufhellenden Effekt entwickelte sich wohl der Glaube an eine dämonenabwehrende Wirkung. Dies ging so weit, dass man im entrückten Aberglauben des Mittelalters und der frühen Neuzeit den Beschuldigten in Hexenprozessen Johanniskrauttropfen gab, um sie dem Einfluss des Teufels zu entziehen und ihnen Geständnisse zu entlocken.

Die rote Farbe des Blütensaftes verband man in der Mythologie stets mit der Lebenskraft der Sonne und des Blutes (»Herrgottsblut«). Johanniskraut spielte deshalb eine besondere Rolle im Sonnenkult der Völker Europas und es ist auch kein Zufall, dass es nach einem Heiligen benannt wurde, dessen Gedenktag (Johannistag, 24. Juni) eng mit dem Tag der Sommersonnenwende verbunden ist.

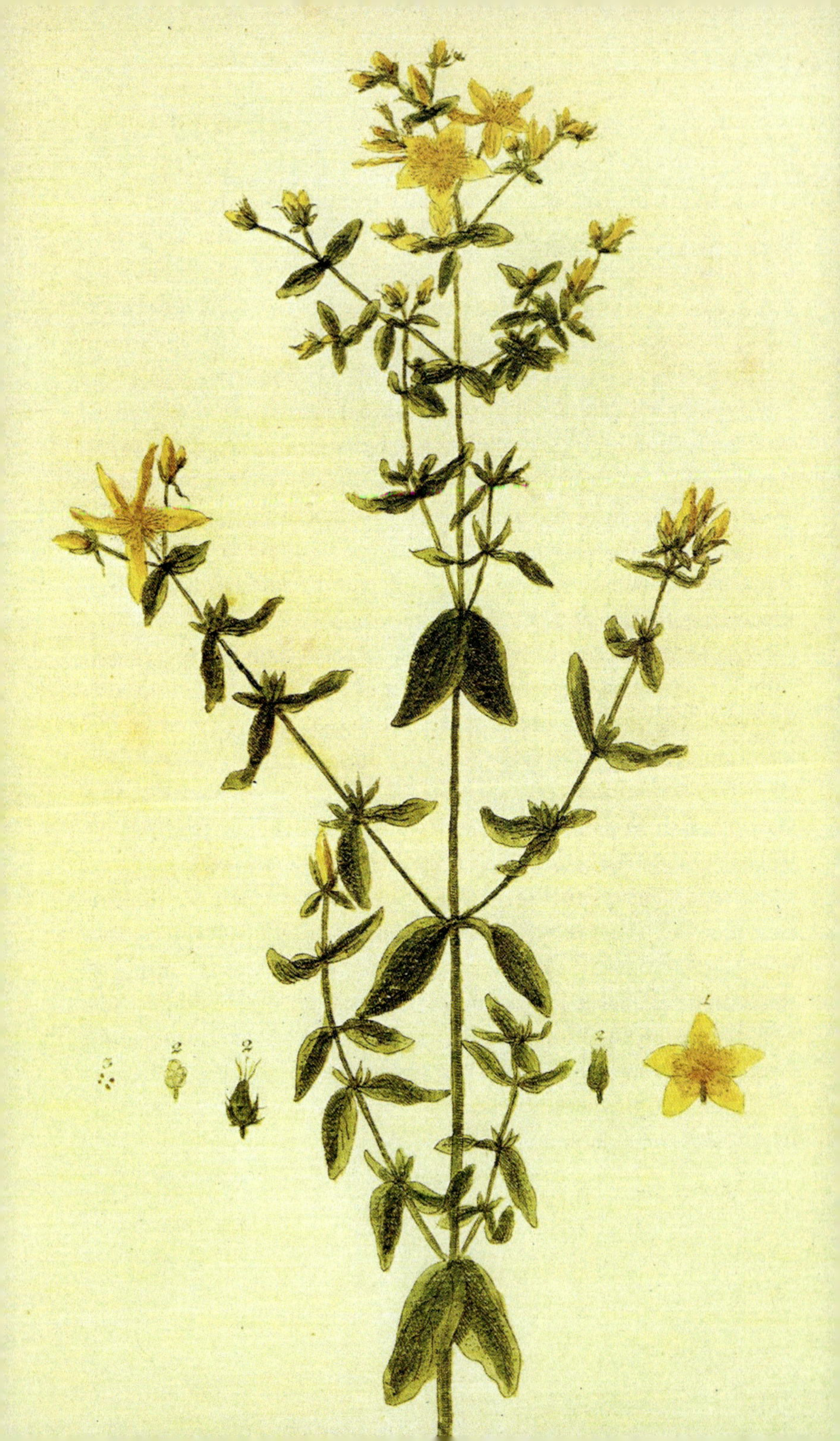
3
2
2
2
1

Johanniskraut hat sich in der Volksheilkunde v. a. bei Nervenerkrankungen bewährt. Meist als Tee wird Johanniskraut bei Depressionen, Schlaflosigkeit, Unruhe, Erschöpfungszuständen, zur Stärkung der Nerven, bei Nervenentzündung und bei nervösen Kopfschmerzen getrunken. Der Ölauszug wird äußerlich bei Schlaflosigkeit, Migräne und Nervenschmerzen als Einreibung empfohlen.

Daneben wird das Johanniskrautöl bei diversen Hauterkrankungen wie Gürtelrose, Sonnenbrand, Brandwunden, Wunden, Dekubitus (Druckgeschwüre/Wundliegen), Erfrierungen, Fußschweiß, Hautausschlag, Juckreiz, trockenen Händen, Furunkeln, Abszessen, Narben, Insektenstichen, Milchschorf und Fieberblasen verwendet. Bei Hämorrhoiden wird das Johanniskrautöl teelöffelweise getrunken und mit dem Kraut werden Sitzbäder bereitet.

Der Tee und der Ölauszug sind hilfreich bei Bandwürmern, Durchfall, Magenschmerzen, Gastritis und nervösem Magenleiden.

Bei Erkrankungen der Atemwege werden das Johanniskrautöl und der Tee bei Halsschmerzen und Bronchitis getrunken beziehungsweise gegurgelt. Das Öl wird auch bei Schnupfen in die Nase getropft. Bei Bronchitis wird die Brust mit dem Öl eingerieben.

In der Frauenheilkunde wird das Öl bei Brustentzündung, Milchstauung und bei irritierten Brustwarzen als Einreibung empfohlen. Der Tee wird in Nord- und Südtirol bei ausbleibender Menstruation und bei Wechseljahrbeschwerden getrunken. Johanniskrautzubereitungen wird auch ein schmerzstillender Effekt zugesprochen. Der Ölauszug und die Tinktur werden bei rheumatischen Schmerzen, Gicht, Verstauchung, Nervenschmerzen, Ischias, Prellungen, Wadenkrämpfen, Bandscheibenleiden, Knochenbrüchen, Hexenschuss und Sehnenscheidenentzündung empfohlen.

Abb.: Bereits seit Jahrhunderten weiß man, dass sich mit Johanniskraut schlechte Gedanken vertreiben lassen. Darum wird es auch „Jageteufel" oder „Teufelsflucht" genannt.

AUS DER FORSCHUNG

Dem Johanniskrautextrakt konnten tatsächlich antidepressive Effekte zugeschrieben werden, die bei leichten Depressionen sogar mit der Wirkung von Antidepressiva mithalten können. Dies wird mit einer Beeinflussung, sprich Erhöhung von Botenstoffen wie Serotonin, Noradrenalin und Dopamin im Gehirn erklärt. Wenn auch für die Wirkung das gesamte Extrakt eine Rolle spielt, so kommt doch dem Hyperforin, Hypericin und den Flavonoiden eine entscheidende Rolle zu. Zusätzlich wirken Johanniskrautzubereitungen leicht angstlösend und beruhigend. Zur Behandlung von leichten bis mittelschweren Depressionen werden Fertigpräparate mit einem gleichbleibenden Gehalt von 300 mg bis 900 mg empfohlen.

Das Hyperforin wirkt sogar gegen multiresistente Staphylokokken antibakteriell, entfaltet aber auch antivirale Wirkungen. Die ebenfalls enthaltenen Gerbstoffe wirken entzündungshemmend, das Johanniskrautöl insgesamt wirkt durchblutungsfördernd und schmerzstillend. Besonders geeignet scheint Johanniskraut äußerlich bei Gürtelrose, Neuralgien und blauen Flecken, zur Wundheilung und bei Krampfadern.

TAGESDOSIERUNG: 2-mal täglich 1 bis 2 Teelöffel (2 g) des getrockneten Krautes als Tee.
VORSICHT: Bei der Einnahme von Johanniskrautpräparaten kann es zu fotosensibilisierenden Effekten kommen, die dazu führen, dass leichter Sonnenbrände auftreten. Bei der Einnahme von anderen Medikamenten sollte der Arzt oder Apotheker bezüglich möglicher Wechselwirkungen kontaktiert werden.
SAMMELZEITPUNKT: Die Blüten und das Kraut werden im Juli und August gesammelt.
Johanniskraut ist auch über Apotheken erhältlich.

 ZUM SELBERMACHEN:

JOHANNISKRAUTÖL BEI VERBRENNUNGEN NACH KRÄUTERPFARRER KÜNZLE

ZUTATEN: 2 Handvoll frische Johanniskrautblüten;
500 ml Olivenöl.

ZUBEREITUNG: Die Blüten leicht zerdrücken, in eine Flasche geben und mit dem Olivenöl übergießen. Das Ganze für 6 Wochen an einen hellen Ort stellen. Anschließend das Öl in eine saubere Flasche abfiltrieren.
Das gewonnene Johanniskrautöl ist 1 Jahr haltbar. Es eignet sich als Einreibung bei Nervenschmerzen und leichten Verbrennungen.

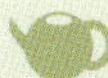 ZUM SELBERMACHEN:

SCHLAFTEE NACH HANS NEUNER, DEM ENKEL VOM KIENDLER ALOIS NEUNER

ZUTATEN: 20 g Johanniskraut; 10 g Bitterklee;
10 g Brombeerblätter; 20 g Frauenmantel; 20 g Hopfen;
10 g Schafgarbe; 10 g Schlüsselblumen.

ZUBEREITUNG: Mittags und abends je eine Tasse Tee trinken. Pro Tasse 1 Esslöffel der Teemischung verwenden und 10 Minuten ziehen lassen.

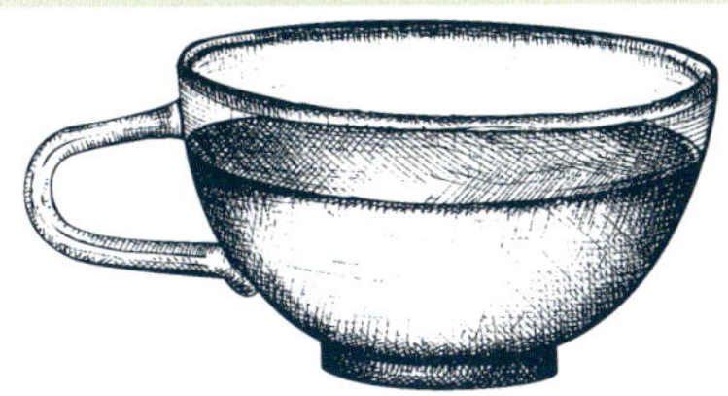

AUGEN- UND OHRENERKRANKUNGEN

Nach der Säftelehre und antiken Vorstellungen hing ein gutes Sehvermögen auch maßgeblich von einem guten Mischungsverhältnis der Körpersäfte ab. Daraus entstand der Glaube, dass ein goldener Ohrring das Sehvermögen verbessert. Früher glaubte man nämlich, dass durch die künstliche Öffnung im Ohrläppchen schlechte Säfte, die ansonsten das Sehvermögen mindern, abgeleitet werden können. Bei der Therapie von Augenerkrankungen kommt man in der Volksheilkunde nicht an Augentrost vorbei. Vielfach wird diese Anwendung, die man von der italienischen bis in die baltische Volksmedizin wiederfindet, mit der Signaturenlehre erklärt. Denn die Blüte des Augentrosts ähnelt einem menschlichen Auge.
Wohl auch aufgrund der Signaturenlehre wird in der Volksheilkunde ein Pilz in Form eines Ohres, namentlich der Holunderschwamm, bei Ohrenerkrankungen verwendet. Bei feuchter Witterung wächst dieser auch als »Judasohr« betitelte Pilz am Stamm des Holunderbaums und wird volksmedizinisch im gesamten Alpenraum kurz in Milch gegeben und anschließend auf das Ohr aufgelegt.

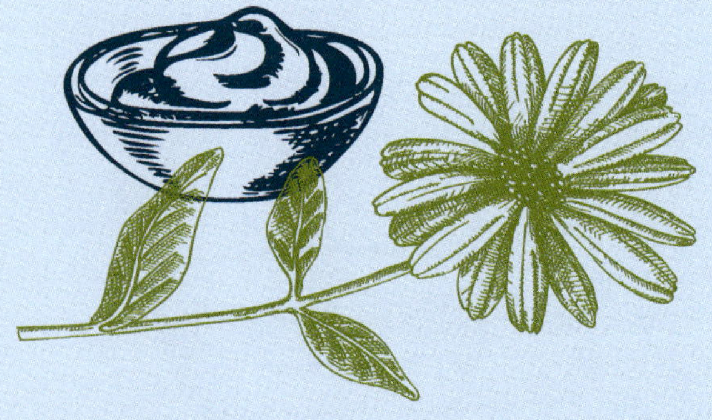

Augentrost
HILFREICH BEI AUGENLEIDEN

EUPHRASIA OFFICINALIS
Auch bekannt unter: Hirnkraut, Milchdieb, Milchschelm, weißes Ruhrkraut, Ziegerkraut

Wie es der Name bereits suggeriert, handelt es sich hier um die Heilpflanze bei Augenerkrankungen. Der antike Name *Euphrasia* bedeutet »erfreuen« bzw. »Frohsinn«, dementsprechend galt Augentrost stets als Sinnbild für etwas Erheiterndes, als eine regelrechte Augenweide.

Augentrost wird zudem seit Jahrhunderten zur Wettervorhersage verwendet. Erscheinen die Blüten zuerst an der Spitze der Pflanze, dann kommt nach der weitverbreiteten Volksmeinung ein früher Winter. In vielen Gebieten wurde sogar der Zeitpunkt der Winteraussaat nach dieser Beobachtung ausgerichtet.

ALPINE VOLKSMEDIZIN

Das überwiegende Ziel der volksheilkundlichen Anwendungen betrifft die Augen. Der Tee wird als Umschlag oder auch getrunken bei Augenschmerzen, Augenentzündung, zur Stärkung der Sehkraft, bei tränenden Augen, geröteten Augen und bei Lidrandentzündung verwendet. Das getrocknete Kraut wird außerdem in Leinensäckchen gefüllt, bei Bedarf befeuchtet und über Nacht auf die entzündeten Augen gelegt. Daneben wird der Tee bei Verdauungsschwäche, Bauchschmerzen und zur Stärkung des Magens empfohlen. Auch Sebastian Kneipp schätzte im 19. Jahrhundert Augentrosttee als magenstärkende Arznei.

In der Volksheilkunde wird der Tee auch bei Schnupfen, Stirnhöhleneiterung und Heuschnupfen angeraten. Zusätzlich sollte auch der Kreislauf durch Augentrosttee gestärkt werden, er wurde möglicherweise deshalb früher bei Alkohol- und Nikotinvergiftung sowie bei Hysterie getrunken.

AUS DER FORSCHUNG

Augentrost enthält das antibiotisch wirkende Iridoidglykosid Aucubin. Aucubin wirkt entzündungshemmend und besitzt auch leberschützende Eigenschaften. Inwieweit Augentrost tatsächlich speziell bei Augenerkrankungen hilfreich ist, wurde, trotz Anwendung in der gesamten europäischen Volksmedizin, bisher kaum untersucht. Warum Augentrost den Körper stärken sollte, bleibt bis heute ebenfalls rätselhaft.

TAGESDOSIERUNG: 3- bis 4-mal täglich 2 Teelöffel (3 g) des getrockneten Krautes als Tee oder Umschlag.
VORSICHT: Keine Einschränkungen bekannt.
SAMMELZEITPUNKT: Das Augentrostkraut wird im August gesammelt. Augentrostkraut ist auch über Apotheken erhältlich.

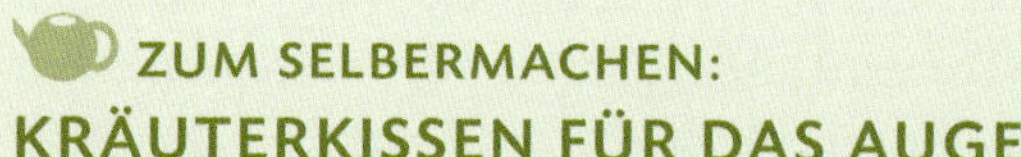

ZUM SELBERMACHEN: KRÄUTERKISSEN FÜR DAS AUGE

ZUTATEN: 50 g getrocknetes Augentrostkraut; 1 Stück Leinenstoff.

ZUBEREITUNG: Das Kraut in den Leinenstoff einnähen, sodass ein kleines Kissen entsteht. Dieses bei Gebrauch etwas befeuchten und warm auf das geschlossene Auge legen. Bei leichten Entzündungen der Augen sollte es über Nacht angewandt werden. Das Kissen sollte nach jeder Anwendung erneuert werden.

Hauswurz
DIE OHRENTROPFEN DER VOLKSHEILKUNDE

SEMPERVIVUM TECTORUM
Auch bekannt unter: Dachwurz, Hauslaub, Steinäpfel

Die Hauswurz wird in Europa seit Jahrtausenden auf Dächern gepflanzt. Diese auch im wissenschaftlichen Namen *tectorum* verewigte Handhabung geht auf einen alten Schutzglauben zurück. Besonders Blitzschläge sollten die »Donnerknöpf« abhalten. Vor 1200 Jahren wurde sogar der Anbau der damals als »Jupiterbart« bezeichneten Pflanze an allen Gutshöfen im Fränkischen Reich von Karl dem Großen verordnet. Auch damals mussten diese auf den Dächern angepflanzt werden.

Von der Antike bis über das Mittelalter galt Hauswurz als Potenzmittel. So wurde eine Milchabkochung in Ziegenmilch bei Unfruchtbarkeit empfohlen. Auch Hildegard von Bingen empfahl Hauswurz bei Unfruchtbarkeit des Mannes. Letztlich könnte der Glaube an eine fruchtbarkeitserhöhende Wirkung auf dem Umstand beruhen, dass es sich bei Hauswurz um eine immergrüne Pflanze handelt, die also den Wirren des Winters trotzt und so in der Vorstellung unserer Vorfahren starke Lebenskräfte beinhalten muss. Aus der Anwendung als Potenzmittel entstammen wohl auch die mittelalterlichen Ratschläge, aus Hauswurz Liebesmittel zu kreieren.

ALPINE VOLKSMEDIZIN

Bei Ohrenschmerzen wird im Alpenraum das Blatt der Hauswurz zerquetscht und der austretende Saft leicht erwärmt ins Ohr geträufelt. Der Saft wird aber auch bei verhärtetem Ohrenschmalz sowie bei Schwerhörigkeit empfohlen. Bereits Hildegard von Bingen hat diese Anwendung gegen Taubheit beschrieben. Bei Kopfschmerzen werden Genick und Stirn mit dem Saft eingerieben.

Hauswurz findet auch bei Hauterkrankungen, erwiesenermaßen seit dem Mittelalter, Anwendung. Der Presssaft oder die frisch abgeschnittenen Blätter werden als Umschlag bei Warzen, Hühneraugen, Hautausschlag, Geschwüren, Wunden, Insektenstichen, Sommersprossen und bei Gürtelrose aufgebunden.

Um Fieber rasch zu senken, wurden früher, wie bereits Dioskurides beschrieb, einige Tropfen des Presssaftes in etwas Wasser gegeben.

Ein altes Heilmittel bei Magenschmerzen besteht aus 5 Blättern Hauswurz in 1 l Wasser oder Wein gekocht und wird kalt getrunken.

AUS DER FORSCHUNG

In den Blättern der Hauswurz wurden Gerbstoffe und Schleimstoffe nachgewiesen. In wissenschaftlichen Untersuchungen konnten diesen Inhaltsstoffen entzündungshemmende und desinfizierende Wirkungen zugesprochen werden. Hauswurz wurde allerdings bisher – obwohl es seit Jahrhunderten als schmerzstillend gilt – nur sehr unzureichend untersucht. Im Tierversuch wurden aber vielversprechende Ergebnisse erzielt. Man konnte schmerzstillende Effekte beispielsweise bei Ratten feststellen.

TAGESDOSIERUNG: Zur äußerlichen Anwendung wird der Presssaft 2-mal täglich auf die erkrankte Stelle aufgetragen. Die innerliche Anwendung ist wegen fehlender Untersuchungen derzeit nicht zu empfehlen.

VORSICHT: Wegen fehlender Untersuchungen kann hier keine Aussage über mögliche Nebenwirkungen getroffen werden. Die Anwendung sollte jedenfalls nur äußerlich auf intakter Haut erfolgen.

SAMMELZEITPUNKT: Die Hauswurz steht als typische Pflanze des hochalpinen Raumes unter Naturschutz! Man kann sie aber über Gärtner beziehen und beispielsweise im eigenen Steingarten anpflanzen. Diese Pflanzen stammen aus angebauten Kulturen und belasten dadurch nicht die heimischen Bestände. Die fleischigen Blätter werden von April bis September gesammelt.

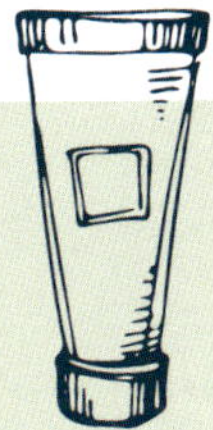

ZUM SELBERMACHEN: WUNDSALBE NACH PHILIPPINE WELSER AUS DEM JAHR 1545

ZUTATEN: 2 Handvoll Hauswurzblätter; Wasser; Arnikasaft; Lärchenpech; Schweineschmalz.

ZUBEREITUNG: Die Hauswurzblätter mit dem Wasser dick einkochen und mit dem Arnikasaft versetzen. Das Lärchenpech und das Schweineschmalz hinzugeben und während des Abkühlens immer wieder gut rühren, sodass eine Salbe entsteht. Die Salbe abfiltrieren und anschließend in Tiegel abfüllen.

Im Kühlschrank gelagert, ist die Salbe 6 Monate haltbar. **TIPP:** Gibt man während der Herstellung 5 g eines pflanzlichen Emulgators (z. B. Emulsan – über die Apotheke oder das Internet bestellbar) hinzu, bleibt die Salbe länger stabil.

Laut Philippine Welser ist es eine hervorragende Salbe bei Wunden und Verletzungen. Philippine Welser war die Ehefrau von Erzherzog Friedrich II., dem Landesfürsten von Tirol, und wirkte auf Schloss Ambras. Sie beschäftigte sich mit der Heilkunst ihrer Zeit und verfasste unter anderem 1545 ein Koch- und Arzneibuch.

ERKRANKUNGEN VON MUND- UND RACHENRAUM

Zahnschmerzen zählen bis heute zu den häufigsten Schmerzen junger Erwachsener. Früher kam noch hinzu, dass Zahnärzte meist fehlten und sogenannte Zahnreißer, wenn diese überhaupt in der Nähe waren, nicht kurierten, sondern wie der Name bereits suggeriert, die schmerzhaften Zähne nur entfernten.

Zahnschmerzen waren auch deshalb schwer zu behandeln, weil schmerzstillende Heilpflanzen, die ungiftig sind, im Alpenraum sehr spärlich vorkommen. Früher verwendete man bei Zahnschmerzen deshalb auch das giftige Bilsenkraut, das in dieser Hinsicht bereits im alten Babylon bekannt war. Dieses wurde bis ins 20. Jahrhundert von den Alpenbewohnern geräuchert und der Rauch an den schmerzenden Zahn gefächelt beziehungsweise mit einem Trichter an die betroffene Stelle geleitet. Eine im Gegensatz hierzu ungiftige Alternative ist die aus diesem Grund bis heute gebräuchliche Gewürznelke. Hierbei wird bei Zahnschmerzen auf eine Gewürznelke gebissen, wodurch das umliegende Zahnfleisch durch das austretende Eugenol etwas betäubt wird.

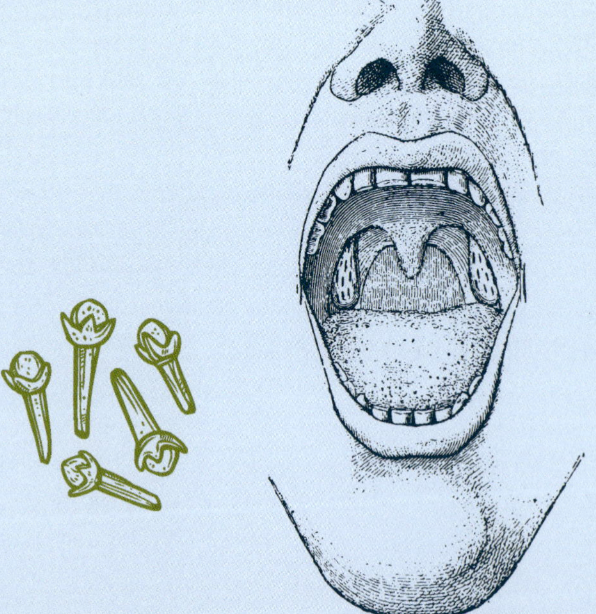

Bibernelle
UND MAN STIRBT NICHT SO SCHNELL

PIMPINELLA SAXIFRAGA

Auch bekannt unter: Steinpetersilie, Steinbrech

In der Antike wurde Bibernelle – und hiervon stammt auch der wissenschaftliche Name *saxifraga* (lat. Steinbrech) – als steinlösendes Heilmittel empfohlen. Ihre Hochblüte erfuhr die Bibernelle allerdings erst im Mittelalter und während der großen Pestepidemien. Aufgrund des aromatischen Geruches, den die frische Wurzel verströmt, sah man in dieser Pflanze eine dämonen- und krankheitsabwehrende Heilpflanze. Hierzu sind bis heute zahlreiche Sprüche wie »Esst Kranebitt (Wacholder) und Bibernell, dann sterbts ihr nicht so schnell« im Alpenraum bekannt. Und so empfahl bereits Hildegard von Bingen Bibernell als Amulett, um sicher vor Dämonen und Verzauberung zu sein. Bis heute gibt es unzählige Sagen, in denen auf die heilbringenden Fähigkeiten der Bibernelle hingewiesen wird. Meist wird Bibernell dabei zusammen mit Wacholder und Baldrian genannt.

Und bis heute gilt in der Volksheilkunde des Alpenraumes bereits das Bei-sich-Tragen von Bibernellwurzel als prophylaktisches Heilmittel gegen ansteckende Krankheiten.

Aufgrund des bockartigen Geruches der frischen Wurzel galt Bibernell im Volksglauben unserer Vorfahren auch als fruchtbarkeitsförderndes Mittel (»Bockwurz«). Der Bock war nämlich ein archaisches Symbol für Männlichkeit. In St. Gallen wurde früher behauptet, wenn ein Bursche einem Mädchen eine Bibernellwurzel in die Tasche stecke, verfalle dieses ihm unweigerlich. Und im Zillertal hängte man noch im 19. Jahrhundert frischgebackenen Müttern einen Bibernellstrauß um den Hals, um den Milchfluss zu fördern.

ALPINE VOLKSMEDIZIN

Bibernellwurzel wird in der Volksheilkunde hauptsächlich bei Erkrankungen von Mund- und Rachenraum sowie bei Atemwegserkrankungen verwendet. Bei Zahnschmerzen, Halsschmerzen, Heiserkeit, Bronchitis, Husten und bei Mundfäule kaut man die Wurzel oder trinkt einen Tee. Weniger oft wird hierzu auch ein angesetzter Schnaps oder Wein benutzt.

Bibernellwurzel wird auch häufig bei Problemen im Verdauungstrakt verwendet. So wird sie bei Magenschmerzen, Übelkeit, Magenverstimmung, zur Entgiftung des Körpers, bei Appetitlosigkeit mehrmals am Tag gekaut. Der Tee, der Schnapsansatz und der Weinauszug werden bei Verdauungsstörungen, verdorbenem Magen und Durchfall getrunken. Das Kraut wird auch bei Magenschwäche gekaut.

Aus der Wurzel bereitete man früher ein Enthaarungsmittel und der Schnaps wurde bei Entzündungen als Einreibung verarbeitet.

AUS DER FORSCHUNG

Man konnte in der Wurzel ätherisches Öl nachweisen, das zu einer Anregung der Bronchialsekretion und zu einer Verflüssigung des Hustensekrets beiträgt. Ein zusätzlich nachgewiesener entzündungshemmender Effekt unterstützt diese Wirkung. Deshalb eignet sich Bibernellwurzel vor allem bei Atemwegserkrankungen und als schleimlösendes Mittel.

TAGESDOSIERUNG: 10 bis 15 Tropfen der Tinktur oder 4-mal täglich 1 Teelöffel (2 g) der getrockneten Wurzel als Tee. Der Tee wird gegurgelt oder schluckweise getrunken. Wegen des sehr eigentümlichen Geschmackes bietet sich hier eine Mischung mit Salbei an.
VORSICHT: Keine Einschränkungen bekannt.
SAMMELZEITPUNKT: Die Wurzel wird im April oder September gesammelt.
Bibernellwurzel ist auch über Apotheken erhältlich.

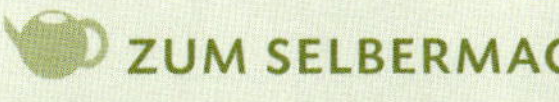

ZUM SELBERMACHEN:

TEEMISCHUNG GEGEN HALSSCHMERZEN

ZUTATEN: 40 g Bibernellwurzel; 20 g Kamillenblüten; 20 g Salbeiblätter; 20 g Blutwurz.

ZUBEREITUNG: 1 Esslöffel der Teemischung 15 Minuten in 200 ml kochendem Wasser ziehen lassen. Mit dem Auszug anschließend mehrmals täglich warm gurgeln.

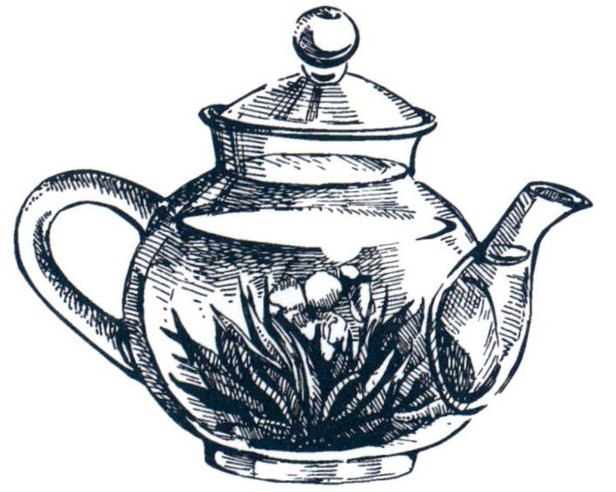

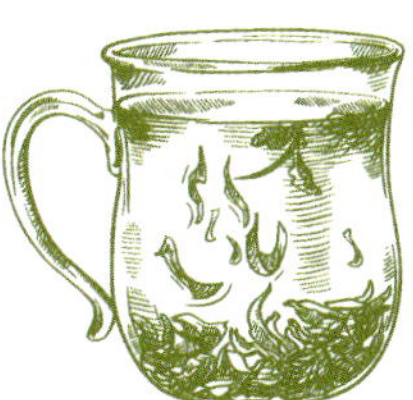

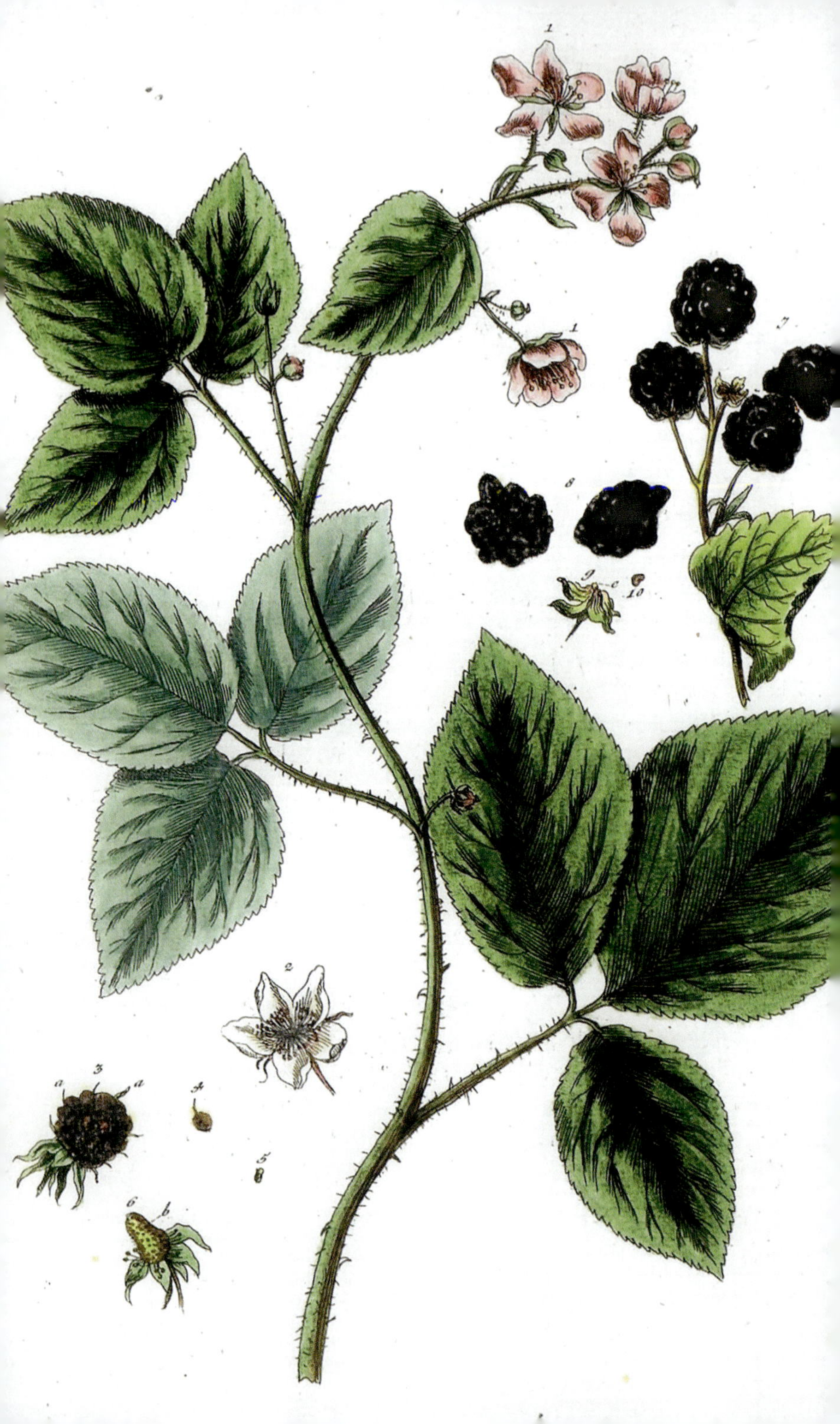

Brombeere

STÄRKT DAS ZAHNFLEISCH

RUBUS FRUTICOSUS

Auch bekannt unter: Kratzbeere, Schwarzbeer

Schon Dioskurides empfahl das Kauen der Brombeerblätter zur Festigung des Zahnfleisches. In der Antike kannte man Brombeerblätter aber auch als Heilmittel bei Durchfall und bei blutenden Wunden. Noch Hildegard von Bingen empfahl bei Blutungen Brombeere (»brema«), zusammen mit Blutwurz, in Wein.

Bis heute sind in der Volksmagie Zweigsegen und Rituale überliefert, mit denen man Krankheiten an die Pflanze abgeben wollte. So sollte man durch das Hindurchkriechen durch einen Brombeerstrauch Krankheiten an den Zweigen abstreifen. Diesen Brauch kennt man auch in England, wo noch im 19. Jahrhundert Kinder durch Brombeerstauden kriechen mussten, um Hautausschläge zu kurieren. Gleichzeitig wurde davor gewarnt, Früchte nach dem Tag des hl. Bartholomäus (24. August) zu essen, da man sich dadurch Krankheiten, die an die Pflanze abgegeben worden waren, einfangen konnte.

ALPINE VOLKSMEDIZIN

Brombeerblättertee wird bei Zahnfleischbluten, schwachem Zahnfleisch, Mundfäule, Reizungen an der Mundschleimhaut, Halsschmerzen und in Oberösterreich auch bei Husten gegurgelt beziehungsweise getrunken. Der Weinauszug wurde auch bei wackelnden Zähnen und zur Säuberung bei Mundfäule empfohlen.

Abb.: Bereits in der Antike wurden Brombeerblätter bei Zahnfleischbluten verwendet. Die enthaltenen Gerbstoffe lindern nämlich Entzündungen und Irritationen.

Der Tee aus den Blättern sollte Bauchschmerzen, Durchfall und Sodbrennen bessern.

In der Frauenheilkunde wird Brombeerblättertee, ähnlich wie Himbeerblättertee, mehrere Wochen vor der Geburt getrunken, als geburtserleichterndes Heilmittel empfohlen. Der Tee sollte aber auch nach der Geburt einige Wochen lang getrunken werden, damit sich die Gebärmutter besser regeneriert.

Zusätzlich gilt der Tee als blutreinigend, blutdruckregulierend und besonders der Saft aus den Früchten immunstimulierend.

AUS DER FORSCHUNG

Durch die in den Blättern enthaltenen Gerbstoffe (bis zu 8%) können einige der Anwendungen erklärt werden. Gerbstoffe wirken, da sie oberflächlich mit Proteinen der Haut reagieren, entzündungshemmend und abdichtend auf die Schleimhäute. Dadurch erscheint die Verwendung bei Durchfallerkrankungen und Erkrankungen des Mund- und Rachenraumes durchaus sinnvoll.

TAGESDOSIERUNG: 3-mal täglich 1 Teelöffel (1 g) der Blätter als Tee. Man sollte den Tee etwas länger ziehen lassen.
VORSICHT: Keine Einschränkungen bekannt.
SAMMELZEITPUNKT: Die Blätter werden von Mai bis Juni gesammelt.
Brombeerblätter sind auch über Apotheken erhältlich.

ZUM SELBERMACHEN:

KRÄUTERWEIN BEI ZAHNFLEISCHENTZÜNDUNG NACH HILDEGARD VON BINGEN

ZUTATEN: 20 g Brombeerblätter; 40 g Blutwurz; 500 ml Rotwein.

ZUBEREITUNG: Brombeerblätter und Blutwurz mit dem Wein übergießen und gut verschlossen für 2 Wochen an einen dunklen Ort stellen. Anschließend den Wein in eine saubere Flasche abfiltrieren. IM Kühlschrank gelagert, ist der Kräuterwein 6 Monate haltbar. Man gebraucht ihn in der Tradition Hildegard von Bingens mehrmals täglich als Spülung bei Zahnfleischproblemen.

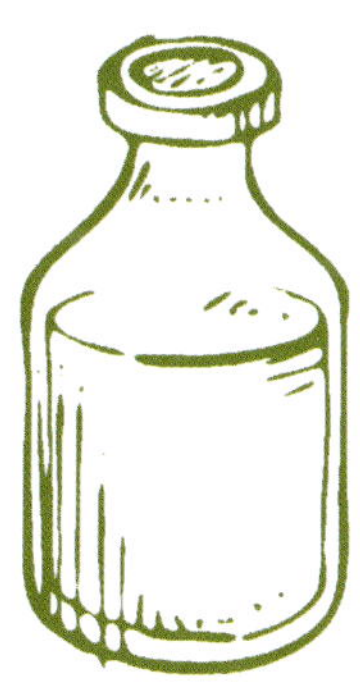

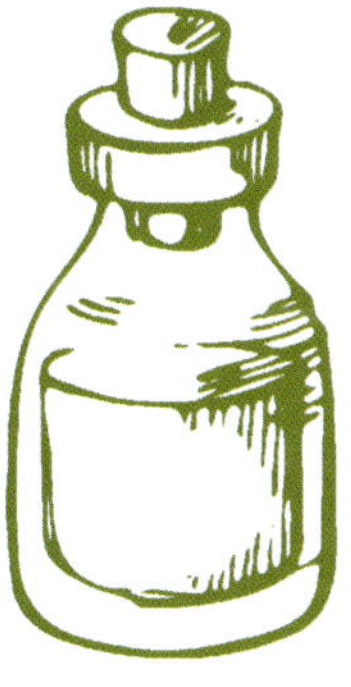

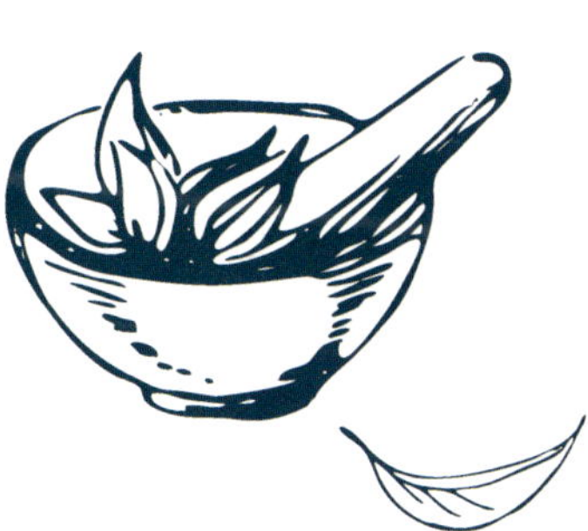

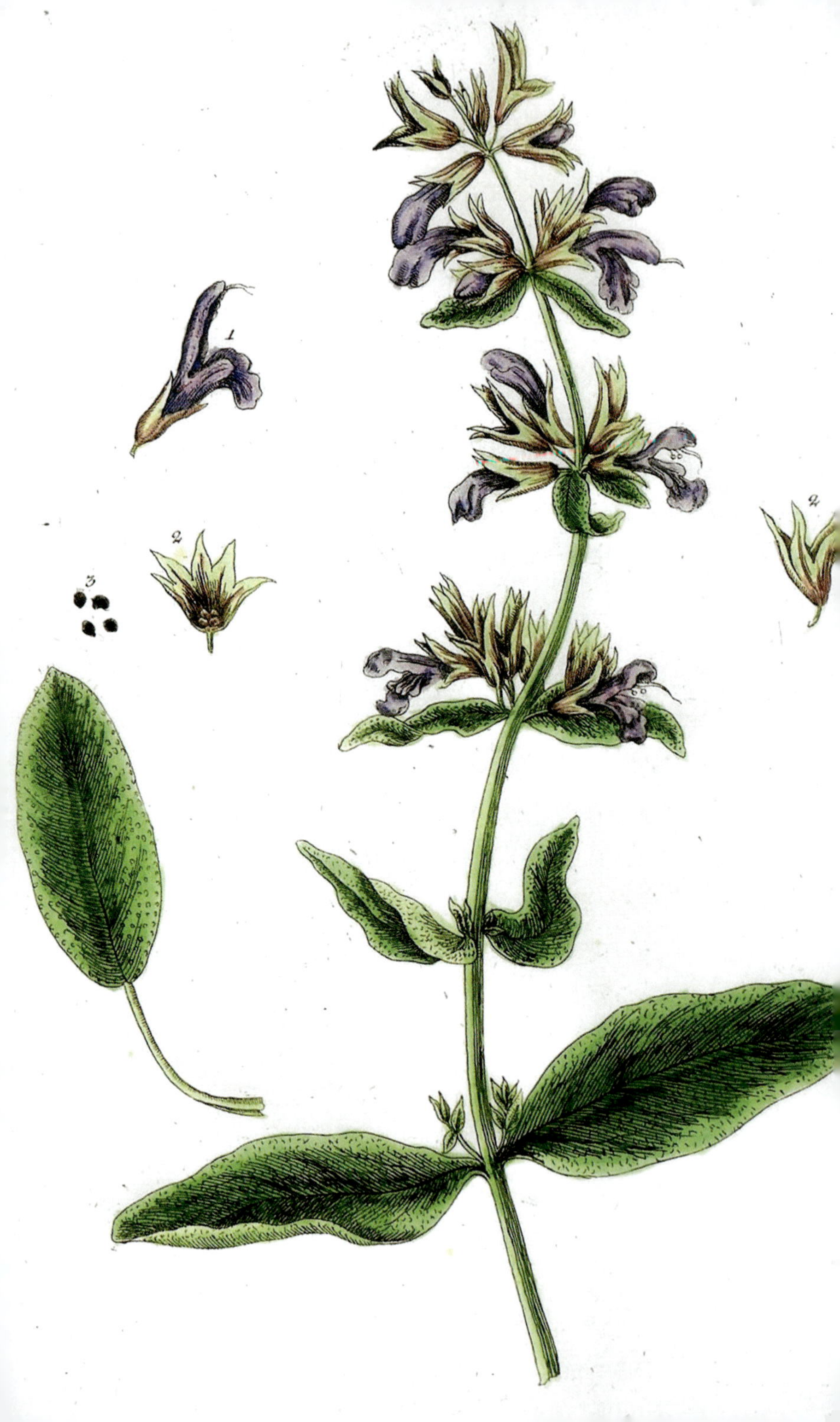
1
2
3
2

Salbei

HEIL ALLER SCHÄDEN

SALVIA OFFICINALIS

Auch bekannt unter: Edelsalbei, Heil aller Schäden

Salbei stammt aus dem Mittelmeerraum und kam spätestens mit den Römern in den Alpenraum. Von ihnen stammt der Name *salvia*, der so viel wie »heilen« bedeutet. In diesem Namen steckt die Verehrung, die man dieser Pflanze in der Antike entgegenbrachte. Der vielfältig einsetzbare Salbei war auch eine der Lieblingspflanzen des Mittelalters, dies vermittelt der alte volkstümliche Name »Heil aller Schäden«. Auch Hildegard von Bingen beschrieb den Salbei ausführlich. Sie sah in ihm vor allem eine Pflanze, die es vermag, schlechte Säfte im Körper zu verringern.

Im italienischen Volksglauben gilt ein üppig wachsender Salbeistock als Zeichen für eine starke Frau im Hause. Das könnte damit zusammenhängen, dass Salbei sehr oft für Liebeszauber verwendet wurde.

ALPINE VOLKSMEDIZIN

Gerade in der kälteren Jahreszeit ist Salbei im Alpenraum eines der beliebtesten Heilkräuter. Besonders bewährt hat er sich vor allem als Gurgelmittel bei Halsschmerzen, Heiserkeit, aber auch bei Bronchitis.

Von der Schweiz bis nach Slowenien wird Salbeitee zudem gerne bei Mund- und Zahnfleischentzündungen verwendet. Aufgrund antibakterieller und entzündungshemmender Effekte spült man bei

Abb.: Salbeiblätter helfen nachweislich gegen übermäßiges Schwitzen. Eine Anwendung lohnt sich aber auch besonders bei Halsschmerzen und Zahnfleischentzündung.

Zahnschmerzen, Zahnfleischentzündung, Zahnfleischbluten, Druckstellen bei Prothesen, auch bei Zahnfleischschwund und bei Zahnfisteln, mehrmals täglich mit Salbeitee.

Aufgrund von Bitterstoffen eignet sich Salbei natürlich auch zur Anwendung bei Verdauungsproblemen. Hierfür wird Salbeitee bei Durchfall, zur Entgiftung des Körpers, bei Magenleiden und Blähungen verwendet.

Salbeitee wird in der Volksheilkunde auch häufig zur Beruhigung und Stärkung der Nerven empfohlen. So benutzt man Salbei bei Nachtschweiß, Hitzewallungen in den Wechseljahren, Nervosität und Nervenschwäche.

Der »Heil aller Schäden« wird dem Namen insofern gerecht, als dass man Salbei zusätzlich auch bei Hauterkrankungen verwendet. Zur Waschung und zum Umschlag rät man bei Schuppen, unreiner Haut, Krampfadern, Fußpilz, Krätze und Hautausschlag.

Salbei wird außerdem zum Abstillen und bei Brustverhärtungen während des Stillens empfohlen. Man sagt ihm nämlich nach, dass er die Milchproduktion verringere.

AUS DER FORSCHUNG

Die Gerbstoffe wirken adstringierend und damit entzündungshemmend und reizstillend auf die Schleimhäute im Mund- und Rachenraum. Unterstützt wird dieser Effekt von einer ebenfalls vorhandenen antibakteriellen und antiviralen Wirkung. Auch bei Zahnfleischentzündungen und Aphthen ist deshalb eine Anwendung mit Salbei sinnvoll. Bitterstoffe steigern zudem reflektorisch die Magensaftsekretion, weshalb Verdauungsbeschwerden gebessert werden können. Salbeizubereitungen wirken nachweislich schweißhemmend. In klinischen Studien konnte eine Reduktion der Transpiration um bis zu 50 % erzielt werden. Aufgrund dieses Effekts wird gerade in den Wechseljahren Salbei sehr gerne verwendet.

TAGESDOSIERUNG: 3-mal täglich 1 Teelöffel (1,5 g) der getrockneten Blätter als Tee.

VORSICHT: Bei mehr als 15 g Salbeiblätter oder bei längerem Gebrauch kann es, wegen des enthaltenen Thujons, zu Hitzegefühlen, Schwindel und Krämpfen kommen. Während der Schwangerschaft und Stillzeit sollte auf Salbei verzichtet werden.

SAMMELZEITPUNKT: Die Blätter werden zur Blütezeit von Mai bis Juli geerntet.

Salbeiblätter sind auch über Apotheken erhältlich.

ZUM SELBERMACHEN:

TEEMISCHUNG BEI ZAHNFLEISCHBLUTUNGEN

ZUTATEN: 40 g Salbeiblätter; 30 g Brombeerblätter; 30 g Blutwurz.

ZUBEREITUNG: 2 Esslöffel der Teemischung 15 Minuten in 200 ml kochendem Wasser ziehen lassen. Den Auszug anschließend mehrmals täglich warm als Mundspülung verwenden.

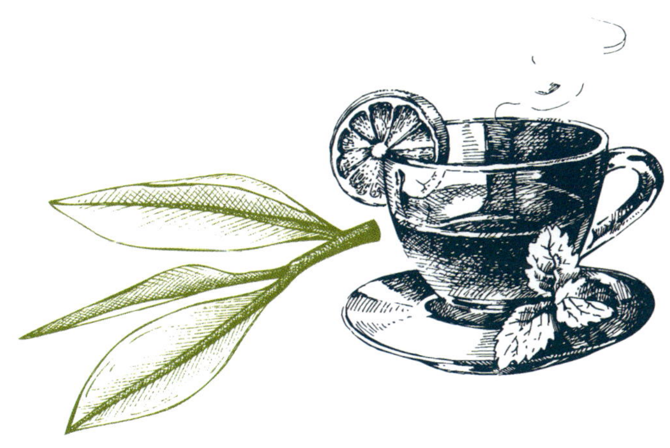

HERZ-KREISLAUF-ERKRANKUNGEN

Erkrankungen des Herz-Kreislauf-Systems waren und sind bis heute Hauptgründe für einen frühen Tod. In der Pflanzenheilkunde gibt es gleich mehrere Pflanzenarten, die unterstützend zur ärztlichen Therapie und zur Prophylaxe eingesetzt werden können. Vor allem Knoblauch, Zwiebel, Bärlauch und Weißdorn können hier äußerst nützlich sein.

Sehr populär waren früher diverse alkoholische Lösungen, wie der Schlaggeist, mit denen man versuchte, diesem unvorhersehbaren Übel zu begegnen. Zutaten für das Schlagwasser waren beispielsweise in Schladming im 19. Jahrhundert Meisterwurz, Salbei, Lavendelblüten, Galgant, Rosmarinblüten und Schlüsselblumen.

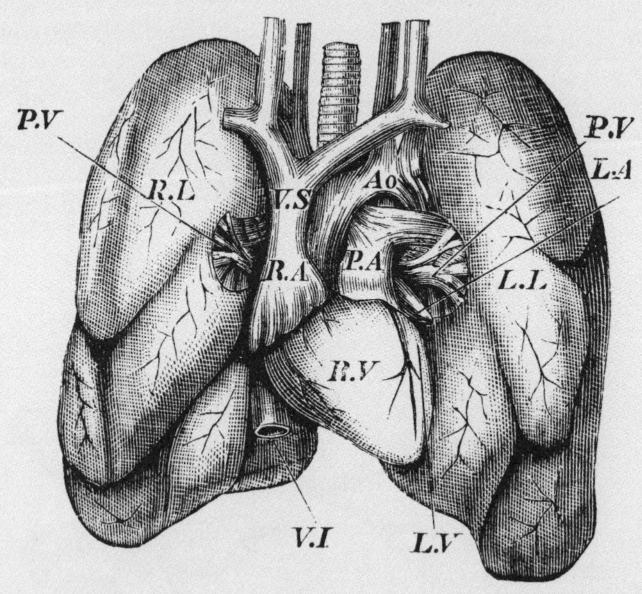

Bärlauch
ZUR BLUTREINIGUNG

ALLIUM URSINUM
Auch bekannt unter: Wilder Knoblauch

Im Mittelalter glaubte man, Bärlauch wehre Gifte ab. Letztlich gründete diese Meinung wohl auf der antimikrobiellen Wirkung der Pflanze, die Magen-Darm-Infektionen verhindert. Aus diesem Glauben an ein Gegengift entwickelte sich in der Folge wohl auch eine nachgesagte dämonenabwehrende Wirkung. So schreibt Matthiolus, der sich im 16. Jahrhundert in seinem Kräuterbuch sehr stark der alpinen Flora widmete, dass Bärlauch von Bergbauern und Hirten gegen böse giftige Nebel, also Dämonen, hochgeschätzt wird.

Der Schweizer Kräuterpfarrer Künzle bezeichnete den Bärlauch sogar als eine »der stärksten und gewaltigsten Medizinen«.

ALPINE VOLKSMEDIZIN

Dem Bärlauch sagt man eine ausgeprägte blutreinigende Wirkung nach. Zudem erachtet man ihn als hilfreich zur Stärkung des Gedächtnisses, bei Frühjahrsmüdigkeit, Gicht, Rheuma und bei Arteriosklerose.

Bärlauch wird bei Hautausschlägen und unreiner Haut gegessen. Auf Geschwüre und Furunkel wird der Presssaft des Bärlauchs aufgetragen. Künzle empfahl Bärlauch äußerlich vor allem bei Geschwüren.

Bärlauch regt auch die Verdauung an, hilft dadurch bei Verstopfung und wird besonders in Form eines Schnapses bei Blähungen empfohlen.

AUS DER FORSCHUNG

Die Inhaltstoffe des Bärlauchs ähneln jenen des Knoblauchs, sind allerdings in etwas geringerer Konzentration enthalten. Der Gehalt an wirksamkeitsbestimmenden Schwefelverbindungen liegt etwa zwei Drittel niedriger als beim Knoblauch. Dem Bärlauchextrakt konnte jedenfalls eine leicht blutdrucksenkende Wirkung nachgewiesen werden, die wohl zu einem beträchtlichen Teil auf sogenannten Glutamylpeptiden beruht. In neueren Untersuchungen konnte auch eine Reduktion auf bereits eingelagerte Lipide festgestellt werden. Zu hohe Cholesterinwerte werden dadurch positiv beeinflusst. Die Schwefelverbindungen besitzen zudem ausgeprägte antimikrobielle Effekte, wodurch die Anwendungen zur Wundpflege und bei Verdauungsbeschwerden im Ansatz erklärt werden können.

TAGESDOSIERUNG: Da sich beim Trocknen ein beträchtlicher Teil der Schwefelverbindungen verflüchtigt, muss Bärlauch frisch oder als Frischpflanzensaft konsumiert werden.
VORSICHT: Beim Verzehr sehr großer Mengen kann Bärlauch den Magen reizen. Beim Sammeln muss auf mögliche Verwechslungen mit Herbstzeitlose und Maiglöckchen geachtet werden. Deshalb sollte Bärlauch nur von botanisch erfahrenen Personen gesammelt werden. Denn es kommt immer wieder zu tödlichen Verwechslungen, trotz typischer Eigenschaften des Bärlauchs: Die Blätter des Bärlauchs wachsen einzeln aus dem Boden; die Blattoberfläche ist glänzend und die Blattunterseite matt; Bärlauch hat einen knoblauchartigen Geruch beim Zerreiben der Blätter.
SAMMELZEITPUNKT: Die Blätter werden von Anfang März bis Ende April gesammelt.
Bärlauchblätter sind im Frühling auch über den Lebensmittelhandel erhältlich.

ZUM SELBERMACHEN:
BÄRLAUCHSCHNAPS ZUR VERDAUUNG

ZUTATEN: 2 Handvoll frische Bärlauchblätter;
0,5 l 40%iger Alkohol.

ZUBEREITUNG: Die Bärlauchblätter grob zerkleinern, mit dem Alkohol übergießen und für 2 Wochen an einen dunklen Ort stellen. Dann abfiltrieren und in eine saubere Flasche abfüllen.
Der Schnaps ist 2 Jahre haltbar. 2 cl des Bärlauchschnaps eignen sich als Verdauungsschnaps.

ZUM SELBERMACHEN:
BÄRLAUCHÖL

ZUTATEN: 1 Handvoll frischer Bärlauchblätter; 200 ml Olivenöl.

ZUBEREITUNG: Die Bärlauchblätter grob zerkleinern und mit dem Olivenöl übergießen. Für 2 Wochen an einen dunklen Ort stellen. Anschließend das Öl in eine saubere Flasche abfiltrieren.
Das Öl ist 6 Monate haltbar. Man kann es zum Verfeinern von Speisen und als Grundlage für Pesto verwenden.

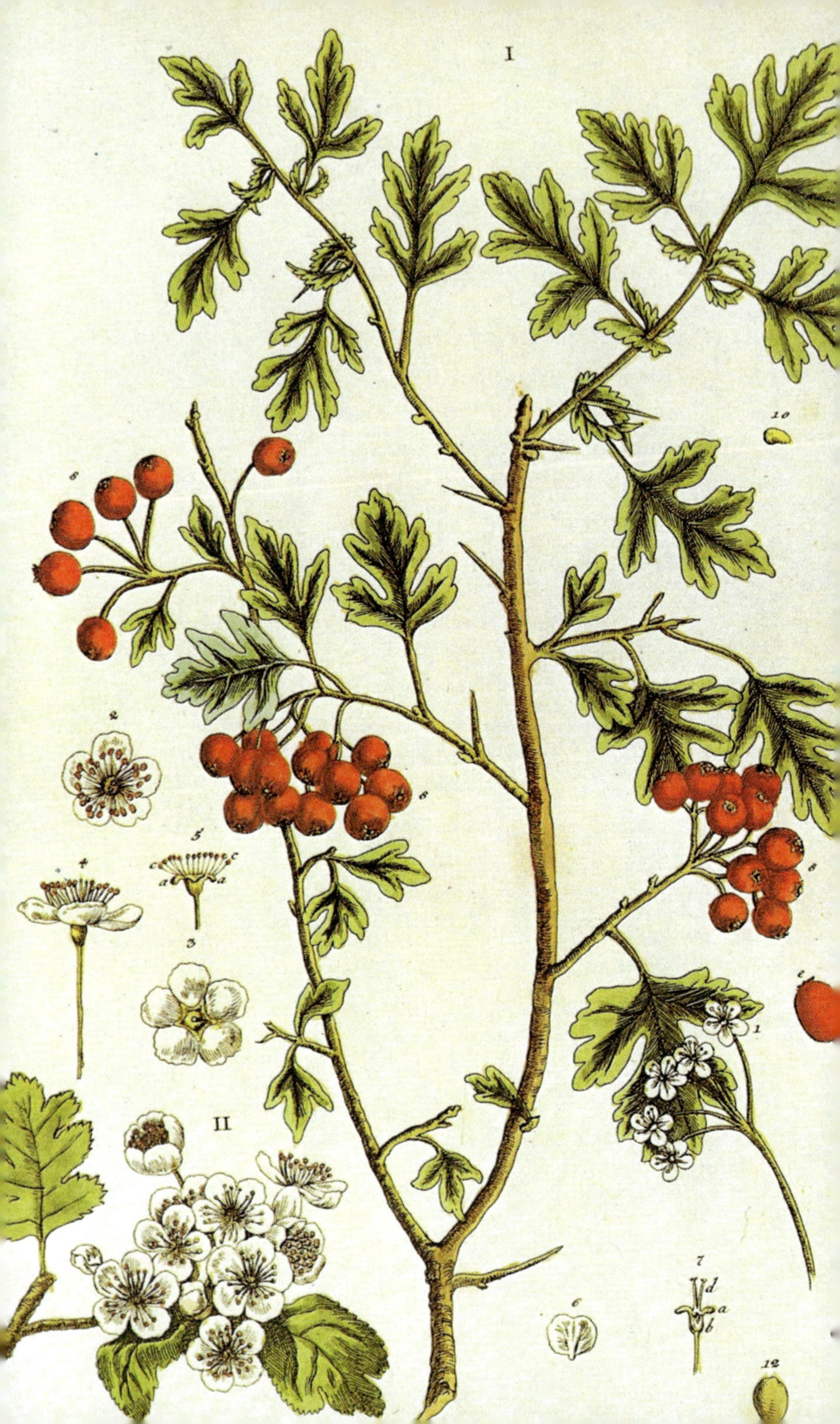
I
II
1
2
3
4
5
6
7
8
10
12

Weißdorn
STÄRKT DAS HERZ

CRATAEGUS SP.

Auch bekannt unter: Hagedorn, Hagedotsch, Mehlbeere, Naunitzen

Der volkstümliche Name »Hagedorn« entspricht dem altgermanischen Namen des Weißdorns. Er galt in der Antike als Schlafmittel, dies zeigen nicht zuletzt altgermanische Legenden. So sticht Odin (Wodan) in der »Sigrdrifu Mal Saga« die Walküre Brynhilda mit dem Weißdorn und versetzt sie dadurch in einen tiefen Schlaf. Bis heute wird dem Weißdorn in der Volksheilkunde eine beruhigende Wirkung nachgesagt – dies könnte darauf zurückgehen, dass ihm als Weidestrauch eine Schutzwirkung zugeschrieben wurde. Mit dem beginnenden Ackerbau schützten nämlich die Hecken das Haus und das umgebende Kulturland vor wilden Tieren, aber in der Vorstellung der Menschen auch vor dämonischen Kräften. Man kann dies auch bei der Haselnuss, dem Schlehdorn und der Heckenrose erkennen, die bis heute in der Volksmagie als Schutz- und Schlafmittel gelten.

ALPINE VOLKSMEDIZIN

In der Volksheilkunde des Alpenraumes wird Weißdorn in erster Linie bei Herz-Kreislauf-Erkrankungen empfohlen. Hierzu wird der Tee aus den Blüten und Blättern, aber auch der alkoholische Auszug bei Bluthochdruck, Herzschwäche, Herzrhythmusstörungen, Arterienverkalkung, Durchblutungsstörungen, Ödemen und bei Ohrensausen infolge von Bluthochdruck verwendet.

Abb.: Weißdornblüten und -blätter werden in der Volksheilkunde bei Herz-Kreislauf-Erkrankungen empfohlen. Die positive Wirkung auf das Herz ist wissenschaftlich erwiesen.

Der Tee aus den Blüten und Blättern wird in der Volksheilkunde bei Schlaflosigkeit und bei Gedächtnislücken verwendet.

AUS DER FORSCHUNG

In den Weißdornblüten und -blättern dürften die Flavonoide für die positiven Effekte verantwortlich sein. In wissenschaftlichen Untersuchungen wurde am sogenannten Langendorff-Herzen eine Erhöhung der Herzleistung nachgewiesen. Gleichzeitig werden die Herzarterien geweitet und der Herzmuskel wird dadurch besser durchblutet. Dies steigert zusätzlich die Herzleistung und führt insbesondere bei Koronarer Herzkrankheit, die auf eine verminderte Durchblutung der Herzkranzarterien zurückzuführen ist, zu einer Verbesserung des Krankheitsbildes. Zusätzlich konnten positive Effekte bei Herzrhythmusstörungen festgestellt werden, indem die Erholungsphase während des Herzschlages etwas verlängert wird. Bei einer erhöhten Dosis kam es auch zu einer für den Blutdruck relevanten ACE-Hemmung. Zusammen mit der verbesserten Herzkraft kann dadurch der Blutdruck normalisiert werden. Somit kann der Großteil der volksmedizinisch erwähnten Anwendungen pharmakologisch erklärt und als durchaus sinnvoll bezeichnet werden.

Die Anwendung von Weißdorn bei Herzerkrankungen sollte stets nach einer ärztlichen Abklärung erfolgen.

TAGESDOSIERUNG: 3-mal täglich 2 Teelöffel (1,5 g) der getrockneten Blüten und Blätter als Tee oder 10 bis 15 Tropfen der Tinktur.
VORSICHT: Keine Einschränkungen bekannt.
SAMMELZEITPUNKT: Die Blätter und Blüten werden zur Blütezeit im Mai und Juni gesammelt.
Weißdornblüten, -blätter und -früchte sind auch über Apotheken erhältlich.

ZUM SELBERMACHEN: HERZWEIN GEGEN KREISLAUFSTÖRUNGEN

ZUTATEN: 30 g Weißdornblätter und -blüten; 10 g Petersilienkraut; 1 l Rotwein.

ZUBEREITUNG: Weißdorn und Petersilie mit dem Wein übergießen und gut verschlossen für 2 Wochen an einen dunklen Ort stellen. Anschließend den Wein in eine saubere Flasche abfiltrieren.
Die Haltbarkeit liegt bei 6 Monaten. 2 cl des Herzweines eignen sich bei leichten Kreislaufstörungen mit Schwindel.

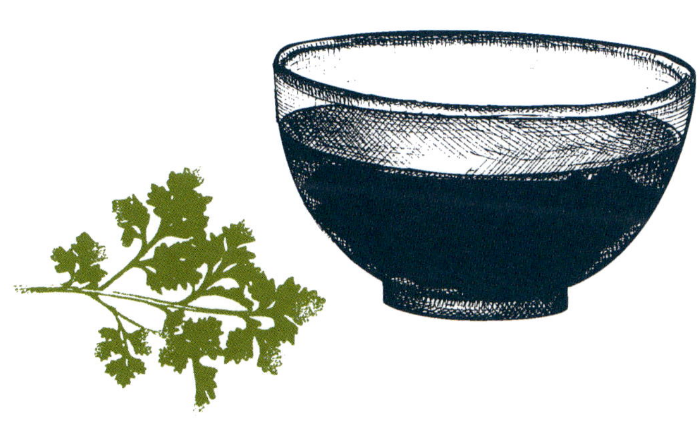

BLASEN-, NIEREN- UND PROSTATAERKRANKUNGEN

In der Volksheilkunde kommt entwässernden beziehungsweise nierenanregenden Pflanzen eine besondere Rolle zu. Die Harnausscheidung gilt als entgiftende Methode, die, entsprechend der Säftelehre, auch bei einer Vielzahl anderer Erkrankungen einen positiven Effekt ausüben kann. Besonders bei Hauterkrankungen, aber auch bei Entzündungsreaktionen wird hierbei seit Jahrhunderten ein positiver Effekt erwartet.

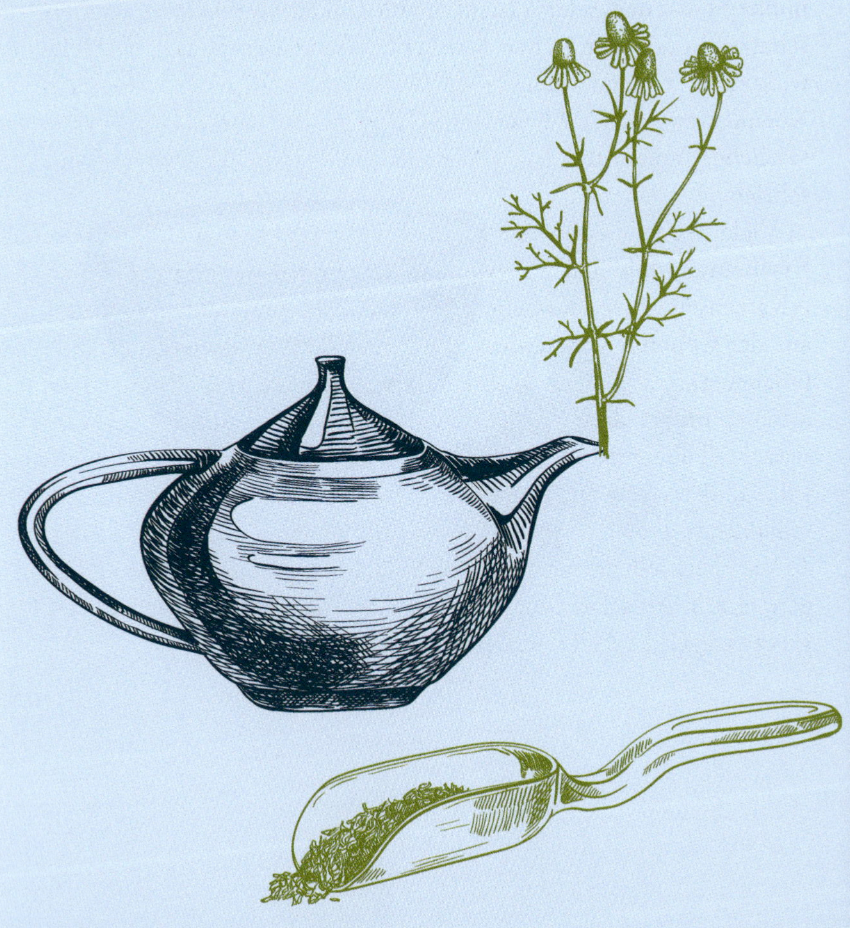

Ackerschachtelhalm
DER KATZENSCHWANZ

EQUISETUM ARVENSE
Auch bekannt unter: Katzenwedel, Zinnkraut

Der Ackerschachtelhalm hat in der europäischen Kräuterkunde eine mindestens 2000 Jahre alte Tradition. So wird er beispielsweise bei Dioskurides als Heilmittel bei Husten, Wunden, Gebärmutterblutungen und bei Harnwegsinfekten beschrieben. Über die Jahrhunderte war der Ackerschachtelhalm Teil des wertvollsten Arzneischatzes in der heimischen Kräuterkunde. Die nachgesagten Heilwirkungen blieben dabei zum Großteil die gleichen. Sebastian Kneipp war es schließlich, der Ackerschachtelhalm als das »unersetzliche« Heilmittel bei Blutungen und Harnbeschwerden beschrieb.

Viele der volkstümlichen Namen beziehen sich auf das äußere Erscheinungsbild der Pflanze, das einem Katzenschwanz ähnelt (»Katzenschwanz«, »Katzenwedel«). Der Name »Zinnkraut« stammt aus der früheren Verwendung als Putzmittel für Zinngegenstände (»Scheuerkraut«). Denn die im Ackerschachtelhalm enthaltene Kieselsäure bringt diese Gegenstände wieder zum Glänzen. Ackerschachtelhalm wird auch sehr häufig als Pflanzenschutzmittel gegen Pilz- und Läusebefall verwendet. Man kocht hierzu Ackerschachtelhalm als Tee und sprüht diesen anschließend auf die Pflanzen. Ackerschachtelhalmsaft eignet sich auch zum Vertreiben von Fliegen, eine Eigenschaft, die Hildegard von Bingen dem von ihr als »katzenzagel« bezeichneten Kraut zugeschrieben hatte.

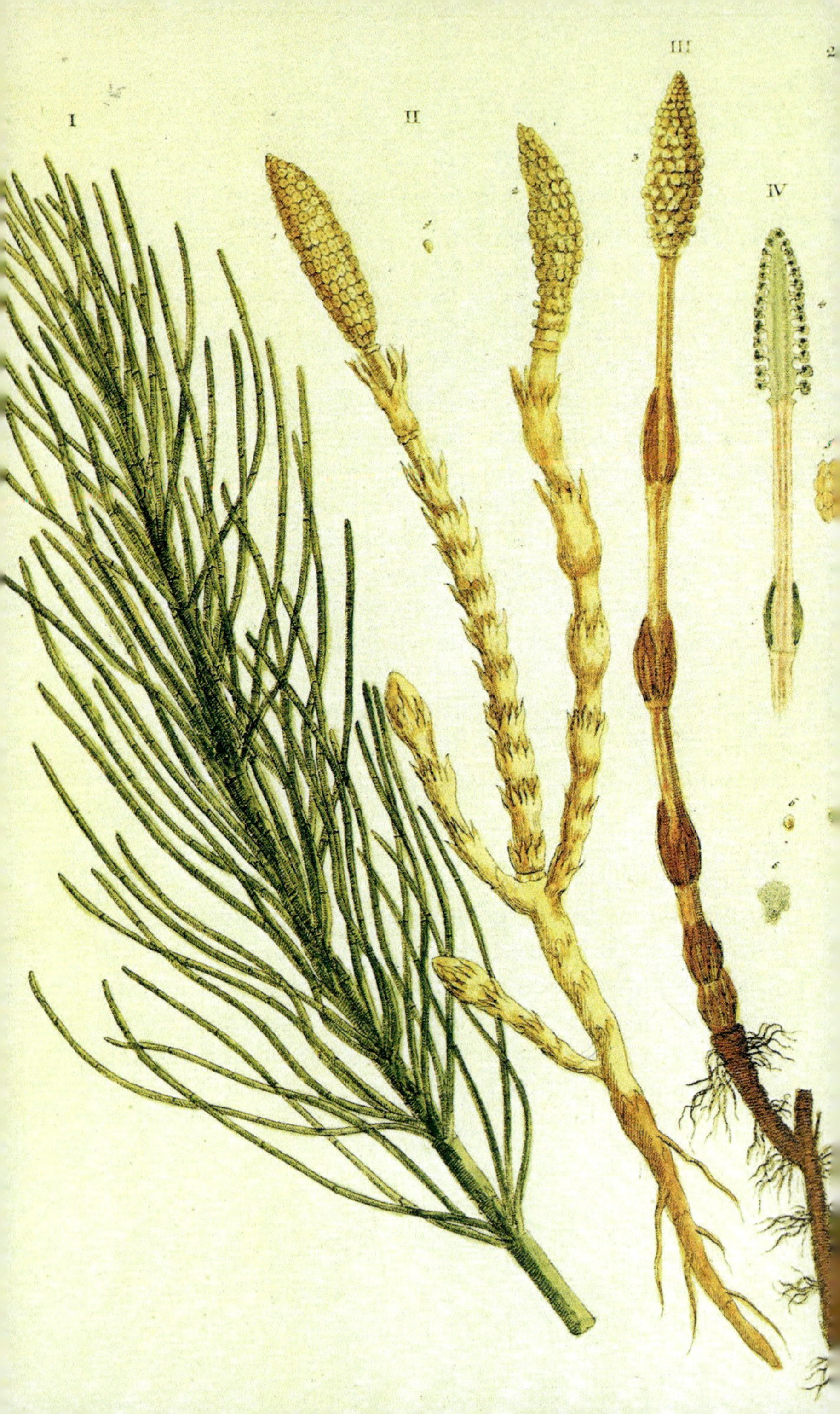
I
II
III
IV

In der Volksheilkunde liegt der Schwerpunkt der Anwendung im Bereich der Harnwege. Man empfiehlt den Tee bei Harnwegsinfekten, Blasen- und Nierensteinen, Prostatabeschwerden, Bettnässen und zur Reinigung des Blutes. Bei Harnwegsinfekten werden auch Sitzbäder oder erwärmte Kräutersäckchen als Umschlag angeraten.

Ackerschachtelhalm wird darüber hinaus häufig bei Hauterkrankungen erwähnt. So verwendet man den Tee innerlich bei Krampfadern, Haarausfall, brüchigen Nägeln, unreiner Haut und zur Straffung des Bindegewebes. Äußerlich gebraucht man ihn zur Waschung oder auch als Umschlag bei Wundliegen, Frostbeulen, Hautwolf, Geschwüren, bei Fußschweiß und bei Ekzemen. So wie dies der Kiendler empfohlen hat, wird auch heutzutage noch bei Nasenbluten Ackerschachtelhalmtee mit der Nase aufgezogen, um die Blutung zu stoppen.

Das Kraut wird auch bei rheumatischen Schmerzen, Gicht, Rückenschmerzen und Ischias sowohl als Tee als auch als Badezusatz empfohlen.

In der Frauenheilkunde benutzt man Sitzbäder mit Ackerschachtelhalm bei Gebärmutterentzündung und den Tee bei zu starker Menstruation, als Schwangerschaftstee und auch bei Unterleibsschmerzen.

Bei Sodbrennen und Magenschleimhautentzündung wird ebenfalls ein Ackerschachtelhalmtee angeraten.

Die Anwendung des Tees bei Erkrankungen der Atemwege wie Heuschnupfen und Asthma hat im Alpenraum ebenso eine lange Tradition. Bei Stirn- und Kieferhöhlenentzündung wird mit dem Tee gespült.

Abb.: Das Ackerschachtelhalmkraut eignet sich wegen der enthaltenen Kieselsäure besonders gut zum Polieren von Zinn. Daher stammt der Name „Zinnkraut".

Die vielfältigen volksmedizinischen Anwendungen sollten aber nicht darüber hinwegtäuschen, dass man Ackerschachtelhalmtee nicht zu intensiv und nicht über einen längeren Zeitraum verwenden sollte. So erfährt man auch aus volksmedizinischen Quellen, dass man den Tee nicht täglich trinken und nicht mehr als 5 g auf ½ l Wasser verwenden sollte.

AUS DER FORSCHUNG

Ackerschachtelhalm besitzt einen hohen Gehalt an Kieselsäure (bis 10 %). Damit kann bereits eine Reihe an Anwendungen erklärt werden. Kieselsäure stärkt nämlich das Bindegewebe und festigt damit sowohl das Lungengewebe als auch das Hautgewebe. Somit können Atemwegs- und Harnwegserkrankungen gebessert werden. In Tierversuchen konnte dem Ackerschachtelhalmextrakt eine leicht diuretische und krampflösende Wirkung zugeschrieben werden. Diese vor allem auf den enthaltenen Flavonoiden beruhende Wirkung erklärt die Anwendungen bei Nieren- und Blasenleiden. Mit Ackerschachtelhalmtee lassen sich zudem nachweislich erhöhte Harnsäurespiegel senken.

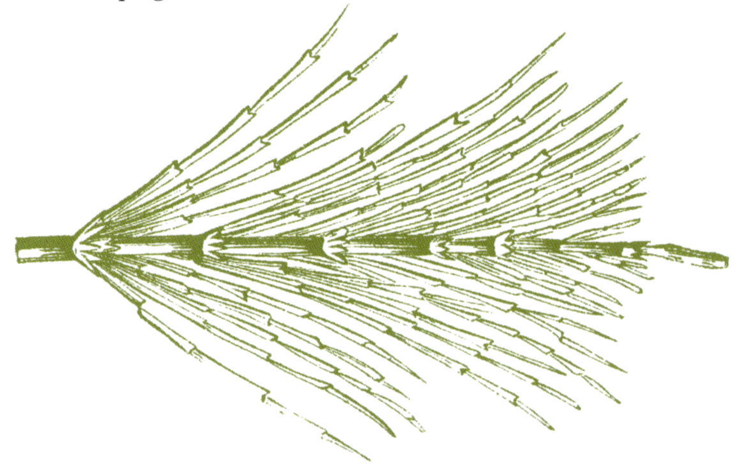

TAGESDOSIERUNG: Für die innere Anwendung trinkt man 3-mal täglich 2 Teelöffel (2 g) des getrockneten Krautes als Tee. Für die äußere Anwendung liegt die Tagesdosierung bei 10 g des getrockneten Krautes auf 1 l Wasser.
VORSICHT: Bei Ödemen, die durch eine eingeschränkte Herz- oder Nierenfunktion entstehen, sollte Ackerschachtelhalm nicht angewendet werden. Um Verwechslungen mit anderen Ackerschachtelhalmarten zu vermeiden, sei Folgendes zu beachten: Zum einen wächst im Gegensatz zum giftigen Sumpfschachtelhalm *(Equisetum palustre)* der Ackerschachtelhalm, wie der Name bereits sagt, auf trockenen Äckern. Zum anderen ist beim Ackerschachtelhalm das erste Stängelglied des Seitensprosses länger als das erste Stängelglied der Hauptachse. Beim Sumpfschachtelhalm ist es genau andersherum.
SAMMELZEITPUNKT: Die frischen Triebe werden im April und Mai gesammelt.
Ackerschachtelhalmkraut ist auch über Apotheken erhältlich.

ZUM SELBERMACHEN:
NIEREN- UND BLASENTEE

ZUTATEN: 30 g Ackerschachtelhalmkraut; 30 g Brennnesselblätter; 20 g Goldrutenkraut; 20 g Bärentraubenblätter.

ZUBEREITUNG: 3- bis 4-mal täglich eine Tasse Tee trinken. Pro Tasse 1 Esslöffel der Teemischung verwenden. Die Anwendung sollte sich allerdings auf maximal 1 Woche beschränken.

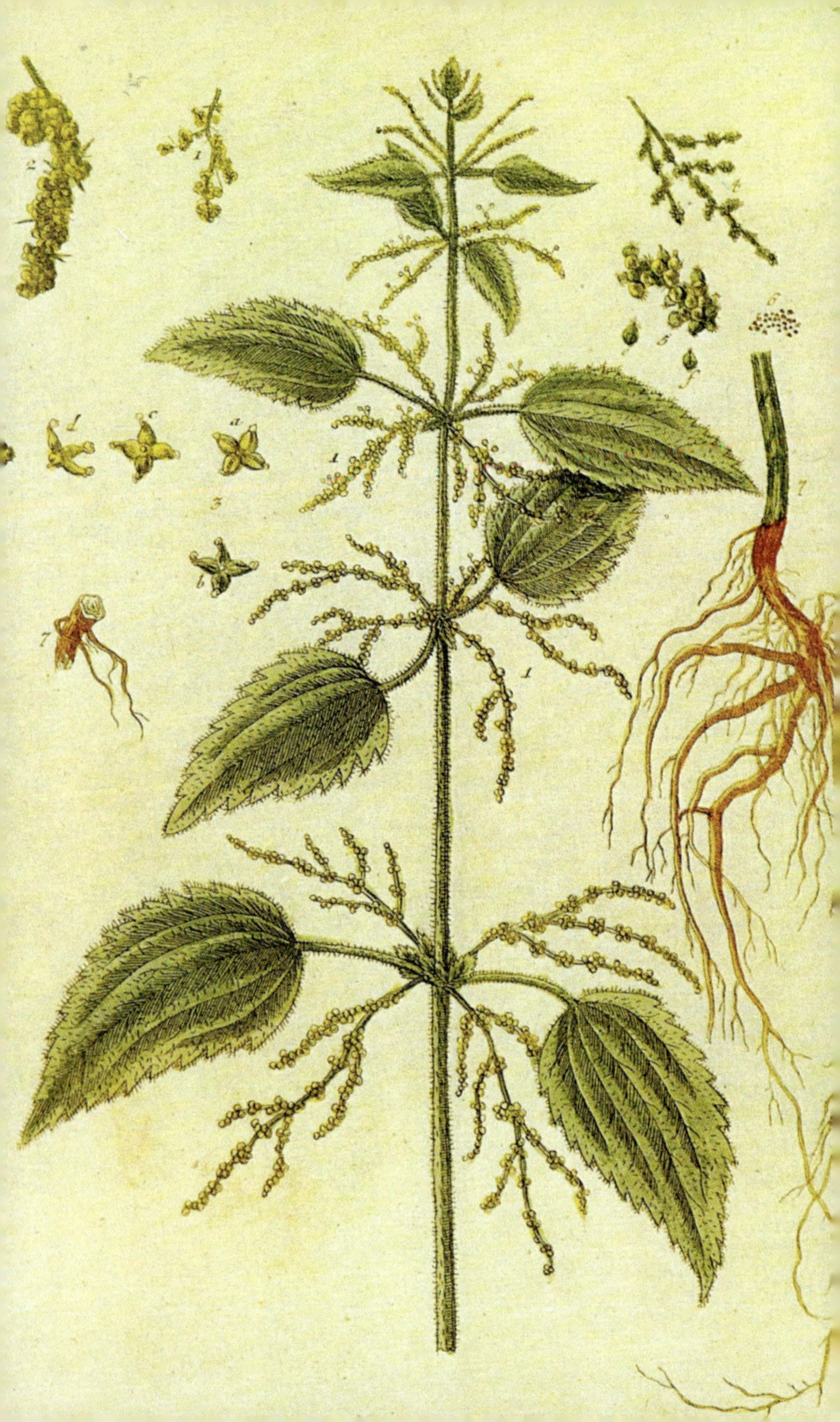

Brennnessel
DAS ENTWÄSSERUNGSMITTEL

URTICA SP.
Auch bekannt unter: Nessel

Schon im alten Griechenland und im alten Rom wurde die Brennnessel ausgiebig beschrieben und gegen verschiedenste Krankheitsbilder eingesetzt. So nennt Dioskurides Brennnessel als Heilmittel bei Wunden, Harnwegserkrankungen und Nasenbluten.

In der Vorstellungswelt unserer Vorfahren galten Pflanzen, die sich durch bestimmte Eigenschaften von der normalen Pflanzenwelt unterschieden, als mit einem besonderen Pflanzengeist beseelt. Brennnessel, eine Pflanze mit gefürchteten Brennhaaren, musste natürlich einen besonders mächtigen Geist beherbergen. Aus diesem Grund ist es mehr als verständlich, dass die Brennnessel häufig für sogenannte Verbannungsrituale benutzt wurde. Diese Vorstellungen reichen zurück bis weit in die Antike. Denn bereits Plinius beschrieb ein altrömisches Ritual, bei dem während des Herausziehens der Brennnesselwurzel die Namen des Patienten und seiner Eltern gesprochen werden mussten.

Aus demselben Grund wurden bei Gewittern Brennnesseln ins Feuer geworfen, damit der Blitz nicht einschlägt. Beim sogenannten Brennnesselsalzen wurde am Johannisabend (23. Juni) eine Brennnessel gepflückt, mit Salz bestreut und über Nacht liegen gelassen. Am nächsten Tag konnte durch die Beschaffenheit – verwelkt oder frisch – auf die Gesundheit und die Lebenszeit dessen, der sie gepflückt hatte, geschlossen werden.

Abb.: Brennnesselblättertee regt nicht nur die Nierentätigkeit an, sondern gilt auch bei rheumatischen Schmerzen als sinnvoll. Im Alpenraum schlägt man bei Gelenkschmerzen sogar mit den frischen Brennnesselblättern auf die schmerzenden Stellen.

Brennnessel ist nicht nur im Hinblick auf die Heilkunde eine vielseitig einsetzbare Pflanze. Man benutzt Brennnessel, um Fleisch einzulegen oder als Dünger; die Stängelfasern wurden früher zu Kleidungsstücken verarbeitet; blanchiert gibt man die jungen Pflanzen als Salat oder Füllmittel in Krapfen und das Mazerat eignet sich als Spritzmittel gegen Schädlinge bei anderen Pflanzen.

ALPINE VOLKSMEDIZIN

Das Hauptanwendungsgebiet der Brennnessel basiert auf der entwässernden Wirkung. Man benutzt den Tee infolgedessen bei Nieren- und Blasensteinen, Harnwegsinfekten, zur Blutreinigung, Entschlackung, Entgiftung und bei Bluthochdruck.

Brennnesselblätter besitzen einen hohen Eisengehalt und gelten im Allgemeinen als Stärkungsmittel. Deshalb benutzt man den Tee oder blanchiert das Kraut bei Blutarmut, Eisenmangel und bei Durchblutungsstörungen.

Als besonders kräftigend gelten die Brennnesselsamen, die deshalb vor allem älteren Personen als Kräftigungsmittel und zur Verbesserung der Gedächtnisleistung empfohlen werden. Der Kiendler rät sogar bei Stummheit infolge eines Schlaganfalles zur Verwendung von Brennnesselsamen: Man sollte sich damit einfach die Zunge einreiben. Aus demselben Grund sieht man in Samen, wie bereits in der antiken Welt der römische Dichter Ovid, ein Potenzmittel.

Brennnesselkraut und die Wurzel werden auch häufig bei Hauterkrankungen empfohlen. Man benutzt das Kraut als Umschlag bei Krätze und bei Schweißfüßen. Der Tee, der alkoholische Auszug oder auch ein Essigauszug kann äußerlich zur Kräftigung der Kopfhaut, bei Haarausfall, Kopfläusen, Schuppen, bei Abszessen und bei Furunkeln eingesetzt werden. Bei Hämorrhoiden, Krampfadern, Hautausschlägen, Allergien und Akne wird der Tee auch innerlich empfohlen.

Im Alpenraum wird bei sehr starkem Nasenbluten der Saft des Krautes über die Nase aufgezogen: eine Anwendung, die bereits Dioskurides erwähnte.

In der Volksheilkunde wird mit den Brennnesseln auch häufig bei rheumatischen Erkrankungen, Rückenschmerzen, Gicht, Ischias, Hexenschuss, Verstauchung und Gelenkschmerzen auf die schmerzenden Stellen geschlagen. Dieser im 19. Jahrhundert sogar noch von Ärzten empfohlene Gebrauch der Pflanze führt jedenfalls anschließend zu einem Nachlassen der Schmerzen. Hierzu sollte auch der Tee von den Blättern oder der Wurzel innerlich genossen werden. Und reibt man sich vor dem Stechen eines Ohrringes das Ohrläppchen mit frischen Brennnesselblättern ein, spürt man, nach anfänglichen Schmerzen durch die Brennnessel, den Durchstich fast nicht mehr.

Der Tee aus dem Brennnesselkraut wird auch bei Zittern, Müdigkeit, Nervenentzündung und zur Nervenberuhigung empfohlen.

Der Tee und der Schnaps aus dem Brennnesselkraut werden in der Volksheilkunde bei Magenschmerzen, Sodbrennen, Leber- und Gallenleiden sowie bei Verdauungsstörungen eingesetzt.

AUS DER FORSCHUNG

Brennnesselblätter enthalten entzündungshemmende Caffeoylchinasäuren. Diese hemmen wichtige Stoffwechselvorgänge, die bei der Entstehung von Entzündungsreaktionen eine Rolle spielen. Für die Vermehrung der Harnmenge werden Mineralsalze in den Blättern verantwortlich gemacht. Der Wurzel konnten zudem positive Wirkungen bei Prostatahyperplasie nachgewiesen werden. Denn sogenannte Phytosterole hemmen das Prostatawachstum und bessern dadurch Beschwerden beim Harnlassen bei Männern.

TAGESDOSIERUNG: 3-mal täglich je 3 Teelöffel (8 bis 12 g) der getrockneten Blätter oder 3-mal täglich 1 Teelöffel (4 bis 6 g) der Wurzel als Tee.

VORSICHT: Selten wurden allergische Reaktionen verzeichnet. Bei der Einnahme der Wurzel kann es zu Magen-Darm-Beschwerden kommen.

SAMMELZEITPUNKT: Die Blätter werden im Juni und Juli, die Wurzeln im April oder September gesammelt.

Brennnesselwurzel und -blätter sind auch über Apotheken erhältlich.

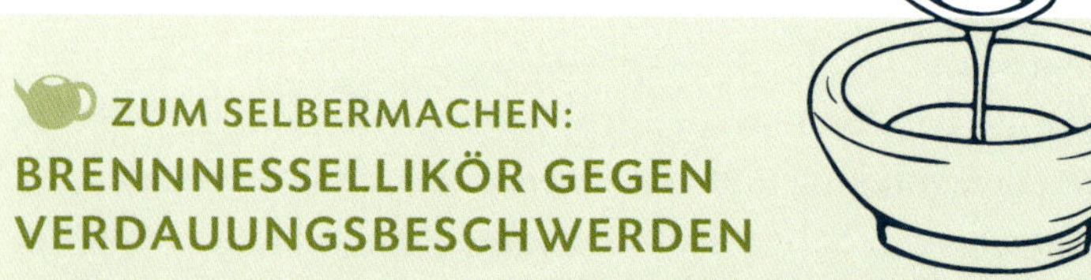

ZUM SELBERMACHEN:

BRENNNESSELLIKÖR GEGEN VERDAUUNGSBESCHWERDEN

ZUTATEN: 40 g Brennnesselblätter; 50 g Honig;
180 ml 96%iger Alkohol; 380 ml Wasser.

ZUBEREITUNG: Die Brennnesselblätter und den Honig mit dem Alkohol und dem Wasser übergießen und gut verschlossen für 2 Wochen an einen dunklen Ort stellen. In dieser Zeit das Gefäß immer wieder gut durchschütteln. Anschließend die Lösung in eine saubere Flasche abfiltrieren.

Die Haltbarkeit liegt bei 1 Jahr. Der Likör eignet sich als Genussmittel und bei Verdauungsbeschwerden.

Preiselbeere
DIE TRAUBE DER NORDLÄNDER

VACCINIUM VITIS IDAEA
Auch bekannt unter: Kreuzbeer, Granten

Eine Legende besagt, dass der Teufel, als er durch die Missionierung keinen Fleck der Erde mehr sein Eigen nennen konnte, Gott darum bat, ihm wenigstens einen Baum zu lassen, über den er verfügen könne. Da gewährte ihm der Schöpfer die Preiselbeere. Um aber zu verhindern, dass er damit Unfug anstellen kann, machte er in die Frucht ein Kreuzzeichen, das man bei jeder Preiselbeere wiederfinden kann.

In Bozen wurden die Preiselbeeren bzw. ihr vergorener Saft in den vergangenen Jahrhunderten auch zur Weinbereitung benutzt und deshalb die »Trauben der Nordländer« genannt. Die gelbe Wurzelrinde der Preiselbeere ist ein Färbemittel und wurde früher beispielsweise in Kärnten zum Gelbfärben von Wolle verwendet.

ALPINE VOLKSMEDIZIN

Der Tee aus den Blättern gilt als wassertreibend und wird dementsprechend bei Nierensteinen und Harnwegsinfekten getrunken. Bei Letzteren wird auch häufig der Saft aus den Früchten empfohlen.

Die Früchte und der daraus gewonnene Saft werden im Alpenraum und darüber hinaus häufig gegen Fieber verwendet, vor allem bei Kindern. Daneben werden die Früchte auch zur Behandlung von Grippe, Husten und Bronchitis eingesetzt.

Die Preiselbeeren, der Saft und der daraus gewonnene Schnaps werden im Bereich der Verdauungsorgane bei Appetitlosigkeit, Magenverstimmung und bei Lebererkrankungen empfohlen. Der Tee aus den Blättern wird auch bei Durchfall angeraten.

Wie auch andere rote Früchte wird die Preiselbeere in der Volksheilkunde mit einer Verbesserung des Blutbildes in Zusammenhang gebracht. Deshalb verwendet man die Früchte und den daraus gewonnenen Saft bei Blutarmut und zur Blutdruckregulierung.

In der Frauenheilkunde verabreicht man den Saft aus den Früchten der Mutter im Kindbett, um Depressionen vorzubeugen.

AUS DER FORSCHUNG

In den Früchten und den Blättern finden sich als relevante Inhaltsstoffe Arbutin, ein Hydrochinon-Glykosid, Flavonoide und Gerbstoffe. Dem Arbutin konnte eine desinfizierende Wirkung in den Harnwegen nachgewiesen werden. Diese Effekte sind im alkalischen Milieu ausgeprägter als im sauren Bereich, deshalb sollte man bei der Anwendung den Harn alkalisieren. Dies erreicht man, indem man in eine Tasse Tee 1–2 Löffel Speisesoda gibt. Die Blätter der Preiselbeere enthalten zwar weniger Arbutin als Bärentraubenblätter, aber auch weniger Gerbstoffe und sind daher bekömmlicher und magenverträglicher. Der Preiselbeersaft ist vergleichbar mit dem amerikanischen Cranberrysaft. Dieser vermindert in den Harnwegen die Haftfähigkeit diverser Bakterien, wie *Escherichia coli*, sodass diese leichter ausgespült werden können. Die volksmedizinischen Anwendungen im Bereich der Verdauungsorgane können zum Teil durch die Gerbstoffe erklärt werden, die mit den Zellen in den Schleimhäuten reagieren und diese dadurch unempfindlicher gegenüber Reizen machen. In den Früchten finden sich außerdem Proanthocyanidine, die zellschädigende Radikale neutralisieren und so Zellen schützen können.

TAGESDOSIERUNG: 2-mal täglich 1 Teelöffel (1 g) der getrockneten Blätter auf eine Tasse Wasser.
VORSICHT: Die Blätter enthalten Hydrochinon und sollten deshalb nur kurzfristig verwendet werden. Besonders bei Kindern kann Hydrochinon zu Leberschäden führen. In der Schwangerschaft und Stillzeit sollte man Preiselbeerblätter meiden. Bei einer Neigung zu Nierensteinen sollte Preiselbeersaft nur kurzfristig verwendet werden, denn der hohe Oxalgehalt der Früchte kann Nierensteine begünstigen.
SAMMELZEITPUNKT: Die Früchte werden im Juli und August, die Blätter von Juni bis September gesammelt.
Preiselbeerblätter und -saft sind auch über Apotheken erhältlich.

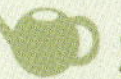

ZUM SELBERMACHEN:
PREISELBEERSIRUP GEGEN HARNWEGSINFEKTE

ZUTATEN: 1 kg Preiselbeeren; 1 l Wasser; 1,3 kg Zucker; Saft einer Zitrone.

ZUBEREITUNG: Die frischen Preiselbeeren zuerst waschen und von Blättern befreien. Dann die Preiselbeeren in eine Schüssel geben, mit einem Löffel zerdrücken und anschließend den Zitronensaft und das Wasser hinzugeben. Das Ganze über Nacht stehen lassen und am nächsten Morgen mit einem Tuch auspressen. Nun kocht man die gewonnene Lösung mit dem Zucker kurz auf und füllt den noch heißen Sirup in Flaschen ab.
Im Kühlschrank gelagert, ist der Saft 3 Monate haltbar. Bei wiederkehrenden Harnwegsinfekten 1 bis 2 Wochen lang 2- bis 3-mal täglich 4 cl Preiselbeersirup in etwas Wasser verdünnen und kurmäßig trinken.

FRAUENHEILKUNDE

Die Frauenheilkunde hat in der traditionellen Kräuterkunde eine zentrale Bedeutung. Das mag damit zu tun haben, dass Schwangerschaft und Geburt bis ins letzte Jahrhundert besonders risikoreich für die Frau sein konnten. Zusätzlich waren es vor allem die Frauen, die in der bäuerlichen Gesellschaft für die Gesundheit der Familie zuständig waren. Sie waren traditionellerweise die Heilkräuterexpertinnen der Familie.

Wegen fehlender Empfängnisverhütung war der Gebrauch von pflanzlichen Abtreibungsmitteln trotz Verboten keine Seltenheit. Die Verwendung von bereits in geringer Dosierung giftigen Heilpflanzen war für die Frau mitunter sehr gefährlich und endete oft auch tödlich. Früher gebräuchliche Abtreibungsmittel im Alpenraum waren Sadebaum, Rainfarn, Mutterkraut, Rosmarin, Haselwurz, Safran, Rhabarber und Farn.

Besondere Aufmerksamkeit wird in der Volksheilkunde auch der Menstruationsblutung entgegengebracht. So wird zu starke Menstruation mit Frauenmantel-, Ackerschachtelhalm- und Fünffingerkraut behandelt. Bei ausbleibender oder zu schwacher Menstruation werden Schafgarbenkraut, Baldrian, Johanniskraut, Ringelblume und Erdbeerblätter empfohlen.

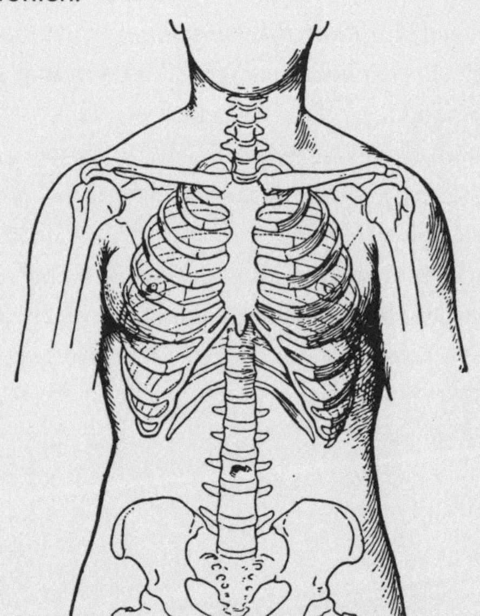

Frauenmantel
DAS FRUCHTBARKEITSKRÄUTL

ALCHEMILLA VULGARIS
Auch bekannt unter: Marienmäntele, Muttergotteskraut, Frauenhilf, Fruchtbarkeitskräutl

Frauenmantel ist eine nordeuropäische beziehungsweise alpine Heilpflanze. Im Mittelmeerraum kommt sie nicht vor, deshalb verwundert es nicht, dass sie den antiken Mittelmeerkulturen nicht bekannt war. Frauenmantel gehört aber zum traditionellen Arzneimittelschatz Mitteleuropas. Hier war die Pflanze bereits bei den Germanen der weiblichen Göttin Freya geweiht. Nach einer Legende soll Frauenmantel aus den Tränen von Freya entstanden sein, als diese ihrem Gemahl Odin, der zu einem fremden Volk zog, nachweinte. Freya wurden als Göttin für Fruchtbarkeit und Geburt alle jene Pflanzen geweiht, die im Bereich der Frauenheilkunde verwendet worden waren. Infolge der Christianisierung des Alpenraumes wurden diese auf Maria übertragen. So erklären sich die zahlreichen volkstümlichen Namen (»Marienmäntele«, »Muttergotteskraut«), die sich auf Maria beziehen. Frauenmantel diente dementsprechend wohl über Jahrhunderte als empfängnisfördernde und geburtsdienliche Heilpflanze, die man auch bei Menstruationsbeschwerden einsetzte.

Und auch der Kräuterpfarrer Künzle aus der Schweiz berichtet Anfang des 20. Jahrhunderts von einer werdenden Mutter, die entgegen den Prophezeiungen der Mediziner ein gesundes, kräftiges Kind ohne Komplikationen zur Welt brachte, weil sie ab dem 3. Monat täglich Frauenmanteltee getrunken hatte.

Im Mittelalter galt der Tau des Frauenmantels als ganz besonderer, geheimnisvoller Stoff. So versuchten Alchemisten aus dem Tau der Blätter sogar Stoffe wie den Stein der Weisen herzustellen. Deshalb lautet der wissenschaftliche Name bis heute Alchemilla. Der

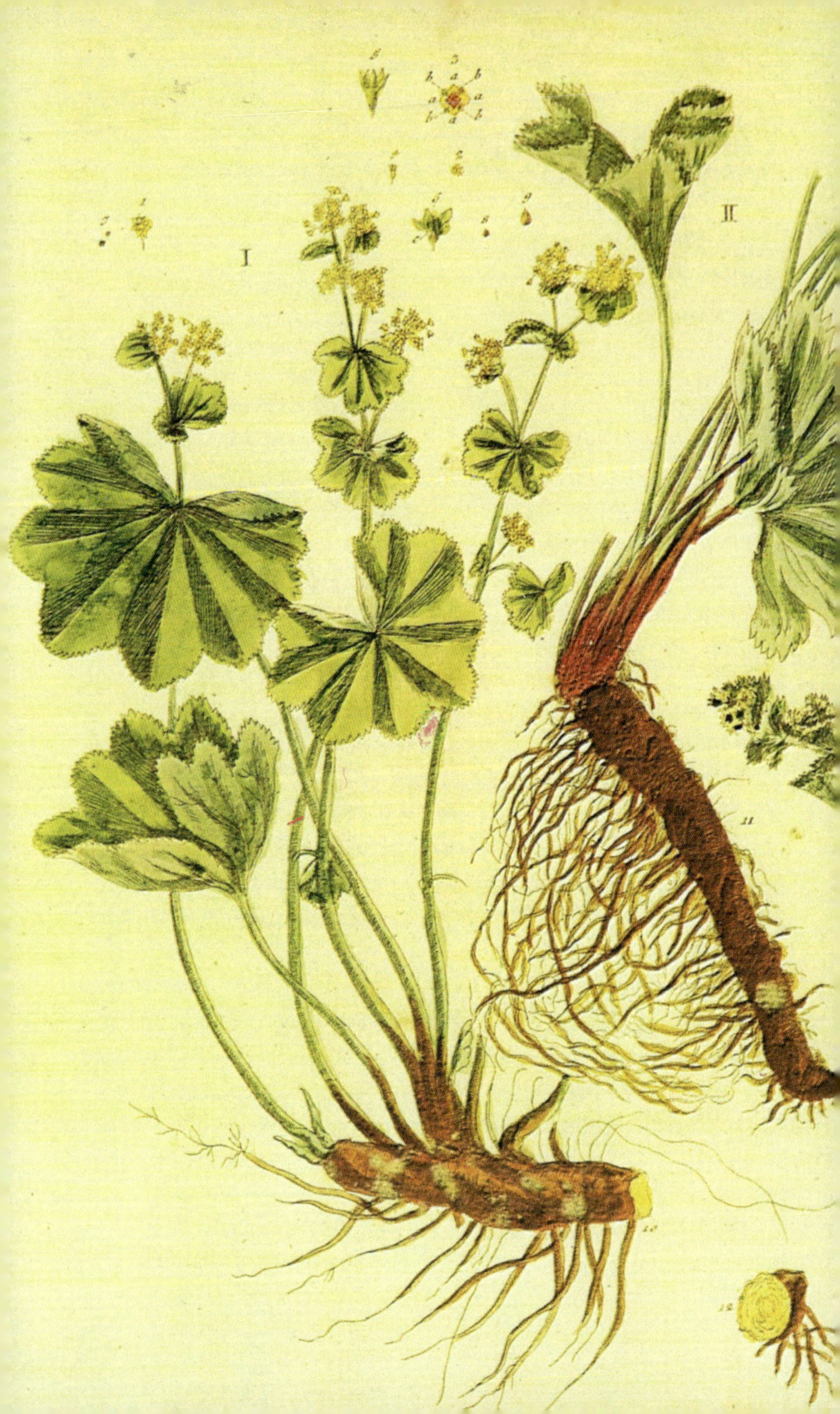

Tau galt zudem stets als Reinigungsmittel für eine schöne Haut, in der Schweiz auch als Waschung gegen Sommersprossen. Er ist auch Bestandteil einer alpinen Wetterregel: Ist in den Blättern kein Tauwasser, kommt schönes Wetter, findet man hingegen Tau darin, kommt schlechtes Wetter.

ALPINE VOLKSMEDIZIN

Frauenmantel (»Frauenhilf«) wird vor allem in der Frauenheilkunde verwendet. Der Tee wird bei zu starker Menstruation (täglich 2 Tassen 10 Tage vor der Menstruation), Menstruationsschmerzen, Wechseljahrbeschwerden, bei unregelmäßiger Menstruation, zur Geburtsvorbereitung (3 Wochen vor und nach Geburt), im Wochenbett und bei Unfruchtbarkeit (»Fruchtbarkeitskräutl«) getrunken. Bei Unfruchtbarkeit und Weißfluss wird auch zu einem Sitzbad aus der Abkochung des Frauenmantelkrautes geraten. In der Männerheilkunde wird der Tee bei Prostatabeschwerden getrunken und als Wickel empfohlen.

Der Tee wirkt blutstillend und wird bei Venenleiden, Entzündungen, Wunden und Geschwüren als Umschlag oder Badezusatz verwendet. Auf Wunden, Insektenstiche, Sommersprossen, Schnittwunden und Krampfadern werden die frischen Blätter aufgelegt. Bei Schuppen wird Frauenmanteltee zur Haarwäsche empfohlen.

Frauenmantelkraut wird bei Atemwegserkrankungen als Tee bei Erkältungen, Halsschmerzen und Fieber getrunken.

Im Verdauungstrakt gilt Frauenmanteltee als hilfreich bei Magenverstimmung, Durchfall und bei Bauchschmerzen.

In der Volksheilkunde gilt das Silbermantelkraut *(Alchemilla alpina)* aus dem hochalpinen Bereich als wirksamer gegenüber dem im Tal vorkommenden Frauenmantel *(Alchemilla vulgaris)*.

Abb.: Der Tau, der sich frühmorgens im Frauenmantelblatt befindet, war ein beliebter Ausgangsstoff bei alchemistischen Versuchen, Gold herzustellen.

AUS DER FORSCHUNG

Frauenmantelkraut enthält Gerbstoffe (bis zu 6 %) und eignet sich deshalb zur Behandlung von Durchfall. Denn Gerbstoffe reagieren mit Proteinen von Haut und Schleimhaut und wirken auf diese abdichtend und entzündungshemmend. Darüber hinaus konnten dem Frauenmantelkraut auch ein leicht krampflösender Effekt sowie zellschützende Wirkungen gegenüber Radikalen nachgewiesen werden. Die hohe Bedeutung in der Frauenheilkunde bleibt wegen fehlender Untersuchungen rätselhaft. Frauenmantel ist ein gutes Beispiel für Heilpflanzen aus der Frauenheilkunde, die bis heute in der wissenschaftlichen Forschung trotz jahrhundertelanger Anwendung nicht als solche wahrgenommen werden.

TAGESDOSIERUNG: 3-mal täglich 2 Teelöffel (2 g) des getrockneten Frauenmantelkrautes als Tee.

VORSICHT: Keine Einschränkungen bekannt.

SAMMELZEITPUNKT: Das Frauenmantelkraut wird von Mai bis Juli gesammelt.

Frauenmantelkraut ist auch über Apotheken erhältlich.

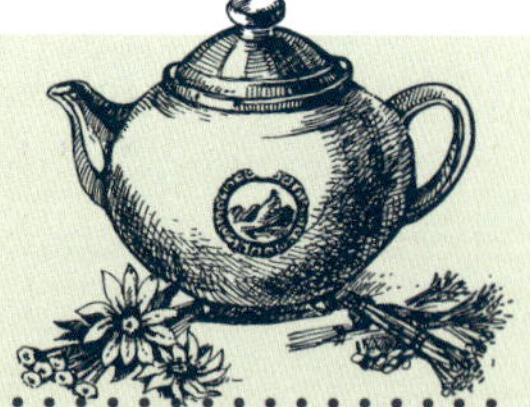

ZUM SELBERMACHEN: TEEMISCHUNG BEI ZU STARKER MENSTRUATIONSBLUTUNG

ZUTATEN: 40 g Frauenmantelkraut; 30 g Gänsefingerkraut; 30 g Taubnesselblüten.

ZUBEREITUNG: 3-mal täglich eine Tasse Tee trinken. Pro Tasse 1 Esslöffel der Teemischung verwenden.

Gänsefingerkraut
GEGEN KRÄMPFE

POTENTILLA ANSERINA
Auch bekannt unter: Krampfkraut

Die Kräuterbuchautoren Bock und Matthiolus empfahlen im 16. Jahrhundert Gänsefingerkraut in Wein oder Bier gekocht bei Durchfall, Blutungen, Entzündungen und Weißfluss. Das Gänsefingerkraut war aber nicht nur in der nordischen Medizin bekannt, sondern wurde auch im Mittelmeerraum der Antike verwendet. Dioskurides nannte es im 1. Jahrhundert n. Chr. *meriophyllon* und setzte es bei Blutergüssen ein. In der Neuzeit war es vor allem Sebastian Kneipp, der Gänsefingerkraut im 19. Jahrhundert als sogenanntes Krampfkraut gegen alle Arten von Krämpfen empfahl. Er beschreibt sogar einen Tetanusfall, wo Gänsefingerkraut in Milch gekocht die Krämpfe löste.

ALPINE VOLKSMEDIZIN

Von der Schweiz bis an die östlichsten Ausläufer der Alpen wird besonders der Milchauszug aus dem Kraut bei Menstruationsschmerzen (1 bis 2 Tage vor der einsetzenden Periode) getrunken.

Der Milchauszug wird aber auch bei Darmkoliken, Magenschmerzen, Magenkrämpfen und bei Brechdurchfall (auch bei Kindern) empfohlen. Der Milchauszug und der Tee werden auch bei krampfartigem Husten und Angina getrunken.

Gänsefingerkrautmilch soll auch Hämorrhoiden, der Schnaps Krampfadern und der Tee Wadenkrämpfe bessern.

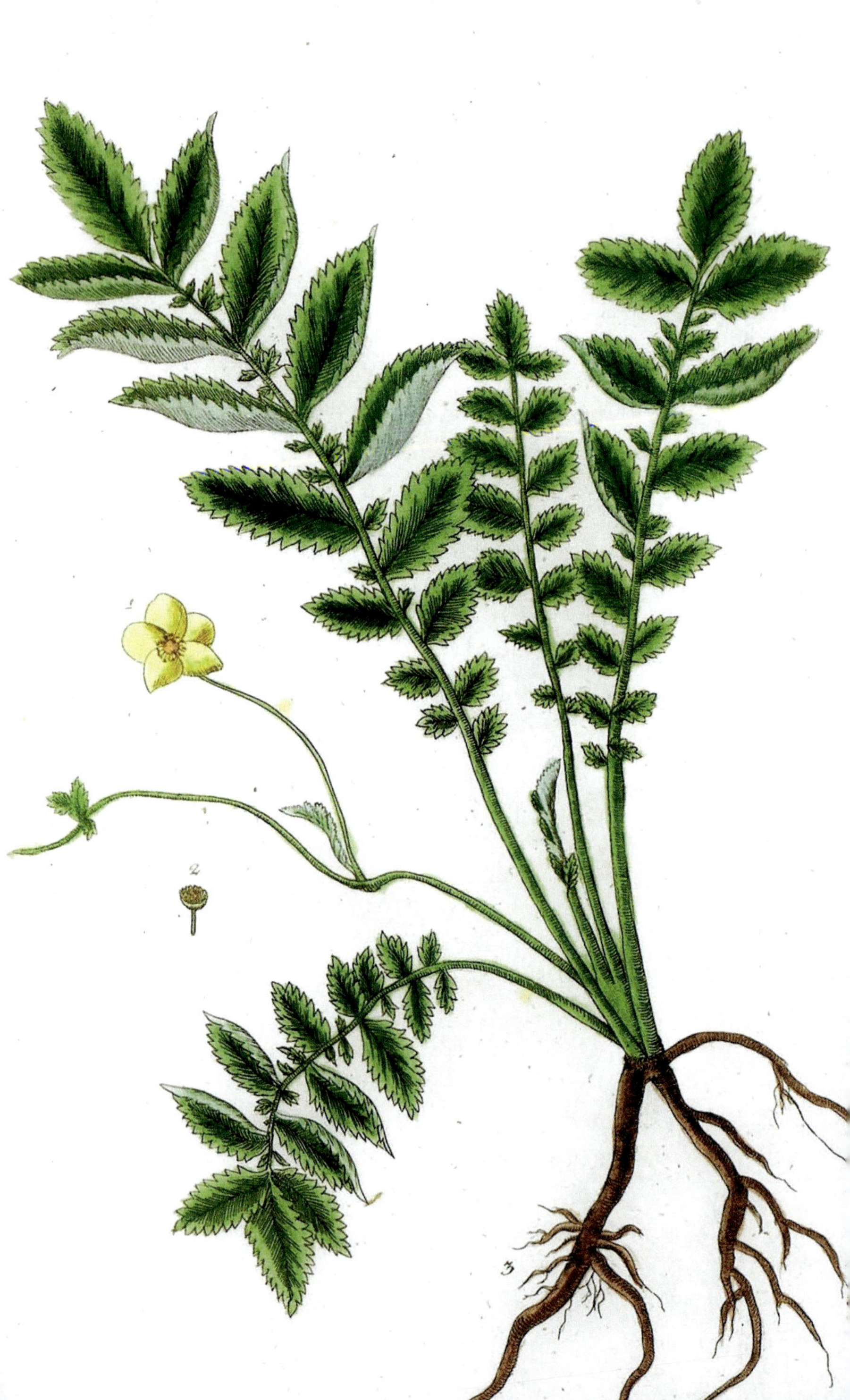

AUS DER FORSCHUNG

In mehreren Studien konnte dem Gänsefingerkraut eine krampflösende und schmerzstillende Wirkung, insbesondere bei Menstruationsbeschwerden, nachgewiesen werden. Welche Inhaltsstoffe hierfür verantwortlich sind, konnte bisher allerdings nicht genau festgestellt werden. Darüber hinaus wurde den im Kraut enthaltenen Gerbstoffen (5 bis 10%) eine entzündungshemmende und adstringierende Wirkung bei Durchfallerkrankungen sowie Entzündungen im Mund- und Rachenraum zuerkannt.

TAGESDOSIERUNG: 3-mal täglich 2 Teelöffel (2 g) des getrockneten Krautes als Tee. In der Volksheilkunde wird darauf verwiesen, dass Gänsefingerkraut unbedingt in Milch zu kochen sei.
VORSICHT: Bei Reizmagen kann dieser verschlimmert werden.
SAMMELZEITPUNKT: Das Kraut wird von Mai bis September gesammelt.
Gänsefingerkraut ist auch über Apotheken erhältlich.

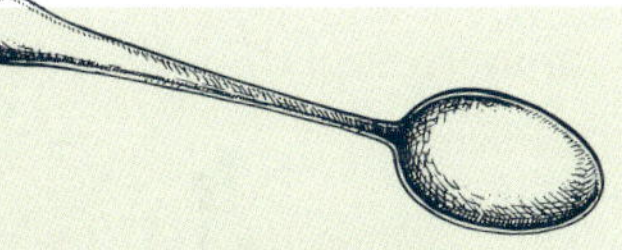

ZUM SELBERMACHEN: KRAMPFLÖSENDE MILCH

ZUTATEN: 2 bis 3 Teelöffel Gänsefingerkraut; 150 ml Milch.

ZUBEREITUNG: Das Gänsefingerkraut 10 Minuten in warmer Milch ziehen lassen und diese anschließend lauwarm trinken.

Abb.: Das Gänsefingerkraut ist das wichtigste krampflösende Heilmittel der Volksheilkunde. Besonders der Milchauszug soll hierzu hilfreich sein.

Himbeere
ZUR GEBURTSVORBEREITUNG

RUBUS IDAEUS

Auch bekannt unter: Kreienbeere

Bereits Dioskurides hat die Himbeerblätter als nützlich gegen Durchfall, Schlangenbisse und Zahnfleischbluten beschrieben. Auch im mitteleuropäischen Raum wird die Himbeere bereits seit Langem verwendet. Wie auch bei anderen alten Heilpflanzen wurde der Himbeere neben dem volksmedizinischen Nutzen schützende Wirkung zugeschrieben. So soll ein Zweiglein der Himbeere gegen Schlangenbisse schützen, wenn man es bei sich trägt.

Eine besondere Heilwirkung wird dem sogenannten Selzwasser zugesprochen. Hier werden frische Himbeerfrüchte in kaltem Wasser einige Stunden angesetzt und vor dem Trinken leicht erwärmt. Man verwendet Selzwasser bei Erkältungskrankheiten.

Himbeerblätter eignen sich als Zusatz zu fast jeder Teemischung, da sie, durch feine Härchen an den Blättern, das Entmischen verhindern und die Mischung dadurch kompakter wird.

ALPINE VOLKSMEDIZIN

Breite Anwendung erfahren Zubereitungen aus den Himbeerblättern auch in der Frauenheilkunde. Zur Geburtsvorbereitung sollten 4 Wochen vor der Geburt 3-mal täglich 2 Teelöffel der getrockneten Blätter auf eine Tasse Wasser als Tee getrunken werden. Dabei sollte man den Tee mindestens 10 Minuten ziehen lassen. Außerdem sollte mit Himbeerblättertee die Nachgeburt leichter abgehen. Es wird auch bei Wechseljahrbeschwerden zu einem Himbeerblättertee geraten.

Himbeerblätter werden darüber hinaus in der Volksheilkunde hauptsächlich bei Durchfall verwendet. Es werden hierzu auch die Blätter gekaut. Bei Hämorrhoiden werden Zäpfchen aus den Blättern hergestellt.

Daneben werden der Tee aus den Blättern bei Erkältungserkrankungen mit Fieber sowie der Himbeersaft bei Grippe und Fieber empfohlen. Der Tee aus den Himbeerblättern wird volksmedizinisch zusätzlich bei Blasenleiden, Prostatabeschwerden, zur Entwässerung und zur Blutreinigung als hilfreich angesehen. Die Früchte können bei Frostbeulen, ähnlich wie wir das von den Erdbeeren kennen, äußerlich leicht einmassiert, Linderung verschaffen.

AUS DER FORSCHUNG

Ein Teil der beschriebenen Anwendungen kann durch die in den Blättern enthaltenen Gerbstoffe, die entzündungshemmend und zusammenziehend wirken, erklärt werden. Denn durch die Reaktion von Gerbstoffen mit Proteinen der Haut werden die Schleimhäute abgedichtet und dadurch unempfindlicher gegenüber äußeren Reizen. Die Anwendung bei Durchfall und Hämorrhoiden ist aus diesem Grund sinnvoll. Die Wirkung auf die Gebärmutter wurde bisher in klinischen Tests nicht untersucht und kann deshalb nicht kommentiert werden.

TAGESDOSIERUNG: 3-mal täglich 2 Teelöffel (2 g) der getrockneten Blätter als Tee.

VORSICHT: Keine Einschränkungen bekannt.

SAMMELZEITPUNKT: Die Blätter werden von Mai bis Juli gesammelt.

Himbeerblätter sind auch über Apotheken erhältlich.

ZUM SELBERMACHEN:

HIMBEERSIRUP GEGEN FIEBER UND GRIPPE

ZUTATEN: 1 kg Himbeeren; 200 ml Wein; 1,5 kg Zucker.

ZUBEREITUNG: Die Himbeeren säubern und waschen, mit dem Wein übergießen und 1 Tag stehen lassen. Dann abseihen, wobei die Himbeeren mit einem Leinentuch ausgepresst werden. Nun den Zucker hinzugeben und aufkochen. Den noch heißen Sirup in Flaschen abfüllen.

Der Sirup ist an einem dunklen, kühlen Ort 6 Monate haltbar. Er eignet sich als Fruchtsirup und kann außerdem bei Fieber und Grippe getrunken werden.

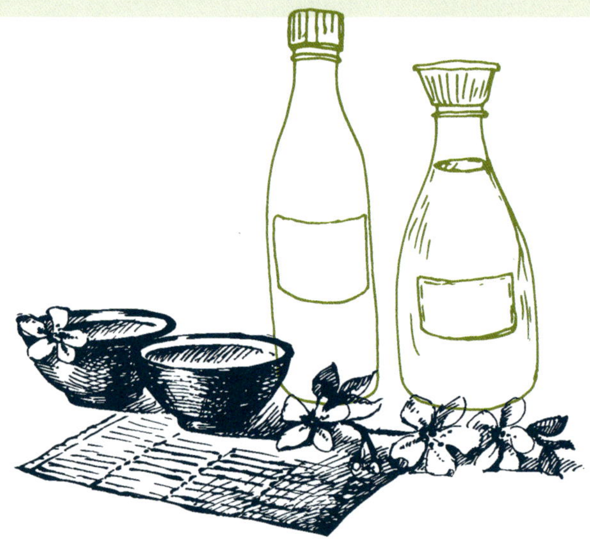

Schafgarbe
DAS FRAUENKRAUT

ACHILLEA SP.

Auch bekannt unter: Bauchwehkraut, Frauenkraut, Almkamille, Soldatenkraut, Frauendank, Blutkraut

Die Schafgarbe ist eine der ältesten Heilpflanzen der europäischen Kräuterkunde. Aufsehen erregte eine 2013 veröffentlichte Untersuchung der Forschergruppen um Karen Hardy und Stephen Buckley, in der sie den Gebrauch von Schafgarbe durch Neandertaler vor etwa 50 000 Jahren in Europa nachwiesen. Da sich Schafgarbe als Nahrungsmittel nicht eignet, liegt die Anwendung als Heilmittel auf der Hand. In der Antike war Schafgarbe jedenfalls eine Heilpflanze zur Blutstillung und Versorgung von Hieb- und Stichwunden. Daher stammen auch die Namen »Soldatenkraut«, »Beilheilkraut« und »Blutkraut«.

Dabei soll bereits Achilles von dem sehr heilkundigen Kentauren Chiron über diese Wirkungen belehrt worden sein und so den König der Myser von seiner Verwundung geheilt haben. Nach Plinius stammt hiervon auch der Name *Achilleos* (»Kraut des Achilles«).

Auch in den mittelalterlichen Büchern wird Schafgarbe als eines der besten Heilmittel gegen innere und äußere Blutungen gerühmt. Hildegard von Bingen schreibt etwa von der »Garwe«, dass sie bei äußeren Verletzungen und innerlichen Wunden sowie Fieber sehr hilfreich sei. Und ein 1545 geschriebenes Rezeptbüchlein aus der Steiermark empfiehlt zur Blutstillung ebenfalls die Schafgarbe.

Schafgarbe hat im Alpenraum einen starken Bezug zur Frauenheilkunde (»Frauenkraut«, »Frauendank«).

In der Volksheilkunde gilt vor allem die Moschus-Schafgarbe, die im hochalpinen Bereich vorkommt, als besonders wirksam. Es wird behauptet, diese sei ein derart starkes Wundermittel, dass so mancher Patient sogar »von der Bahre heruntergestiegen« sein soll.

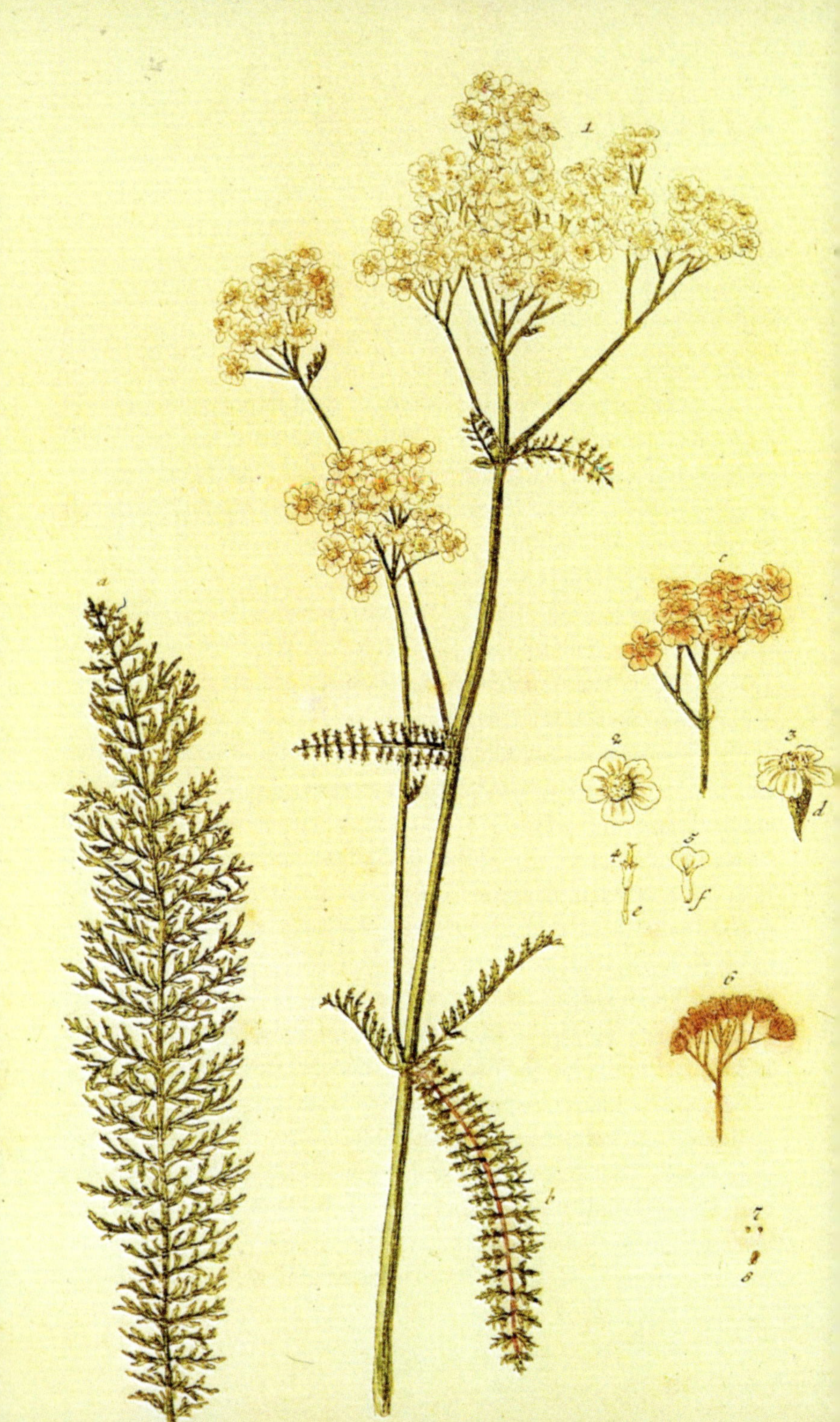
1
a
c
2
3
d
4
e
5
f
6
b
7
8

ALPINE VOLKSMEDIZIN

Schafgarbenkraut wird im Alpenraum, ähnlich wie in der russischen und indischen Volksmedizin, in der Frauenheilkunde gebraucht, gilt aber auch als generelles Allheilmittel. Dementsprechend vielfältig sind die Anwendungsgebiete.

Der Tee wird vordergründig bei Menstruationsbeschwerden, bei ausbleibender Menstruation, Menstruationsschmerzen, Ausfluss, im Wochenbett und bei Wechseljahrbeschwerden verwendet.

Daneben wird Schafgarbe häufig bei Problemen im Verdauungstrakt empfohlen. Der Tee wird zur Entgiftung, bei Magenverstimmung, Verdauungsbeschwerden, Bauchschmerzen, Krämpfen, Übelkeit, Blähungen, Leberleiden, Durchfall und bei Appetitlosigkeit getrunken. In ähnlicher Weise kann auch ein Schafgarbenschnaps oder ein Likör verwendet werden. Wohl wegen des bitteren Geschmacks gilt Schafgarbe als ein allgemeines Stärkungsmittel.

Wie in der Antike üblich, handelt es sich bei der Schafgarbe in der Volksheilkunde bis heute um eine wichtige Heilpflanze bei Hauterkrankungen. So gebraucht man sie meist äußerlich in Form eines Umschlags (gewonnen aus der Abkochung) oder einer Salbe bei Verbrennungen, Wunden, Entzündungen, Hämorrhoiden, Geschwüren, Frostbeulen, trockenen Händen, Krampfadern, unreiner Haut, Venenleiden, Hautausschlägen, Fußschweiß, zum Blutstillen und als Schönheitsmittel.

Im Bereich der Atemwege wird der Tee bei Grippe, Erkältungskrankheiten, Husten und bei Asthma verwendet.

Schafgarbe gilt außerdem als beruhigend und nervenstärkend. Deshalb trinkt man den Tee bei Hysterie, Bettnässen, Nervenschmerzen, Schlafproblemen und bei Nervosität.

Eine aus Schafgarbe zubereitete Salbe wird äußerlich zur unterstützenden Therapie bei Knochenbrüchen empfohlen. Den Tee

Abb.: Bereits Achilles soll laut einer antiken Legende mit Schafgarbe Blutungen gestillt haben. Früher wurde hierzu ein frisches Blatt zerdrückt und auf die Wunde aufgelegt.

trinkt man bei Rheuma, Bandscheibenleiden und bei Rückenschmerzen. Dem Tee wird auch eine Wirkung auf das Herz-Kreislauf-System zugesprochen. Man gebraucht diesen bei Schwindel, zur Blutdruckregulation, Durchblutungsförderung und Blutreinigung. Der Tee gilt außerdem als harntreibend und wird deshalb bei Nierensteinen und bei Blasenschwäche getrunken.

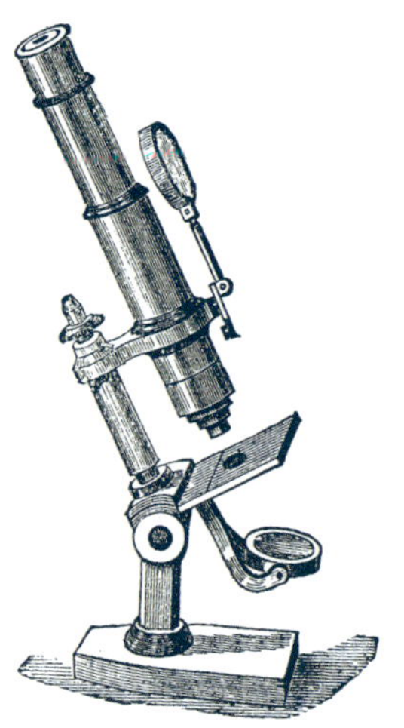

AUS DER FORSCHUNG

Viele der doch sehr unterschiedlichen volksmedizinischen Anwendungsgebiete lassen sich auch wissenschaftlich bestätigen. Für die Wirkung des Schafgarbenkrautes dürften dabei hauptsächlich Bitterstoffe, Flavonoide und ätherisches Öl (Proazulene) verantwortlich sein. Das ätherische Öl wirkt entzündungshemmend und antimikrobiell gegen Bakterien und Pilze. Die Bitterstoffe wirken zudem sekretionsfördernd und appetitanregend, das Gesamtextrakt blähungstreibend und krampflösend. Zusätzlich konnten blutstillende Eigenschaften nachgewiesen werden. Aufgrund des Kaliumgehaltes wird auch die Nierentätigkeit angeregt.

TAGESDOSIERUNG: 3-mal täglich 1 Teelöffel (1,5 g) des getrockneten Schafgarbenkrautes als Tee, für Sitzbäder 100 g Schafgarbenkraut auf 20 l Wasser (z. B. bei Menstruationsbeschwerden und Ausfluss).
VORSICHT: Allergiker, die eine bekannte Allergie gegen Korbblütler haben, sollten Schafgarbe nicht verwenden.
SAMMELZEITPUNKT: Das Schafgarbenkraut wird von Juni bis September gesammelt. In der Volksheilkunde gelten die rosa blühenden Schafgarben als besonders wirksam.
Schafgarbenkraut ist auch über Apotheken erhältlich.

ZUM SELBERMACHEN:
UMSCHLÄGE FÜR WUNDE BRUSTWARZEN

ZUTATEN: 50 g Schafgarbenkraut; 50 g Eichenrinde.

ZUBEREITUNG: 2 Esslöffel der Teemischung 15 Minuten in 200 ml kochendem Wasser ziehen lassen und anschließend mehrmals täglich warm auf die zu behandelnde Stelle auflegen.

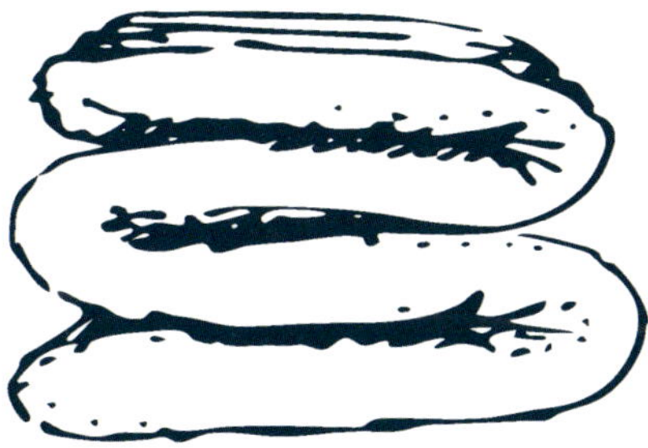

KINDERHEILKUNDE

Viele früher gängige Ratschläge aus der Kinderheilkunde rufen, im Lichte moderner Forschung, Kopfschütteln hervor. Denn bis ins letzte Jahrhundert wurden in der Volksheilkunde zur Beruhigung der Kinder mitunter gefährliche Heilmittel benutzt. Man kochte beispielsweise Schlafmohnkapseln in Milch oder verabreichte sie als sogenannte Mohnlutscher, um Kinder zu beruhigen. Dabei kann es in hohen Dosen zu Atemstillstand und bei wiederholter Anwendung wahrscheinlich zu geistigen Entwicklungsstörungen kommen. Die Anwendung von Schlafmohn beschränkte sich nicht nur auf die Volksheilkunde, sondern war auch in der gelehrten Medizin weitverbreitet. So finden sich in dem noch Anfang des 20. Jahrhunderts populären »Wiener Kindertee« neben Kamille, Eibisch und Fenchel auch unreife Mohnkapseln.

Besonders gefürchtet waren in der Volksheilkunde die Fraisen: kindliche Krampfanfälle, wobei man hier epileptische Anfälle, Fieberkrämpfe und *Eclampsia infantum* in einem Krankheitsbild zusammenfasste. Man dachte, dass Fraisen ihre Ursache in einem Schrecken oder Kummer der Mutter während der Schwangerschaft haben beziehungsweise dass diese Kinder als Neugeborene verschrien, das heißt verhext, worden waren.

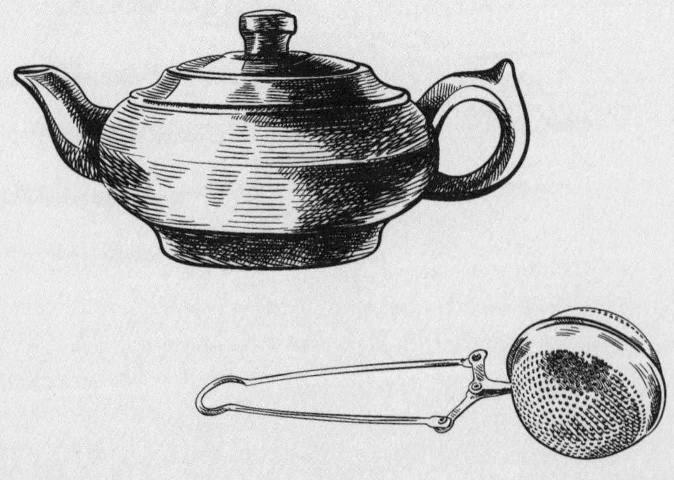

Kamille
SANFTES HEILMITTEL

MATRICARIA CHAMOMILLA
Auch bekannt unter: Gartenkamille

Kamille wurde bereits im 2. Jahrhundert von dem berühmten römischen Arzt Galen als Heilpflanze ausführlich beschrieben. Auch die Kräuterbuchautoren des Mittelalters schwärmten regelrecht von der Kamille, wie beispielsweise Bock, der sie 1565 als »gebräuchlichstes Kraut« gegen beinahe alle Gebrechen beschrieb.

Paracelsus beschrieb die Kamille im 16. Jahrhundert als Heilmittel bei Bauchschmerzen, Gelbsucht, Fieber, Kopfschmerzen und Geschwüren, wobei diese Anwendungsgebiete bis heute in der Volksheilkunde zu finden sind. Der Ruf eines Allheilmittels führte zu einer starken Verehrung dieser Heilpflanze, die bis heute in keinem Bauerngarten fehlt. Vielerorts heißt es sogar, man möge aus Ehrfurcht vor dieser starken Heilpflanze den Hut ziehen.

Der wissenschaftliche Name Chamomilla (griech. *chamai* = niedrig, *mélon* = Apfel) stammt vom apfelartigen Geruch der Blüten. Der wissenschaftliche Name *Matricaria* wurde der Kamille wegen ihrer zahlreichen günstigen Effekte auf die Gebärmutter (lat. *matrix*) gegeben. Sowohl in der Antike als auch bei den späteren Kräuterbuchautoren wird Kamille nämlich als wichtige Pflanze der Frauenheilkunde, beispielsweise zur Linderung von Geburtswehen, beschrieben.

ALPINE VOLKSMEDIZIN

Kamillenblüten eignen sich wegen ihrer guten Verträglichkeit besonders bei Kindern. So ist es nicht verwunderlich, dass Kamillentee bereits im 19. Jahrhundert als beliebter Kindertee der Landbevölkerung in der Steiermark beschrieben worden ist. Kamillentee gilt ge

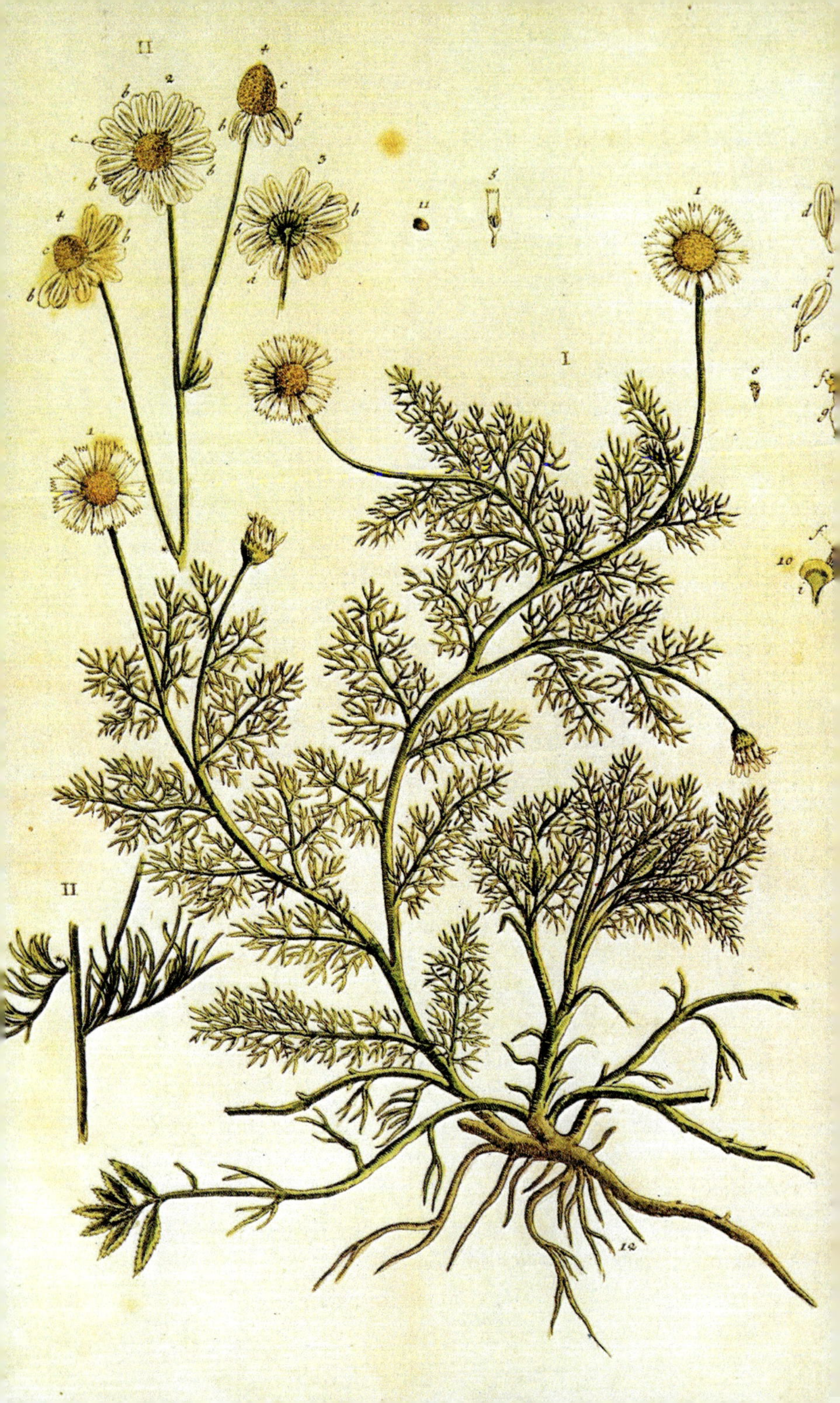
II
I
II

rade bei Kindern und Kleinkindern als Beruhigungsmittel. Man gibt ihn Kleinkindern bei Verdauungsproblemen und Bauchschmerzen zu trinken und macht Wickel aus der Abkochung. Die Kamillensalbe gilt zudem als ideale Windelsalbe.

Aber auch bei Erwachsenen gilt Kamille als Allheilmittel: beispielsweise zur Beruhigung bei Nervosität, Schlafstörungen und bei Alpträumen.

Bei Atemwegserkrankungen und Infektionskrankheiten wie Erkältungen, Husten, Asthma und Schnupfen wird der Tee getrunken, inhaliert oder es werden daraus Wickel bereitet.

Im Verdauungstrakt gilt der Tee oder auch ein Milchauszug als hilfreich bei Magenschmerzen, Magenkrämpfen, Magenverstimmung, Blähungen, nervösem Magen, Gastritis, Erbrechen, Durchfall und bei Bandwürmern. Äußerlich kann bei nervösem Magen, Bauchschmerzen und bei Bauchkrämpfen ein Ölauszug eingerieben oder ein mit Kamillenblüten gefülltes Kissen heiß aufgelegt werden.

Kamillenblüten wird eine ausgesprochen gute Wirkung bei Wunden und Hauterkrankungen nachgesagt. Man verwendet den Tee als Waschung, Badezusatz und als Umschlag bei Abszessen, Furunkeln, Quetschungen, Prellungen, Nagelbettentzündung, unreiner Haut, Krätze, Hautausschlag, Fieberblasen, Pilzerkrankungen, Hämorrhoiden, Gesichtsrose und bei Insektenstichen. Der Ölauszug und die Kamillensalbe werden speziell bei leichten Verbrennungen, Wunden, Abszessen, Hautwolf *(Intertrigo)* und bei Frostbeulen empfohlen. Der Kamillenblütentee gilt zudem als ideales Haarpflegemittel für blondes Haar.

Bei Stirnhöhleneiterung, Kopfschmerzen, Mundfäule, Mundschleimhautentzündung und bei Zahnschmerzen wird mit Kamillenblütentee inhaliert, dieser besonders konzentriert getrunken oder als Wickel aufgelegt.

Abb.: Kamillenblüten gelten in der Volksheilkunde als vielseitige Heilmittel. Ob bei Bauchschmerzen, schlecht heilenden Wunden oder bei Erkältungskrankheiten – die Kamille hilft immer.

Kamillenblüten werden auch in der Frauenheilkunde ausgeprägte Wirkungen zugeschrieben. So verwendet man den Tee bei Menstruationsbeschwerden, Regelschmerzen, Wechseljahrbeschwerden, Harnwegsinfekten und im Kindbett.

Bei Augenschmerzen, Bindehautentzündung und bei leichten Augenverletzungen wird das Auge mit Kamillentee ausgewaschen oder dieser wird in Form von Umschlägen auf das Auge aufgelegt.

AUS DER FORSCHUNG

In den Kamillenblüten sind es vor allem das ätherische Öl und die Flavonoide, die für die positiven Effekte verantwortlich sein dürften. Es zeigte sich, dass das ätherische Öl ausgeprägte entzündungshemmende Wirkungen entfaltet. Zudem wirkt es krampflösend und antimikrobiell gegen eine Vielzahl von Bakterien und Pilzen. Die Flavonoide mit dem Hauptbestandteil Apigenin wirken blähungstreibend sowie ebenfalls entzündungshemmend und krampflösend. Daneben schützen auch vorkommende Schleimstoffe Haut und Schleimhäute vor äußeren Reizen und unterstützen auf diese Weise das Wirkprofil der Kamille. Kamillenblüten konnte zusätzlich ein beruhigender Effekt bescheinigt werden. Somit gelten Zubereitungen aus Kamillenblüten als hilfreich bei entzündlichen und krampfartigen Erkrankungen des Magen-Darm-Traktes sowie bei Entzündungen im Mund- und Rachenraum. Sogar Magengeschwüre konnten mit Kamillenzubereitungen nachweislich abgeheilt werden. Auch als Wundsalbe zeigte sich ein ausgeprägter Effekt bei schlecht heilenden Wunden. Zusammen mit Waschungen und Umschlägen mit Eichenrindenauszug kann Kamille auch das Abheilen schlecht heilender Wunden inklusive dem offenen Bein *(Ulcus cruris)* unterstützen.

TAGESDOSIERUNG: 3- bis 4-mal täglich 2 Teelöffel (3 g) der getrockneten Blüten innerlich als Tee oder äußerlich als Waschung oder Umschlag. Bei einem Bad werden 50 g Blüten auf 10 l Wasser ins Badewasser gegeben.
VORSICHT: Keine Einschränkungen bekannt. Frühere Meldungen über allergische Reaktionen dürften aus Verunreinigungen mit anderen Arten stammen.
SAMMELZEITPUNKT: Die Blütenköpfchen werden im Mai und Juni am 3. bis 5. Tag nach dem Aufblühen gesammelt.
Kamillenblüten sind auch über Apotheken erhältlich.

ZUM SELBERMACHEN:
KINDERTEE BEI BAUCHSCHMERZEN

ZUTATEN: 40 g Kamillenblüten; 20 g Fenchelfrüchte; 20 g Melissenblätter; 20 g Anisfrüchte.

ZUBEREITUNG: 3-mal täglich eine Tasse Tee trinken. Pro Tasse 1 Esslöffel der Teemischung verwenden. Erleichtert auch die Verdauung.

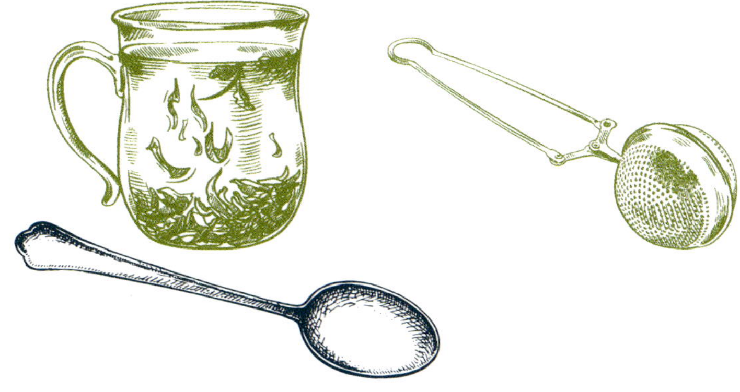

KINDERWUNSCH

Kinderlosigkeit war und ist bis heute ein sehr bedrückender Umstand, den man mit vielerlei pflanzlichen Heilmitteln zu bekämpfen versuchte. Viele in der Volksheilkunde eingesetzte Heilpflanzen kann man mit dem Analogiegedanken, wonach Gleiches für Gleiches gut sein soll, erklären. So galten Pflanzen wie Mannstreu, Spargel und Ragwurz, die Potenz und Standhaftigkeit symbolisierten, stets auch als Potenzmittel. Diese Heilmittel spielten deshalb wohl eher eine psychologische Rolle. Andere Heilmittel wie Storchschnabel könnten dagegen tatsächlich fruchtbarkeitsfördernde Effekte ausüben, wurden bislang aber hierzu nicht untersucht.

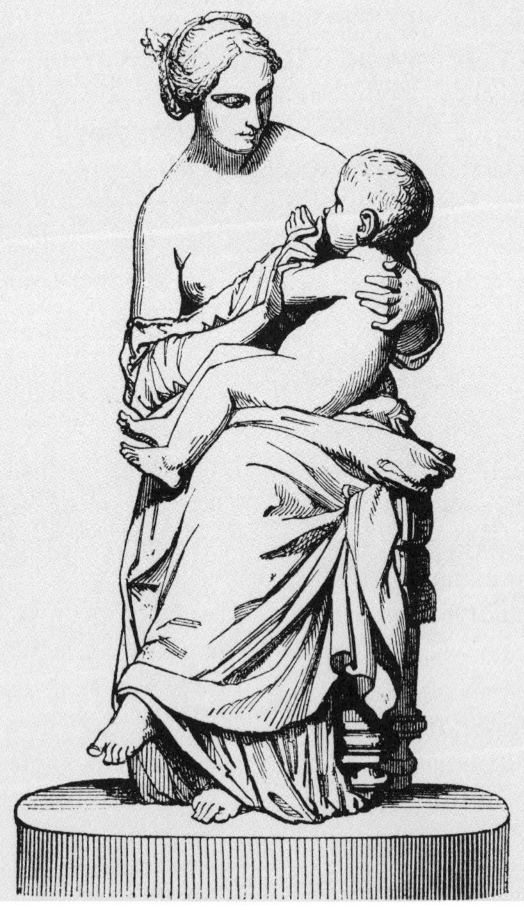

Storchschnabel
DER KINDERBRINGER

GERANIUM SP.
Auch bekannt unter: Krempelkraut, Rotlaufkraut, Wanzenkraut

Storchschnabel war im Mittelalter in Mitteleuropa eine vielseitig eingesetzte Heilpflanze. Hildegard von Bingen empfahl ihn bei Harnsteinen, Herzbeschwerden und erwähnte ihn als Hauptzutat in einem Allheilmittel. Andere Kräuterbuchautoren beschrieben ihn als Heilmittel bei Wunden und Geschwüren.

Es ist nicht verwunderlich, dass Storchschnabel in der alpenländischen Volksheilkunde als fruchtbarkeitsfördernde Pflanze gilt. Zum einen ähneln seine Früchte – wie der Name bereits suggeriert – dem Schnabel des Storches, der im Volksglauben als Kinderbringer gilt. Zum anderen verströmt die Pflanze einen ziegenbockartigen Geruch, und der Ziegenbock galt als Sinnbild für Potenz und Fruchtbarkeit.

ALPINE VOLKSMEDIZIN

Storchschnabel wird im gesamten deutschsprachigen Alpenraum bei Kinderlosigkeit als Tee oder als Sitzbad für Mann und Frau empfohlen. Die Frau kann Storchschnabeltee auch bei Menstruationsbeschwerden und Unterleibsschmerzen trinken.

Storchschnabel wird bei Ohrenschmerzen, Ohrensausen und Kopfschmerzen empfohlen. Hierzu sollte das frische Kraut in den Nacken, auf die Ohren oder um den Hals gelegt oder ein mit Storchschnabel gefülltes Kopfkissen verwendet werden. Bei Augenentzündungen legt man das Kraut auf das Auge und in den Nacken.

Storchschnabelabkochungen sollen innerlich als Tee und äußerlich meist in Form von Umschlägen bei Hautunreinheiten, Hautausschlägen, Schuppenflechte, Ekzemen, Pilzerkrankungen und Geschwüren helfen. Weniger häufig wird auch das frische Kraut aufgelegt oder aus dem Kraut eine Salbe bereitet.

Storchschnabel wird in der Volksheilkunde eine schmerzstillende Wirkung bei Gicht, Rheuma, Nervenentzündung sowie bei Knie- und Gelenkschmerzen nachgesagt. Das frische Kraut wird auf die schmerzenden oder geschwollenen Stellen aufgelegt oder als Tee getrunken. Als Badezusatz wird es auch schwächelnden, rachitischen Kindern empfohlen.

AUS DER FORSCHUNG

Storchschnabelkraut enthält bis zu 15 % Gerbstoffe sowie Flavonoide und Bitterstoffe. Die Gerbstoffe reagieren mit den Proteinen von Haut und Schleimhäuten und machen diese unempfindlicher gegen äußere Reize. Daraus resultieren entzündungshemmende und schleimhautschützende Effekte. Das Extrakt wirkt antibakteriell gegen eine Vielzahl von Erregern, darunter *Escherichia coli, Staphylococcus aureus* und *Pseudomonas aeruginosa*. Dem Blutroten Storchschnabel *(Geranium sanguineum)* wurden blutstillende und ausgeprägte pilzhemmende Wirkungen gegen *Candida albicans* nachgewiesen. Zusätzlich wirkt er antiviral auf mehrere Virenstämme, wie gegen das für Fieberblasen verantwortliche *Herpes simplex* sowie das Grippevirus *Influenza A*. Dem Stinkenden Storchschnabel *(Geranium robertianum)* konnten auch Effekte gegen den Pflanzenschädling *Heliothis virescens* (Amerikanische Tabakeule) nachgewiesen werden, sodass er sich als Pflanzenschutzmittel eignet.

TAGESDOSIERUNG: 2- bis 3-mal täglich je 2 Teelöffel (1,5 g) des getrockneten Krautes auf eine Tasse Wasser als Tee.
VORSICHT: Keine Einschränkungen bekannt.

SAMMELZEITPUNKT: Das blühende Kraut wird von Mai bis Oktober gesammelt.
Storchschnabelkraut ist auch über Apotheken erhältlich.

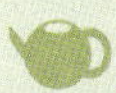

ZUM SELBERMACHEN:

KINDERBRINGERTEE NACH HANS NEUNER, DEM ENKEL VOM KIENDLER ALOIS NEUNER

ZUTATEN: 20 g Storchschnabelkraut; 20 g Frauenmantelkraut; 20 g Schafgarbe; 20 g Gänsefingerkraut; 10 g Kamille; 10 g Johanniskraut.

ZUBEREITUNG: 3-mal täglich eine Tasse warmen Tees trinken. Pro ¼ l kochendes Wasser 1 Esslöffel der Teemischung verwenden. Dieser Tee hilft auch bei Regelkrämpfen. Achtung: Für Schwangere ist er nicht geeignet!

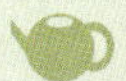

ZUM SELBERMACHEN:

UMSCHLAG BEI NÄSSENDEM EKZEM

ZUTATEN: 40 g Storchschnabelkraut; 20 g Kamillenblüten; 20 g Ackerschachtelhalmkraut; 20 g Eichenrinde.

ZUBEREITUNG: 2 Esslöffel der Teemischung 15 Minuten in 200 ml kochendem Wasser ziehen lassen und den Auszug anschließend warm auf die zu behandelnde Stelle auflegen. Den Umschlag mehrmals täglich wechseln.

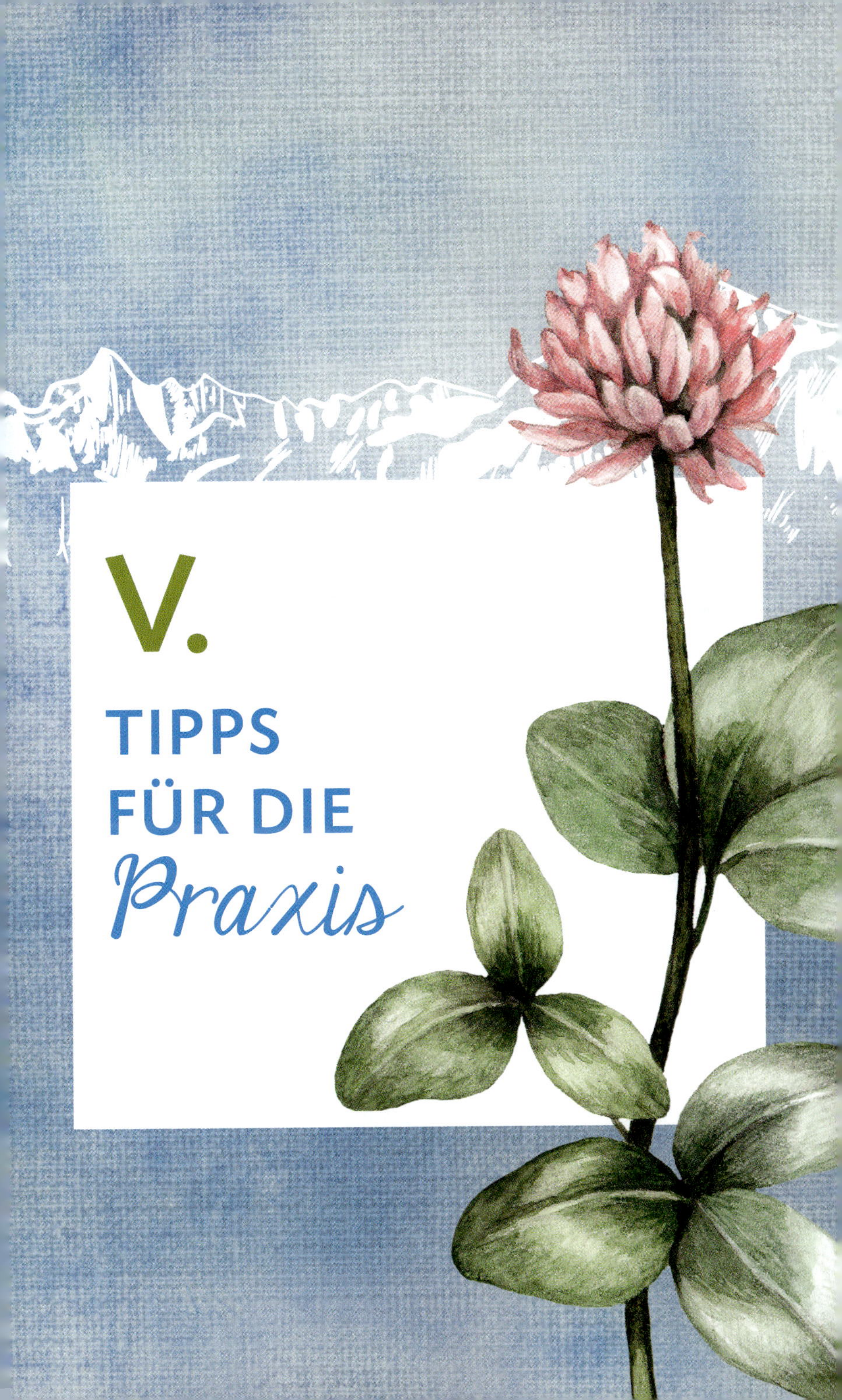

V.

TIPPS FÜR DIE *Praxis*

KONSERVIERUNG DER HEILKRÄUTER

Bei der Trocknung ist es wichtig, darauf zu achten, dass die Pflanzen schonend, aber zügig trocknen. Zudem sollten sie während des Trocknens nicht dem direkten Sonnenlicht ausgesetzt sein. Am besten hängt man die Pflanzen in kleinen Bündeln auf eine Schnur auf, die am Dachboden oder an einem schattigen Platz am Balkon angebracht wird. Wurzelmaterial kann man vor dem Trocknen mit Wasser abwaschen, Kräuter allerdings nicht. Sobald die Pflanzen trocken sind (nach circa 1 bis 2 Wochen), sollte man sie in geschlossene und lichtgeschützte Behälter füllen. Um mögliche Schädlinge abzutöten und die getrockneten Pflanzen länger haltbar zu machen, kommen sie für einen Tag in das Tiefkühlfach. Getrocknete Kräuter sollte man innerhalb eines Jahres aufbrauchen.

TIPP: Spitzwegerichblätter sollten rasch getrocknet werden, da sich sonst der wirksame Inhaltsstoff abbaut. Am besten bei 50 °C ins offene Backrohr legen.

Bei einigen Pflanzen geht bei der Trocknung ein großer Teil der wirksamen Inhaltsstoffe verloren (z. B. bei Kapuzinerkresse, Meerrettich, Brunnenkresse, Schnittlauch, Zwiebel, Knoblauch, Bärlauch, Basilikum, Petersilie). Hier ist eine Trocknung ungeeignet, stattdessen sollte man sie so rasch wie möglich zu Sirupen, Kräuterweinen, -schnäpsen, -ölen, -essigen, -likören oder zu Tinkturen weiterverarbeiten.

Eine weitere Möglichkeit, um die wirksamen Inhaltsstoffe dieser Pflanzen zu bewahren, ist das Einfrieren. Beim Einfrieren sollte man die Pflanzen mit so wenig Lufteinschluss wie möglich in kleine Papiersäckchen oder Plastiktaschen füllen und in das Tiefkühlfach legen.

GRUNDREZEPTE MIT HEILPFLANZEN

Die alpine Volksheilkunde kennt zahlreiche Verarbeitungsmethoden für die gesammelten Heilpflanzen. Dabei ist vielen Grundrezepten gemeinsam, dass sich diese meist mit einfachen, im Haushalt vorrätigen Zutaten zubereiten lassen.

TEEMISCHUNG

ARBEITSSCHRITTE: Die getrockneten Heilpflanzen grob zerkleinern, nach und nach in einer Schüssel behutsam vermischen und anschließend in Teesäckchen abfüllen.

TIPP: Die Zusammensetzung sollte nie mehr als 7 verschiedene Heilpflanzen enthalten, weil dann die Konzentration der einzelnen Pflanzen viel zu gering wäre. Um eine homogene Durchmischung zu gewährleisten, sollten Himbeer-, Erdbeer- oder Brombeerblätter enthalten sein, da die feinen Härchen der Blätter für eine feste Mischung sorgen. Neben der gewünschten therapeutischen Mischung sollten ein bis zwei Pflanzen den geschmacklichen Vorlieben entsprechen (z. B. Pfefferminze, Melisse, Lavendel, Süßholz, Hagebutten, Orangenblüten).

TINKTUR/KRÄUTERSCHNAPS

ARBEITSSCHRITTE: Die zerkleinerten Zutaten in eine Flasche füllen und anschließend mit dem Alkohol übergießen. Kräuterschnäpse werden mit 40%igem Alkohol zubereitet. Tinkturen, die vor der Anwendung verdünnt oder nur äußerlich aufgetragen werden, können auch mit 70%igem Alkohol zubereitet werden. Das Ganze sollte an einen dunklen Ort gestellt und immer wieder geschüttelt werden. Blätter und Blüten können bereits nach 2 Wochen, Wurzeln, Rinden, Zapfen und Früchte sollten dagegen erst nach 4 bis 8 Wochen abfiltriert werden. Man kann sie aber auch in der Flasche belassen.

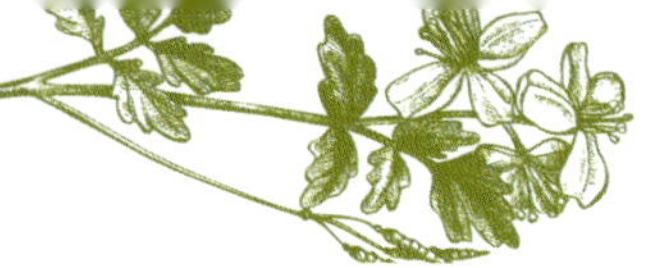

TYPISCHE HEILPFLANZEN: Arnikablüten, Baldrianwurzel, Blutwurz, Eberesche, Eichenrinde, Enzianwurzel, Gänseblümchenblüten, Heidelbeeren, Kalmuswurzel, Kampfer, Latschenzapfen, Ringelblumenblüten, Salbeiblätter, Zirbenzapfen.

KRÄUTERLIKÖR

ARBEITSSCHRITTE: Das Pflanzenmaterial in eine Flasche geben und mit dem 30- bis 40%igen Alkohol übergießen. Den Ansatz belässt man je nach Pflanzenmaterial (siehe Kräuterschnaps) 2 bis 8 Wochen an einem dunklen Ort, wobei immer wieder geschüttelt wird. Anschließend abfiltrieren und je nach Belieben mit Zucker, Honig oder auch Mogenzucker (mit Zimt und Nelkengeschmack verfeinerter Würfelzucker mit rosa bis roter Farbe) süßen.

TYPISCHE HEILPFLANZEN: Zirbenzapfen, Heidelbeeren, Walnüsse, Schafgarbe, Brennnesselblätter.

KRÄUTERWEIN

ARBEITSSCHRITTE: Die grob zerkleinerten Zutaten in eine leere Flasche geben. Dabei sollte die Flasche zu einem Drittel mit den pflanzlichen Zutaten gefüllt werden. Anschließend wird die Flasche mit Rot- oder Weißwein aufgefüllt und verschlossen. Den Ansatz 2 bis 3 Wochen an einem dunklen Ort lagern und danach abfiltrieren. Der Wein kann je nach Belieben mit Honig oder Zucker gesüßt werden.

TYPISCHE HEILPFLANZEN: Engelwurz, Galgant, Ingwer, Liebstöckel, Meisterwurz, Kalmus, Salbeiblätter, Tausendgüldenkraut, Wermutkraut, Zimtrinde.

GEWÜRZSALZ

ARBEITSSCHRITTE: Das Salz und die Kräuter in einen Mörser geben. Auf ½ Gewürzglas grobes Salz wird ½ Gewürzglas getrocknete Kräuter verwendet. Anschließend alles im Mörser so lange zerreiben, bis das grobe Salz fein zermahlen ist. Dann in Gläser abfüllen.

TIPP: Man kann auch mit frischen Kräutern (z. B. Bärlauch) ein Salz herstellen. Hierzu werden die frisch gepflückten Kräuter zusammen mit dem groben Salz in der Küchenmaschine zermahlen und anschließend 2 bis 4 Tage zum Trocknen auf Backpapier ausgelegt. Sobald das Salz richtig trocken ist und nicht mehr verklebt, kann es in kleine Gläser abgefüllt werden.

TYPISCHE HEILPFLANZEN: Oregano, Majoran, Chilischoten, Bärlauch, Rosmarin, Lavendel.

GEKOCHTER KRÄUTERSIRUP

ARBEITSSCHRITTE: Das Pflanzenmaterial in einem ersten Schritt in einem verschlossenen Behälter mit abgekochtem Wasser und optional mit einer halbierten Zitrone (gibt einen erfrischenden Geschmack) etwa 1 Tag lang stehen lassen. Anschließend abfiltrieren. In einem weiteren Schritt mit Zucker aufkochen. Auf 1 l Wasser werden 1 bis 1,5 kg Zucker verwendet. Sobald der Zucker vollständig gelöst ist, den Sirup noch heiß in Flaschen abfüllen. Verwendet man 1,5 kg Zucker auf 1 l Wasser, kann die Haltbarkeit des Sirups bei Lagerung im Kühlschrank von circa 6 Monaten auf 1 Jahr verlängert werden.

TYPISCHE HEILPFLANZEN: Melisse, Pfefferminze, Thymian, Goldmelisse, Holunderblüten.

NICHT GEKOCHTER KRÄUTERSIRUP

ARBEITSSCHRITTE: Das Pflanzenmaterial abwechselnd mit Zucker schichtweise in ein Marmeladeglas füllen. Jede Schicht sollte circa 1 cm betragen und die oberste Schicht sollte aus Zucker bestehen. Alles fest andrücken, das Glas verschließen und je nach Ausgangsmaterial einige Tage bis 4 Wochen in den Kühlschrank stellen (Meerrettich und Zwiebel je 1 Tag, Spitzwegerich und Fichtenwipfel 4 Wochen). Sobald sich der Sirup gebildet hat, wird er in ausgekochte Gläser abfiltriert. Im Kühlschrank ist dieser Sirup circa 3 Monate haltbar.

TYPISCHE HEILPFLANZEN: Fichtenwipfel, Latschenwipfel, Spitzwegerichblätter, Rettich, Meerrettichwurzel, Zwiebel.

KRÄUTERÖL

ARBEITSSCHRITTE: Für Kräuteröl werden meist getrocknete Heilpflanzen verwendet. Knoblauch, Bärlauchblätter und Johanniskrautblüten sollten aber frisch verwendet werden. Die Kräuter in eine Flasche füllen und anschließend mit Öl übergießen. 2 bis 4 Wochen an einem warmen, aber dunklen Ort lagern. Nach dieser Zeit kann das Öl abfiltriert werden.

TIPP: Für die Herstellung von Johanniskrautöl sollten die Blüten etwas zerdrückt werden, bevor man sie in die Flasche gibt.

TYPISCHE HEILPFLANZEN: Johanniskraut, Ringelblumenblüten, Thymian, Chili, Oregano, Rosmarin, Knoblauch, Bärlauch.

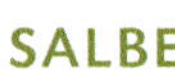

SALBE

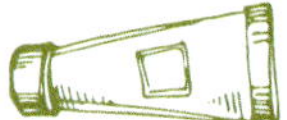

ARBEITSSCHRITTE: Das Olivenöl (auch Jojoba- oder Mandelöl) langsam im Topf erwärmen, aber nicht zu heiß werden lassen (circa 80 °C). Dann die Pflanzen und das Bienenwachs unter behutsamem Umrühren dazugeben. Pro 100 g Olivenöl mindestens 10 g Bienenwachs hinzugeben, je mehr Bienenwachs, desto fester wird die Salbe. Nach 10 Minuten wird der Topf von der Herdplatte genommen. Die Salbe vor dem Abseihen eine Nacht an einem kühlen Ort stehen lassen, am nächsten Tag kurz erwärmen und im flüssigen Zustand in die Tiegel abfüllen.

TIPP: Rührt man die Salbe während des Abkühlens immer wieder um, wird sie in der Konsistenz weicher. Bienenwachs kann bei Imkern oder in Apotheken bezogen werden.

TYPISCHE HEILPFLANZEN: Meisterwurz, Ringelblume, Johanniskraut, Beinwell, Nussbaumblätter, Majoran, Kamille, Sanikel.

WICKEL

ARBEITSSCHRITTE: Ein Wickel besteht normalerweise aus 3 Lagen: Innentuch, Zwischentuch und Außentuch.

Als Innentuch können Baumwollwindeln, Stofftaschentücher, Geschirrtücher oder Stoffreste dienen. Das Innentuch mit dem Pflanzenmaterial kann warm oder kalt sein. Warm wird es bei chronischen, kalt bei akuten Beschwerden eingesetzt.

Das Zwischentuch verhindert die Verfärbung des Außentuches und sollte am besten aus Naturmaterialien bestehen. Beispielsweise eignet sich ein Stück Leinen- oder Baumwollstoff.

Das Außentuch dient zum Fixieren und gegebenenfalls auch zum Wärmen, daher sollte es am besten aus Molton oder Wolle bestehen. Je nach Körperteil kann ein Schal, ein Dreieckstuch, eine Mütze o. Ä. verwendet werden.

Kühlende Wickel, beispielsweise zur Fiebersenkung, sollten nach circa 20 Minuten erneuert werden. Wickel bei Prellungen oder Verstauchungen können mehrere Stunden auf der betroffenen Stelle belassen werden.

Feuchtheiße Wickel werden 5 bis 15 Minuten an der betroffenen Stelle belassen. Dann wird das Innentuch entfernt und durch ein trockenes ersetzt beziehungsweise nur das Außentuch wieder fixiert. Der Patient sollte nach der Anwendung ruhen. Wickel sollten im Regelfall 1-mal täglich durchgeführt werden, bei akuten Beschwerden kann der feuchtheiße Wickel auch öfter angewandt werden.

Wickel werden meist in Form von Tinkturen, Abkochungen oder Essigauszügen aufgelegt. Zwiebeln, Zitrone und Ingwer werden bei Erkältungskrankheiten auch frisch verwendet: Sie werden dabei in Scheiben geschnitten oder grob zerkleinert aufgetragen (Ingwer wird hierzu mit etwas Wasser vermengt). Empfindliche Personen sollten auf Zitrone und Ingwer wegen möglicher Hautreizungen verzichten.

TYPISCHE HEILPFLANZEN: Zwiebel, Arnikatinktur, Beinwelltinktur, Johanniskrautöl, Heublumen, Melisse, Zitrone, Ingwer.

KRÄUTERESSIG

ARBEITSSCHRITTE: Die Herstellung erfolgt analog zum Kräuteröl, anstelle des Öls wird jedoch ein guter Essig verwendet. Ein guter Kräuteressig kann sowohl innerlich als auch äußerlich für Heilzwecke und zum Kochen verwendet werden. Die Haltbarkeit liegt bei mindestens 6 Monaten.

TYPISCHE HEILPFLANZEN: Lavendel, Majoran, Dill, Kerbel, Quendel, Thymian.

KRÄUTERKISSEN

ARBEITSSCHRITTE: Das grob zerkleinerte und vollständig getrocknete Pflanzenmaterial wird in Leinensäckchen eingenäht. Hierzu eignen sich besonders ätherisches Öl enthaltende und gleichzeitig beruhigende Heilpflanzen. Kirschkerne sind dagegen Wärmespeicher und eignen sich als wärmende Auflage bei Schmerzen und Verspannungen.

TYPISCHE HEILPFLANZEN: Lavendel, Melisse, Baldrian, Hopfen, Heublumen, Kirschkerne.

BONBONS

ARBEITSSCHRITTE: Als Ausgangsmaterial eignen sich aus den Pflanzen hergestellte Sirupe (Thymian, Quendel, Schlüsselblume, Spitzwegerich) beziehungsweise ätherische Öle (Pfefferminze, Lavendel).

In einem Topf werden der Zucker, der Honig und, falls vorhanden, der Sirup so lange erwärmt, bis die Zutaten schmelzen, das enthaltene Wasser verdampft und die Mischung karamellisiert. Um 250 ml Gesamtmenge zu erhalten, werden dabei 100 g Zucker, 100 g Sirup und 50 g Honig verwendet.

Verwendet man ätherische Öle, werden hiervon 4 bis 5 Tropfen erst nach dem Karamellisieren von Zucker und Honig hinzugegeben. Die flüssige Masse auf ein eingefettetes Backblech gießen. Sobald sie abgekühlt ist, kann man sie in bonbongroße Stücke brechen.

Tipp: Beginnt die Masse auf dem Backblech fest zu werden (nach circa 10 Minuten), kann man mit einem Messer bonbongroße Stücke einschneiden, um das anschließende Brechen zu erleichtern.

TYPISCHE HEILPFLANZEN: Thymian, Quendel, Schlüsselblume, Spitzwegerich, Salbei, Pfefferminze, Lavendel.

ALKOHOL

Wie stelle ich aus einem 96%igen Alkohol einen 40%igen Alkohol her? (96%iger Alkohol ist unter anderem in der Apotheke erhältlich.)

Da sich die Prozente beim Alkohol auf das Volumen und nicht auf das Gewicht beziehen und Alkohol und Wasser unterschiedliche Dichtegrade haben, benötigt man für die Alkohol-Wasser-Mischung die genauen Angaben in Gramm, um die nötige Mischung zu gewinnen. So braucht man

- für 100 ml eines 40%igen Alkohols:
  36,1 g 96%igen Alkohol und 63,9 g Wasser
- für 100 ml 70%igen Alkohol:
  67,6 g 96%igen Alkohol und 32,4 g Wasser
- für 100 ml 50%igen Alkohol:
  46 g 96%igen Alkohol und 54 g Wasser
- für 100 ml 30%igen Alkohol:
  26,7 g 96%igen Alkohol und 73,3 g Wasser
- für 100 ml 20%igen Alkohol:
  17 g 96%igen Alkohol und 83 g Wasser

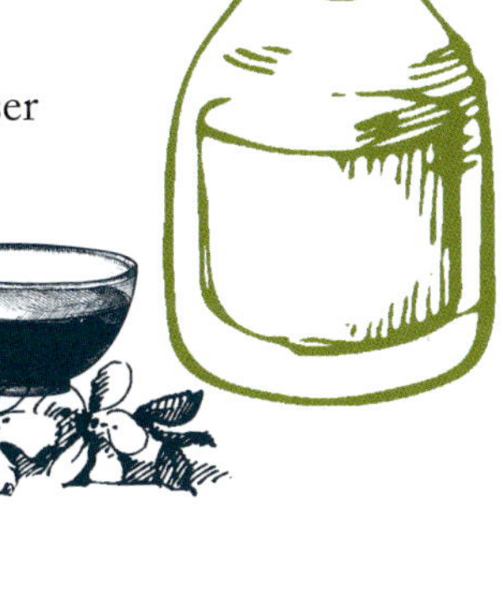

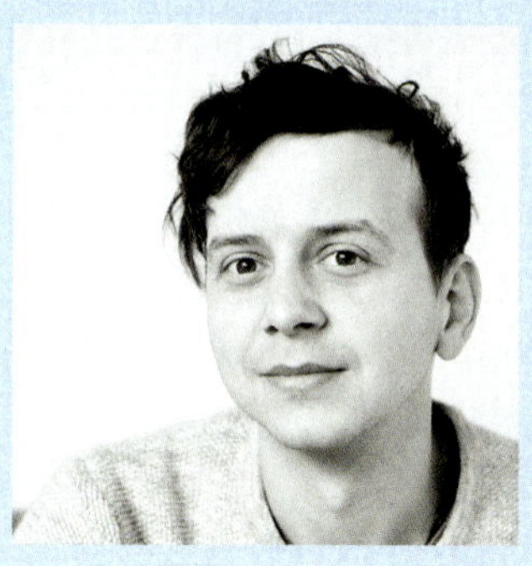

ÜBER DEN AUTOR

Arnold Achmüller wurde 1982 in Bruneck geboren und ist seit Abschluss seines Pharmaziestudiums als Apotheker in Wien tätig. Parallel dazu beschäftigt er sich seit Jahren mit der alpinen Kräuterkunde und mit alten Heilverfahren. Er hat an der Medikamentendatenbank für das Gesundheitsbuch *Gesundheit aktiv. Was wirklich hilft* mitgearbeitet, ist Fachschulreferent zum Thema Wildkräuter und Wildgemüse, organisiert Workshops und Kräuterwanderungen und betreibt einen Blog über Heilpflanzen und deren Anwendung.
www.krautundwurzel.com

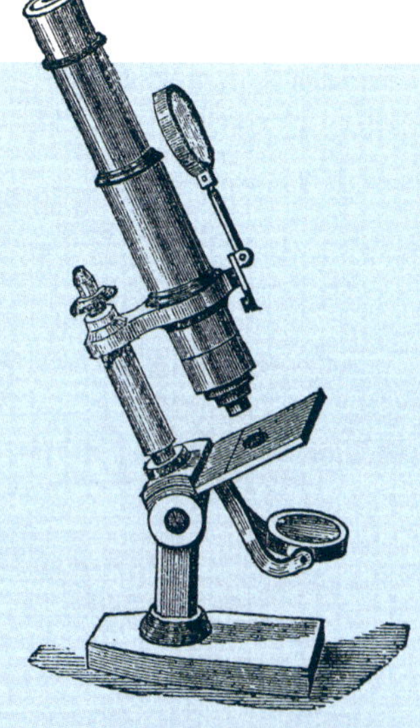

BÜCHER DES AUTORS

Achmüller, Arnold: *Teufelskraut, Bauchwehblüml, Wurmtod. Das Kräuterwissen Südtirols. Mythologie, Volksmedizin und wissenschaftliche Erkenntnisse.* Edition Raetia. Bozen 2012

Achmüller, Arnold: *Wickel, Salben und Tinkturen. Das Kräuterwissen der Bauerndoktoren in den Alpen.* Edition Raetia. Bozen 2015

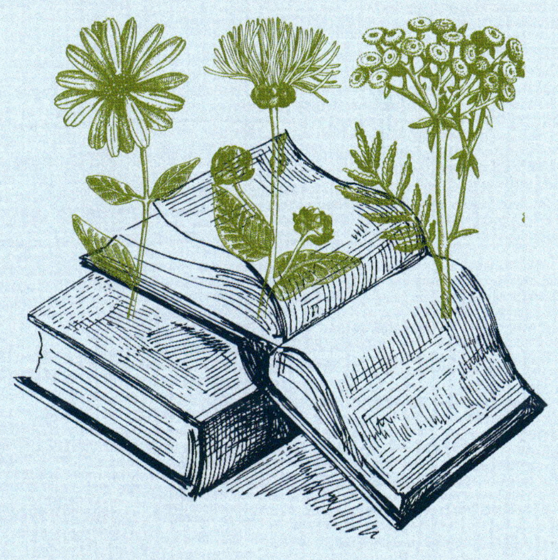